中国百年百名中医临床家丛书

李 翰 卿

主编 王象礼 赵通理

中国中医药出版社

·北京·

图书在版编目（CIP）数据

李翰卿 / 王象礼，赵通理主编 . -- 北京：中国中医药出
版社，2001.02（2024.12重印）

（中国百年百名中医临床家丛书）

ISBN 978 - 7 - 80156 - 146 - 6

Ⅰ.①李… Ⅱ.①王… ②赵… Ⅲ.①中医学临床—经验—中国
—现代 Ⅳ.① R249.7

中国版本图书馆 CIP 数据核字（2000）第 59983 号

中国中医药出版社出版

北京经济技术开发区科创十三街 31 号院二区 8 号楼

邮政编码 100176

传真 010-64405721

廊坊市佳艺印务有限公司印刷

各地新华书店经销

开本 850×1168 1/32 印张 15.25 字数 343 千字

2001 年 2 月第 1 版 2024 年 12 月第 5 次印刷

书号 ISBN 978-7-80156-146-6

定价 56.00 元

网址 www.cptcm.com

服 务 热 线 010-64405510

购 书 热 线 010-89535836

维 权 打 假 010-64405753

微信服务号 zgzyycbs

微商城网址 https://kdt.im/LIdUGr

官方微博 http://e.weibo.com/cptcm

天猫旗舰店网址 https://zgzyycbs.tmall.com

如有印装质量问题请与本社出版部联系（010-64405510）

出版者的话

　　祖国医学源远流长。昔岐黄、神农，医之源始；汉仲景、华佗，医之圣也。在祖国医学发展的长河中，临床名家辈出，促进了祖国医学的迅猛发展。中国中医药出版社为贯彻卫生部和国家中医药管理局关于继承发扬祖国医药学，继承不泥古、发扬不离宗的精神，在完成了《明清名医全书大成》出版的基础上，又策划了《中国百年百名中医临床家丛书》，以期反映近现代即 20 世纪，特别是新中国成立 50 年来中医药发展的历程。我们邀请卫生部张文康部长做本套丛书的主编，卫生部副部长兼国家中医药管理局局长佘靖同志、国家中医药管理局副局长李振吉同志任副主编，他们都欣然同意，并亲自组织几百名中医药专家进行整理。经过几年的艰苦努力，终于在 21 世纪初正式问世。

　　顾名思义，《中国百年百名中医临床家丛书》就是要总结在过去的 100 年历史中，为中医药事业做出过巨大贡献、受到广大群众爱戴的中医临床工作者的丰富经验，把他们的事业发扬光大，让他们优秀的医疗经验代代相传。百年轮回，世纪更替，今天，我们又一次站在世纪之巅，回顾历史，总结经验，为的是更好地发展，更快地创新，使中医药学这座伟大的宝库永远取之不尽、用之不竭，更好地服务于人类，服务于未来。

　　本套丛书第一批计划出版 140 种左右，所选医家均系在中医临床方面取得卓越成就，在全国享有崇高威望且具有较高学术造诣的中医临床大家，包括内、外、妇、儿、骨伤、针灸等各科的代表人物。

本套丛书以每位医家独立成册，每册按医家小传、专病论治、诊余漫话、年谱四部分进行编写。其中，医家小传简要介绍医家的生平及成才之路；专病论治意在以病统论、以论统案、以案统话，即将与某病相关的精彩医论、医案、医话加以系统整理，便于临床学习与借鉴；诊余漫话则系读书体会、札记，也可以是习医心得，等等；年谱部分则反映了名医一生中的重大事件或转折点。

本套丛书有两个特点是值得一提的：其一是文前部分，我们尽最大可能收集了医家的照片，包括一些珍贵的生活照、诊疗照，以及医家手迹、名家题字等，这些材料具有极高的文献价值，是历史的真实反映；其二，本套丛书始终强调，必须把笔墨的重点放在医家最擅长治疗的病种上面，而且要大篇幅详细介绍，把医家在用药、用方上的特点予以详尽淋漓地展示，务求写出临床真正有效的内容，也就是说，不是医家擅长的病种大可不写，而且要写出"干货"来，不要让人感觉什么都能治，什么都治不好。

有了以上两大特点，我们相信，《中国百年百名中医临床家丛书》会受到广大中医工作者的青睐，更会对中医事业的发展起到巨大的推动作用。同时，通过对百余位中医临床医家经验的总结，也使近百年中医药学的发展历程清晰地展现在人们面前，因此，本套丛书不仅具有较高的临床参考价值和学术价值，同时还具有前所未有的文献价值，这也是我们组织编写这套丛书的初衷所在。

中国中医药出版社

2000 年 10 月 28 日

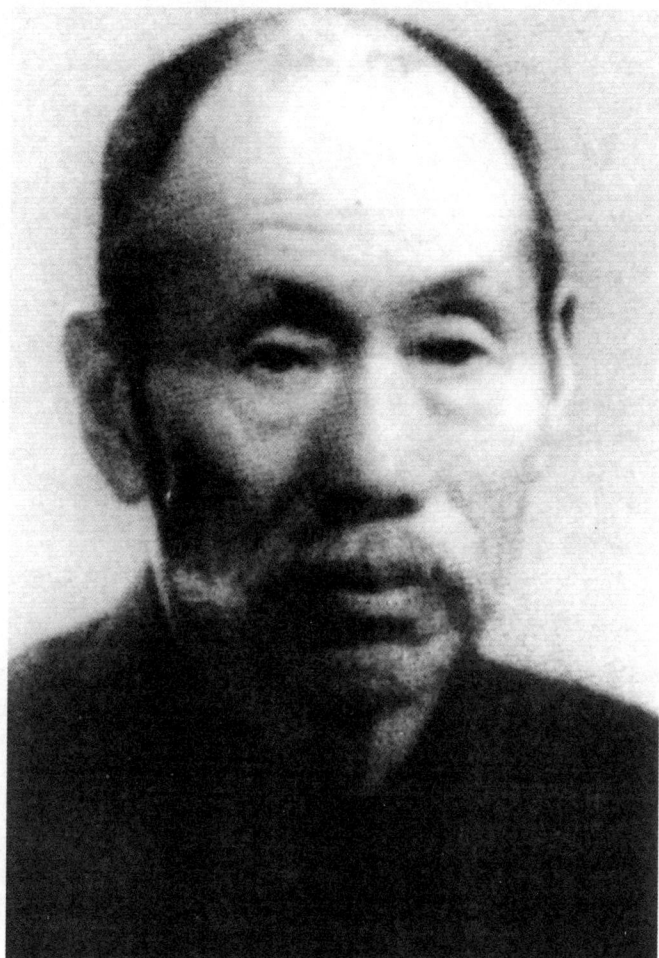

李翰卿先生

内容提要

本书为著名伤寒学家、内科医家李翰卿先生临证经验及学术思想集要。李翰卿先生从医 60 余年，治学济人，学验俱丰，崇尚经典并能融合历代各家之长，善用经方且兼博采后世时方之精，临证最善起沉疴于妙用小剂之中，救危难于精析夹杂之间。先生中学为体，西学为用，倡导中西合流，主张开拓创新，开中西医结合治疗急腹症之先河，创宫外孕非手术疗法之壮举。

本书以李翰卿先生大量的临床实录、资料笔记及遗著为素材，在忠实原意的前提下，经全面、系统整理而成，首次完整、准确地反映先生的学术思想和临床经验，并特设附录，刊载先生语录及遗著《伤寒论一百一十三方临床使用经验》精要，具有较高的学术价值和应用价值，可供广大中医、中西医结合临床工作者及学习者阅读参考，并可作为珍贵的历史资料珍藏。

目 录

1

医家小传

1970 年初冬，在北京召开的首届全国中西医结合卫生工作会议上，一项来自山西的成果，犹如平地里响起的一声春雷，使中外医学界为之震惊，这就是"中西医结合非手术疗法治疗宫外孕"的研究成功。它的惊人之处在于，仅靠内服中药就能够使宫外妊娠之占位性病变神奇般地消失，使万分危急的急腹症病人瞬间转危为安，并很快恢复器官的功能。该研究之成功，开创了中西医结合治疗急腹症之先河，改写了宫外孕必经西医手术治疗的历史，在新中国中西医结合史上，揭开了崭新的一页，使古老的传统中医学再次焕发出青春的光彩。

这项成果的主要发明人，正是本传的主人翁——山西省中医研究所（现山西省中医药研究院）老所长李翰卿。他和山西医学院（现山西医科大学）第一附属医院妇产科主任于载畿等人组成的"宫外孕非手术疗法科研组"共同完成了该项研究。会议期间，"宫外孕非手术疗法科研组"受到周总理的亲切接见。该项成果先后被评为"全国十大医学科研成果""卫生部级科研发明奖"及"（1978 年）全国科学大会重大贡献一等奖"等。宫外孕 Ⅰ 号方、宫外孕 Ⅱ 号方，作为该项成果的标志，亦被先后载入各种医药学辞典及教科书中……

李翰卿，字华轩，又名希缙，1892 年出生于山西省灵丘县上沙坡村。舅父张玉玺乃当地有名的儒医，李氏自幼从其学医习文，日积月累，加之勤奋刻苦，终于尽得其传。李氏 15 岁时即能治疗一般的疾病，以后虽在当地小学任教，但每有闲暇即为人疗疾，以治病救人为乐，逐渐医名日增，求治者盈门。27 岁时，由本县推荐到山西省立医学传习所（川至医专前身）应试，以考试成绩第一名被录取。经过 3 年的寒窗苦读，他不但系统钻研了中医经典，对历代各家各派学说亦多有涉猎。1922 年毕业，先后应邀在太原复成堂、体乾堂等行医。35 岁始独立开业，悬壶并州。由于其医术高超，就医者络绎不绝，渐次在省城声名大噪。然而更为人称颂的是，他视病家如同亲友，若遇穷苦百姓，不但不收诊金，还时常资助药费济人。有一陈姓患者，身患疾病，家贫无力就医，听人称道李氏声名遂前去求治，果然李氏不但全力救治，且诊金、药费分文不取，直至痊愈。解放后陈已高龄，犹时对人言及此事。李氏因其医术精湛，医德高尚，在群众中享有很高的声望，被誉为山西四大名医之一，并深受中医界同仁爱戴，被公推为太原国医公会执行委员。

太原解放后，李氏更是如获新生，决心以自己的医术为新中国服务，并主动将珍藏多年的《万有文库》凡 1942 册图书捐献给国家，受到山西省人民政府的高度赞扬。他工作勤奋，学习努力，于 1956 年加入中国共产党，先后于山西省总工会职工医院、太原市工人疗养院第二医院、山西省中医研究所任医务主任、副院长、所长。历任主要社会兼职有：山西省医药科学研究委员会副主任委员，太原中医研究会会长，中华医学会山西分会副理事长，山西省第一、二、三届人民代表大会代表，和山西省政协第二、三届常委、委员等。1972年因病逝世，享年80岁。

李氏治学，以《内经》《伤寒》《金匮》《神农本草经》四大经典为基础，治病尤遵仲景，精于《伤寒》《金匮》，喜用经方、小剂，每能救危难、起沉疴而得心应手。如曾治一李氏患者，因患二尖瓣狭窄，于西医医院实施二尖瓣分离术后，不久发生严重心力衰竭，虽经抢救脱险，但心衰仍不时发生，半年后转入山西省中医研究所附属医院。先请某医以生地15克、麦冬15克、天花粉15克、五味子15克、人参15克、当归9克、茯苓15克治之，服后约20多分钟，心悸气短加剧，咳喘不足一息，腹满浮肿更甚，乃急请李氏会诊，李云："可予真武汤加减治之。"遂处方：附子0.3克，白芍0.6克，茯苓0.3克，人参0.3克，白术0.3克，杏仁0.3克。服药25分钟后，心悸气短咳喘即减轻，1小时后排尿1次，腹胀浮肿亦减，平卧睡眠数小时，至次日晨，亦可以自行翻身。遂照原方继服，3日后，竟能下床走路20余步，且云："一年来未能步也。"全方药量总共不过3克，如此小量，竟能起沉疴于顷刻，救危难于既倒，医患均不明，遂求教其理。李曰："此患阴阳大衰，又兼水肿，乃阳虚至极也，虚不受补，补其阳，则阴液易伤而烦躁倍加，补其阴则阳气难支，浮肿短气更甚。故治之宜小剂耳，取《内经》'少火生气，壮火食气'之意也。"

李氏于疑难之症，尤重视辨其夹杂证情，尝言："慢性病、危重病夹杂证多，急性病、轻微病夹杂证少……夹杂证中有表里夹杂、寒热夹杂、阴阳夹杂，有脏病兼腑、腑病兼脏，或数脏之病同见，数腑之疾共存，或数经之病同见，数络之疾共存……"曾有一长期慢性痢疾患者，虽经北京、天津、上海等大医院专家名医之手，皆未奏效，乃求治于李氏。李诊后曰："此乃寒积不化，虽寒中夹热，但总属寒多热少，故治宜温中导滞。"处方：附子3克，党参4.5克，干姜4.5克，白术7.5克，木香4.5克，大黄3克，焦楂6克，山药9克。又嘱曰："首日服1剂，停药6日，第7日再来诊。"3日后患者即来，言药无效，李曰："待7日后。"第7日来诊，云："大便已由一日十五六次，减为一日六七次。"李曰："原法原方再服1剂。"再来诊云："大便减为一日四五次。"李曰："仍遵前方前法。"1个月后而愈。求教其理，李曰："我擅长治疗夹杂证，治疗之关键在于辨别夹杂的比例多少，夹杂多者，用药少了不可，夹杂少者，用药多了也不可。另外还要注意脏腑之气的七日来复，此例取效者，即是也。"

李氏治病，用药非常精练，循规蹈矩，严于法度，从不用一味多余之药。常言："用药如用兵，兵不在多而在精，开方用药，务求药证相投。"曾治一老妇，患腹泻久治不愈，其处方仅为白术6克，鸡内金6克。病人虑其用药过简，未必能效，姑照方服用，不料竟获奇效。又曾为一位高干治病，处方药只六味，药价仅值两角钱，患者秘书担心无效，要求重开贵重药，李曰："大黄虽贱，用之得法，常能救人；人参虽贵，用之不当，常能害人。"而后患者遵方服药，一剂显效，二剂痊愈。秘书赞道："药到病除，真不愧为名医！"

李氏不仅精于中医内科、妇科，而且对儿科、外科及老年病学方面亦研究颇深。其学术思想，主张熟读中医经典，兼及后世各家流派，加以融会而贯通之，并通过自己的临床实践以验证之。李氏对于经方，尤其研究精深，他喜用经方并善用经方，却又不泥于经方。在诊断上，他强调应按四诊八纲进行综合分析，尤其还重视腹诊，以及观察色脉喜恶，务求辨证精确；在治疗上，重视脾胃，认为难病多痰，久病多瘀，善用活血祛瘀之法，用药配伍注重标本兼顾，寒热并用，攻补兼施，但攻而不猛，补而不滞，更强调用药力求精练。

李氏为人，平易近人，谦虚谨慎，严于律己，好学不倦，对病人一视同仁，热情接待，尤对劳动人民深为同情。1965 年他一度居家养病，单位在其家门口挂出"李老有病，暂不接诊"的通知，一远道而来的农民患者，求医心切，上前敲门，当秘书出来劝阻时，李氏却振作精神下床，请患者进屋，立刻为其诊疗，令患者深为感动。事后他还对秘书说："今后凡是病人找我，只要我有点精神，尽量不要拒绝他们，特别是农民，远道治病多不容易呀……"

李氏生前爱好书法艺术，闲暇以笔墨为乐事。曾书写诗句"献身要读润芝（毛泽东字）书，报国应行翔宇（周恩来字）路"、"但愿人皆寿，何妨我独劳"等为条幅，悬挂于壁，以勉励自己。

为了启迪后学，李氏集平生治学《伤寒论》之心得及临证经验，于 1959 年编著成《伤寒一百一十三方使用法》一书，并计划撰写一部以中医各科疾病及症名为纲，病、证、方、药为目的临床医师必备的工具书，笔记资料积累甚多，然终因诊务、政务繁忙，未及完稿而逝去，深可痛惜。

专病论治

感 冒

治感冒重在认证　用成方妙在加减

李老认为，经常感冒的情况很多，有的一遇风吹即感冒，有的一吃辣椒即感冒，有的一到月经期间即感冒，综其大要有以下几种类型：

1. 营卫不调证：经常有胃脘不适的症状，出汗以后即感冒，鼻塞喷嚏，全身拘急不适，恶风，舌苔白，脉弦缓。治宜调和营卫，桂枝汤加减：

桂枝9克　生白芍9克　生姜3片　大枣7个　炙甘草4.5克

若经常大便干燥者，再加生白芍9克，大黄2克。

2. 肠胃俱虚证：经常有胃脘冷痛或素有胃脘冷痛史，食欲较差，或遇冷或吃冷性饮食则胃脘冷痛或不适，冬天感冒尤多，遇冷、遇风尤易发病，发病后全身酸痛，微恶风寒，有或无明显鼻塞，指趾厥冷，脉沉细弦或沉细迟缓。治宜益气温阳解表，再造散加减：

黄芪10克　党参10克　肉桂4.5克　附子4.5克　细辛3克　当归4.5克　陈皮6克

3. 气阴两虚证：面色和皮肤均比较白嫩，疲乏无力或无明显疲乏无力，不能劳累，有时头晕失眠，易哭，夏天感冒尤多，舌苔白，脉虚大滑或虚而缓。治宜补气养阴，补阴益气煎加减：

升麻6克　柴胡6克　黄芪9～12克　党参4.5～9克白术6克　陈皮6克　五味子6克　生地9克　山药9克

4. 卫气不固证：经常容易出汗，汗出后怕风，遇风即全身酸痛，鼻塞流涕，疲乏无力，舌苔白，脉濡缓。治宜补气固卫，方用玉屏风散加味：

黄芪15克　白术9克　防风9克　荆芥9克

或薯蓣丸1日2次，1次1丸。

5. 三焦郁热，肺气不固证：经常有口苦口干，头晕头痛，大便干燥，小便黄，心烦，恶热，遇风则感冒，或头痛鼻塞，全身酸痛，或感冒后高热头晕，恶心呕吐，舌苔黄厚腻或黄，脉沉弦滑。治宜疏解三焦郁热，凉膈散加减：

黄芩6克　栀子6克　连翘6克　枳壳6克　薄荷4克大黄1.5克　杏仁6克　甘草3克

若心烦易怒者，宜大柴胡汤。

若小儿经常感冒，五心烦热，大便干，感冒后即发高热者，升降散加减：

僵蚕 6~9 克　蝉蜕 6~9 克　片姜黄 6~9 克　大黄 1~3 克　苏叶 3~6 克

鼻流清涕者加防风 3 克。

6. 肝郁血虚，肺气不固证：经常头晕头痛，心烦易怒，胸胁窜痛或胁下痞满，口苦口干，五心烦热，每至月经期间即感冒，感冒后症见头痛，全身酸痛，微有恶寒，脉弦细。治宜解郁疏肝，养血清热，逍遥散加减：

柴胡 9 克　当归 9 克　白芍 9 克　白术 9 克　茯苓 4.5 克　薄荷 6 克　生姜 3 片　炙甘草 6 克

小伤寒证治三法

小伤寒一病，首见于清代何廉臣之《通俗伤寒论》"伤寒本证篇"。小伤寒实乃冒寒、四时感冒、冒风、感寒、伤风、鼻感冒、鼻伤风、鼻黏膜炎等诸多疾病的俗称。山西民间也有叫作"风发"的。

李老认为其主证是喷嚏频作，时流清涕；副证为发热，恶风寒，鼻塞声重，咳嗽，舌如平人，苔白薄而润。其病因为偶感风寒，诊断的重点在于鼻部，发热恶风寒的症状很轻，有的就不发热，但也有发热恶风寒较甚的，这是轻重的关系，不必所顾虑。与本病的鉴别只须注意麻疹，因为麻疹初起也有打喷嚏和咳嗽等症，但麻疹多发于儿童，且发热较重。

虽然《通俗伤寒论》认为本病因感冒风寒所致，但验之于临床，本病属于风热者较多，在治疗上要分别表寒、表热（即风寒、风热）。风寒者，恶寒比较重，且不喜欢冷性饮食；风热者，恶寒较轻，必有喜欢冷性饮食的现象。虽在寒热疑似之间，辛温药也不宜过用，李老认为用一次就可以了。

李翰卿先生用治本病的方剂有三：

1. 葱白香豉汤：此辛温疏散之剂，鼻塞声重、微恶风寒者最宜。

鲜葱白5枚（切碎）　淡豆豉9克　鲜姜3克

用水碗半煎成1碗，去渣温服，覆被微汗出即愈。

忌酸冷油腻，避风，以防病去不净，或停食，或复感。

2. 止嗽散：此辛温剂，兼咳嗽者最宜。

荆芥　白前　陈皮　桔梗　百部　甘草　紫菀

研末，每晚临睡时用姜葱汤送服6~9克，两三次即愈。（末药很难服，李老在临床常改用小剂煎服，其效也同。临证时斟酌用之可也。）

3. 雷氏微辛轻解法：此辛凉剂，兼轻度咳嗽头痛者有效。（编者按："雷氏微辛轻解法"出于清代雷丰之《时病论》，以法名方。）

苏梗4.5克　薄荷梗3克　牛蒡子4.5克　桔梗4.5克瓜蒌壳6克　橘红4.5克

水煎时间不可过久。在太原地区剂量可加大些。

《太平圣惠方》卷八"伤寒叙论"曾谆谆告诫："凡人有小病，觉不如常，则须早疗，若隐忍不疗，冀望自瘥，须臾之间，以成痼疾。小儿女子，益以滋甚。若天行不和，当自戒勒，小有不安，便须救疗，寻其邪由，乃在腠理，阳散以时，鲜有不愈者。若患数日乃说，邪气入脏，则难可制，虽和缓之功，亦无能为也。"此论用于本病甚为恰当。李翰卿先生亦叮嘱医者云：对于本病不可因为它是小病就不及早治疗，或不避风寒，不注意饮食。须知小病是大病的根子，古人说过"伤风不解便成劳",这说明肺病也会因这种小病造成。

辨恶寒

一、恶寒

辨恶寒应首先明确以下症状:

恶寒:是怕寒冷的感觉,乃恶风之重症,这种怕冷现象虽重衣厚被、向火取暖都不能解除。

恶风:系怕风的感觉,为恶寒的轻症,见风则恶,不见风则不恶,如衣被盖得很严密,即没有这种感觉,稍一露体便觉冷风淅淅。

欲得近衣:是指喜欢多穿些衣服,这是恶风恶寒的具体表现之一。

不欲去衣被:是指不想把衣被去掉,也是恶风寒的具体表现之一。

喜热、喜温暖、欲向火:这都是恶风寒的具体表现。

以上这些症状归纳起来,都是怕冷的现象,在伤寒论中主要有以下两种类型:

(一)太阳病的表寒证:大部分是在发病的开始,恶寒和发热同时并见(初起时或有先恶寒,尚未发热者),其脉必浮,口必不渴。治宜麻桂等药发汗解肌。

(二)少阴病的阳虚证:除寒邪直中少阴,或太阳少阴兼见的两感证外,绝没有开始即发现的,也绝没有恶寒与发热同时并见的,其脉必沉细。治宜附子回阳。

除此之外,恶寒还可见于新感温病,初起恶寒轻,发热重，或兼口渴等症；新感引动伏邪者，其恶寒，并兼有舌赤口渴等里热证表现。

二、发热恶寒

有以下几种情况：

（一）伤寒

1. 太阳病：是恶寒重、发热轻的证候，有的初起单恶寒，不发热，有的重衣厚被不能少解，必兼头痛、项强、脉浮等，口必不渴。治疗主药冬季多用麻桂，春秋多用荆防，夏季多用香薷。

2. 太阳兼少阳病：发热微恶寒，兼肢节烦痛，微呕，心下支结。方如柴胡桂枝汤。

3. 太阳兼阳明病：发热恶寒，兼腹满大便不通。方如桂枝加大黄汤、厚朴七物汤。

4. 太阳兼少阴病：发热轻，恶寒重，脉必微细。方如麻黄附子细辛汤。

（二）温病

1. 温病邪在上焦肺卫：感受温邪，故恶寒轻，发热重，且有口渴、咽干等症。

2. 冬温犯肺：这是冬季感受温邪，故恶寒轻，发热重，且有口渴、咽干的症候，因为所伤是肺经，所以必兼鼻塞、流涕、咳嗽等症。

3. 湿温，邪在肺卫，清阳被阻：此证只宜用藿香、紫苏、桔梗、杏仁、苡仁等药宣肺达邪，芳香化湿，不宜重用发汗。

三、但发热不恶寒，或反恶热

可见于：

（一）伤寒阳明病。

（二）温病：邪在气分者，舌必白黄，用白虎汤；在营血分者，高热持续不退，舌必绛，用清营汤。

（三）肾热：按之至骨，其热烙手，骨困不任。治宜六味地黄丸。

（四）火不归经：大热口渴，脉洪大无伦，按之微弱。治宜十全大补汤吞八味丸。

（五）阳郁于脾：治宜升阳散火汤

（六）血虚：治宜当归补血汤。

四、寒热往来

是指寒已而热，热已而寒，也就是发热之时不恶寒，恶寒之时不发热。可见于：

（一）伤寒少阳病：这是没有定时的寒热证，但必兼口苦、咽干、目眩、舌白、脉浮弦等方为确当，如大小柴胡汤证。

（二）疟疾：这是有定时的寒热证，有连日发、间日发或三日发的不同，一日只发一次，时间或上午或下午，虽略有早迟之差，但大部分总是一定的。

（三）邪伏膜原

1.春温：伏邪外出的主证，寒热如疟，没有定时，但它不同于伤寒少阳病者主要是兼有舌赤、苔垢等湿热相合的症状，如蒿芩清胆汤证是也。

2.伏暑：初起可能与寒热不规则的疟疾相混，但必兼脘

闷口渴，午后热甚，入暮尤剧，天明得汗则热证减轻。若暑
偏重者以清暑透热为主，若湿偏重者以清暑化湿为主。

咳　嗽

为咳嗽正名

　　咳嗽是肺脏病变中的一种常见症候，是喉中发出唶唶声
音的一种疾病。古人云：有声无痰叫作咳，有痰无声叫作
嗽，有痰又有声叫作咳嗽。李老认为，从临床实际观察看，
无论写成文字，或是口头问答，往往把咳嗽二字作为通用的
名称，而有痰无声的症候，从来没有见过用咳嗽二字表达
的。因此，他主张应该从唶唶声音的有无来决定是否属于咳
嗽。凡是有这种声音者，无论痰的有无，均可叫作"咳嗽"；
没有这种声音，虽喉中痰声辘辘，也不得叫作"咳嗽"。至
于其他各种咳嗽的名称，应该根据诊疗价值，把它肯定下
来，若是质同名异，即既无诊疗价值，又觉得徒乱人意的重
复性名称，该合并的合并，该取消的取消，使每一种名称都
有明确固定的标准。如"干咳""燥咳""气咳""秋燥咳嗽"
等，均与燥邪侵肺有关，临床表现均以无痰、无血的干咳为
其共同特征，故可将上述诸咳合并为"干咳"一种。又如
"实咳""虚咳""寒咳""热咳"等名称，过分笼统，应以具
体的内伤、外感咳嗽证名取而代之等。这样不但对于医者在
认识和交流方面易于统一起来，而且对于患者也能减少他们

不必要的顾虑。事实告诉我们，医者的说法分歧，每致患者不能充分信任，因而延误了治疗，影响了工作。古人说过："名不正，言不顺，事不成矣。"对于中医学的继承及整理提高，应该首先着眼于名称，即名词术语的规范统一，正是基于这种考虑。

诸咳不同　须当细辨

一、咳嗽的主症及全身症状辨

（一）主症：喉中啃啃有声。

（二）全身症状

1. 咳而倚息不得卧：是指咳嗽气上逆，睡觉时或俯或仰，倚靠得很高，不能正常平卧者。多为外感风寒，或阳虚水逆，痰饮冲肺所致。

2. 咳而声重：是指咳嗽声音大而有力。多为邪盛而正未虚之外感、实证咳嗽。

3. 咳而无痰：又叫干咳，多由肺燥阴虚所致。

4. 痰不易咳出：是指咳痰黏稠，不易咯出者。多由燥痰或体虚久嗽咳痰无力所致。

5. 咳痰稀而多：为湿痰水饮之证，源在脾而不在肺，由脾虚水湿失运所致。

6. 咳血：指咳嗽而痰中有血，或纯粹咳血。多由外感或内伤化热、化火，灼伤肺络所致，或见于肺痈、肺痨等病。

7. 痰中血丝：又名咯血，多为阴虚火旺，或肺有燥邪，热扰肺络所致。

8. 偏睡：指侧卧一边，能左不能右，或能右不能左，或能俯不能仰。是虚劳骨蒸内热的证候，或见于瘀血咳嗽。

9. 黄昏咳嗽：为阴虚咳嗽的主症。

10. 五更咳嗽：多为食积咳嗽的主症，以小儿食积咳嗽为多见。

11. 冬季咳甚，春夏即愈：多为阳虚咳嗽之主症。

12. 久嗽：指咳嗽日久不愈。多属内伤虚劳之咳嗽。

13. 新咳：指现得的咳嗽。多属外感。

14. 气出或吐痰腥臭：是饮酒伤肺，肺热证之一。

15. 咽喉不利：咽喉干燥梗痛，为肺热证之一。

16. 口苦干燥：为肺热证之一。

17. 面目浮肿：可因风寒侵肺或水饮冲肺所致。若兼见喘嗽肩息，脉浮而大者，多系死证。

18. 微受风寒即发喘嗽：多因素体气阴两虚或气血两虚，复感风寒所致。

19. 失音：多由久嗽或平素有火，复感风寒，火为寒束，寒中包火所致。

20. 频吐痰涎：痰的成因极多，内伤外感，均可导致痰的产生，但以脾虚或湿困为根本原因。

21. 身体羸瘦：多由虚劳久嗽所致。

22. 咳声清亮：所谓金音清亮。多为偏于火而不兼湿之证。

23. 咳而少气：即咳嗽气短，少气懒言。为肺气虚之证。

24. 咳声重浊：重浊为土音，若兼痰多不渴，乃湿邪困脾，水饮过甚之证。

25. 连声咳嗽：即咳声连连不断，持续时间较长。多见于小儿百日咳，或慢支久咳。

26. 胸痛：咳而胸中隐隐作痛。多见于肺痈。

27. 鼻燥：多为燥热咳嗽，必兼咽喉干燥等症。

二、识咳六法

对咳嗽病的诊断，首先必须辨清属外感还是内伤。外感咳嗽大部分是新病即新咳，但也有久病复感新邪者；内伤咳嗽大部分是久病，但亦有新病因内伤而引发者。外感方面，必须辨清风、寒、暑、湿、燥、火（热），特别是风寒、风热、暑热、秋燥、寒湿、湿热等证；内伤方面，必须首先辨清肺脏的虚、实、寒、热，其次必须深究发病的脏腑，搞清楚究竟这种咳嗽是由于肺脏本身引起的，还是由于其他脏腑的疾病涉及肺脏的。治病必求其本，如果先由肺脏本身引起的，以治肺为主，如果先由其他脏腑所起，则必须以治其他脏腑为主，否则主次不分，本末倒置，难以取效。

在辨识各种具体咳嗽病证时，须从以下 6 个方面加以鉴别：

1. 从发病时间、季节上判断：如黄昏时咳嗽，多为阴虚；五更时咳嗽，多为饮食积滞；伤暑咳嗽，多发生在夏暑时节；秋燥咳嗽，必然发生在秋季等。

2. 从咳嗽的声音上判断：如咳嗽声重，咳而有力，多为新病、实证；咳声重浊，即声音虽有力，但混浊而不清亮者，多为脾湿水饮侵肺证；咳声嘶哑，甚或失音者，多为虚证、久病；咳而呀呷有声，即喘息张口，喉中发出的声音，多为痰喘。

3. 从痰之有无、多少、稠稀、颜色、易不易咳出判断：如咳而无痰者，为干咳，多为燥热伤津或阴虚所致；痰少稠黏，甚或痰黄，不易咯出者，多为燥热咳嗽；痰涎清稀色白，易于咯出者，多为寒湿或阳虚。

4. 从发病的原因和其他疾病的先后顺序上判断：如妊娠期咳嗽，多为子嗽；咳嗽日久不愈，胸部饥时作痛，唇上有白点如粟者，为虫咳等。

5. 从年龄的老幼上判断：如百日咳为小儿常见的一种咳嗽；慢支、肺心病之咳嗽，则多为中老年人特别是北方老年人所患的一种疾病等。

6. 从兼症的情况判断：如咳嗽兼见恶寒、无汗、鼻塞或流清涕，脉浮紧或浮缓者，为风寒外感；咳嗽兼发热或恶寒头痛，痰黄黏稠而咳痰不爽，口渴咽痛，或有汗或无汗，脉浮而数者，为风热咳嗽；咳而痰多且稀，舌白滑润，不渴，脉弦滑，不喜冷性饮食者，为湿痰或痰饮咳嗽；咳而兼有表寒的恶寒发热、头痛、脉浮等，同时又兼见里热的口干、口苦、口渴喜冷性饮食等症者，为寒中包火咳嗽；燥咳胸痛，咳吐臭脓，或大量吐血，血中似有脓而腥臭，脉数实者，为肺痈咳嗽；咳血证已愈或未愈期间，兼见倚息不得卧，或侧卧一边者，多为瘀血咳嗽；咳而呕，呕甚则长虫出，为胃咳；咳呕胆汁，为胆咳；咳而遗溺，为膀胱咳；咳而腹满，不欲饮食，为三焦咳；咳而遗矢，为大肠咳；咳而矢气，为小肠咳；咳而两胁下痛，甚则不可以转，转则两胁下满者，为肝咳；咳而右胁下隐痛，引肩背，甚则不可以动，动则咳剧，为脾咳；咳而喘息有音，甚则唾血，为肺咳；咳而心痛，喉中介介如梗状，甚则咽中喉痹，为心咳。

湿痰咳嗽治疗七法

　　湿痰咳嗽是咳嗽病的一种常见证候。多因饮食生冷过度，伤及脾阳，或素体脾肾阳虚，复感寒湿之邪，使脾失健运，聚湿生痰，上渍于肺，肺失宣降，发为痰湿咳嗽。证候表现以咳嗽、痰多而稀且易于排出、胸闷、苔腻、脉滑、饮食减少、不喜冷性饮食等为特点。

　　治疗湿痰咳嗽有以下七种方法：

　　1. 利水：古人谓"积水成饮，饮凝成痰"，痰之本为水也，故利水之治，可消生痰之源。代表方剂如十枣汤、控涎丹等。十枣汤重在水饮停蓄于胸腹，控涎丹则重在水饮停滞于胸膈。

　　2. 燥湿：水湿内停，可凝聚生痰，故燥湿为治痰之上源的根本方法之一。代表方剂如加味二陈汤（二陈汤加杏仁、干姜、细辛、五味子）、六安煎（二陈汤加杏仁、白芥子）等。

　　3. 温阳：水饮为阴邪，得温方可消散，故温阳即温化痰饮，为治湿痰咳嗽之常法。代表方剂如苓桂术甘汤、附子理中汤等。

　　4. 健脾：因脾属土，土能渗湿，又能制水，水湿的布运，全赖脾气的健运，方不致生湿、生痰。故健脾为治湿痰的根本方法。代表方剂如六君子汤、二陈汤等。

　　5. 理气：指理肺气。因肺主一身之气，又肺为水之上源，肺气以清肃下降为顺，气行则水行，湿痰随气而行散，不致阻肺致咳，故理气为运化痰湿的重要方法。代表方剂如参苏饮、通理汤等。

6. 散寒：湿痰咳嗽每多内伤、外感合并，如素体有湿痰或水饮，又兼外感寒邪，内外夹攻，使湿痰更甚，此时，解表散寒尤当重要。代表方剂如小青龙汤、杏苏饮等。

7. 补肾：因肾藏一身之元阳，肾脏主水，又脾阳之运化有赖于肾阳的温煦，肾气行则脾气运，水自行也，故补肾为治水湿之根本。代表方剂如真武汤、金匮肾气丸等。

附案：

案一　翟某，女，45岁。门诊号：58705。

1962年11月13日初诊：咳嗽、胸闷、气短、头痛、口不渴、大便溏1周，舌苔白腻，脉弦滑。此为中阳不振，水湿停聚。治宜温阳（温化痰饮）法。方用加味苓桂术甘汤：

茯苓9克　桂枝6克　生白术6克　陈皮7.5克　川贝4.5克　甘草3克

水煎服。1剂见效，3剂痊愈。

按：苓桂术甘汤为《伤寒杂病论》原方，广泛运用于外感变证及内伤杂证。本方治证，无论伤寒吐下之后，抑或是内伤杂证，究其成因，皆为中阳不振，水湿停聚所致。治法属于温阳化饮的温法，即《金匮要略·痰饮咳嗽病脉证并治篇》"病痰饮者，当以温药和之"之法。方中以甘淡之茯苓为君，取其健脾利水、渗湿化饮之功。但湿饮为阴邪，得温方可消散，故臣以辛温之桂枝，以温阳降冲，与茯苓相伍，既可温阳以助化饮，又可通阳化气，内通阳气，外解肌表，实为本方温阳化饮法之核心。佐以白术健脾燥湿，以助运化。佐使以甘草，一者调和诸药，益气和中，一者以复脾胃升降之权。加陈皮理气燥湿，和中化痰，以助苓、术之功，川贝母止咳化痰，为治肺止咳之要药。全方药味精干，配伍严谨，温而不热，利而不峻，诚为以温法治湿痰咳嗽之良方。

案二　苗某，男，42岁。门诊号：62842。

1963年3月30日初诊：咳嗽、气短3个月，痰多白黏，胸闷，胃脘胀满，舌苔白腻，脉濡滑。此为痰湿中阻。治宜燥湿（化痰）法。方用加味二陈汤：

半夏7.5克　陈皮7.5克　茯苓9克　桂枝7.5克　白术7.5克　炙甘草3克

水煎服。2剂而咳嗽止，4剂而气短、胀满除，6剂痊愈。

按：本例患者系痰湿从脾胃滋生，上渍于肺，故咳嗽而痰多，且为白黏痰。李老常用《局方》二陈汤治疗痰湿中阻所致之咳嗽及一切病证。痰湿中生，源于脾虚湿盛，故加白术以健脾燥湿；妙用桂枝，一可内通阳气以助化湿，二可外达肌表，解肌以宣肺，使痰湿除而咳自止。

小儿五更作咳　治宜通里攻下

五更时作咳，为食积咳嗽的一种常见证候，多发生于小儿。其病多由饮食不节或脾虚，食积不化，胃失和降，火气上逆冲肺所致。证候特点以咳有定时，多在五更时作咳，胃部、脐部拒按为特征。

治宜消食去积为主，兼清理肺气。代表方剂为：

1.加味大承气汤：大承气汤加陈皮、柴胡、杏仁。主治小儿停食，后半夜（多在五更）出现咳嗽气短，汗出，脐腹拒按者。

2.加味小柴胡汤：小柴胡汤加山楂、神曲、麦芽、莱菔子、炒栀子、寸冬。主治食积咳嗽兼肝气郁滞，寒热，口苦，呕吐者。

3. 保和丸加减：主治积食停滞，胸脘痞满而咳不止者。

4. 平胃散加减：主治积食不去，脘腹胀满，湿阻中州而咳者。

附案：

靳某，男，8 岁。门诊号：27693。

1960 年 4 月 5 日初诊：近 1 周来，每于后半夜咳嗽频作，咳有定时，多在五更时分，同时兼有气短，汗出，脐腹硬满拒按，大便干结，舌苔黄燥，脉弦滑而微数。诊为食滞肠胃，化火上冲于肺的大承气汤证。治宜通里攻下，釜底抽薪，兼以清理肺气。处方：

枳实 3 克　厚朴 3 克　大黄 2.5 克　元明粉 1.5 克（冲服）陈皮 4.5 克　柴胡 2.5 克　杏仁 3 克

1 剂，水煎服。嘱咐患者，服第一煎后，会出现肚子拧痛，大便稀，日行 1~2 次，此为正常反应，应以流食调养。第二煎后，腑气大通，自觉上下通气，身轻气爽，次日五更及以后咳嗽再未发作。

按：此例患者，系因饮食不节，食滞不化，脾胃失运，故脘腹胀满，脐腹拒按，食积既久，化热上冲于肺，肺失清降，以致咳嗽气短，大便干结，舌苔黄燥，脉滑而数，结合腹满、拒按等症，大承气汤证的"痞""满""燥""实""坚"特征兼而备之。故急用大承气汤通腑攻下，釜底抽薪，以治食积咳嗽之本，加陈皮理气化痰，杏仁止咳平喘，柴胡清降肺热，共成通腑泄热、清肺化痰止咳之神效。

咳喜侧卧一边　当从瘀血论治

临床常遇咳嗽而喜卧一侧，翻身则咳益甚，或咳逆倚息不得卧，坐则咳轻，卧则咳重的病证。李老认为这都是瘀血咳嗽的典型证候，究其原因，多系发生在咳血已愈或未愈之时，由于咳血期间瘀血（离经之血）阻碍气管，影响了正常的呼吸所致。

治法宜以去瘀血为主，分别病势之轻重，适当地配合除痰、逐水、降逆气之药，再根据瘀血存在身体部位左右之不同，分别佐以不同的药物治之。

常用方剂：

1. 血府逐瘀汤加减：症见瘀血咳逆，倚息不得卧者，加葶苈子、苏子；瘀咳侧卧一边，翻身则咳益甚者，加杏仁、五味子；侧卧左边者，以左边有瘀血，故能左卧不能右卧也，宜加青皮、鳖甲、莪术以去左边之瘀血；侧卧右边者，以右边有瘀血，故能右卧不能左卧也，宜加郁金、桑皮、姜黄以去右边之瘀血。

2. 代抵当丸加茯苓半夏：治瘀咳之重证者。其倚息不得卧或侧卧一边者，可参照上方加减法治之。

阴虚咳嗽治验

阴虚咳嗽多因久咳不愈，肺津耗伤，或肾阴素虚，复感风寒，伤风虽愈，咳久不止者。其症可见呛咳，无痰或咯痰不利，身体羸瘦，形容憔悴，口干，喉干，虚烦不眠，便燥溺赤，甚则骨蒸盗汗，颧红，消渴，强中，舌红少苔，脉细而数。

凡大热之证，服清凉之药而不效者，即是阴虚。古人所谓"寒之不寒是无水也"。看证还需结合具体症状，特别是燥咳无痰或咯痰不利，以及喉干便燥，舌红，脉细数等，不难辨识。治疗上除滋阴润肺或清肺外，尤当注意外邪的已净或未净，他脏的阴虚，及气、血、精等的亏虚情况。外邪未净者，滋阴剂中当酌加散邪之品；外邪已净者，应分别肺肾阴虚之主次，以滋补其阴；有热者，兼清其热；气虚者，兼补其气；血虚者，兼益其血；脾虚者，兼补其脾；精虚者，兼益其精。如张景岳所言："善补阴者，必于阳中求阴，阴得阳助而泉源不竭。"阴阳是互根的，不能只强调一面，必须将其看作一个有机的整体。

常用方剂：

1.清金丸：主治肺阴虚咳嗽，或多痰，或无痰干咳，或痰红，或纯红等。

2.加减清金膏：主治阴虚内热，咳嗽痰血，兼脾胃虚弱，食少泄多等。

3.噙化丸：治阴虚火嗽及伤风外邪已解，久不愈者。

4.琼玉膏：主治阴虚兼气虚，虚劳干咳者。

5.麦味地黄丸：治肺肾阴虚咳嗽，黄昏时咳嗽发作者。

6.河车大造丸：主治阴虚，虚劳精血大亏，虚火旺盛，咳嗽发热者。

7.增液汤：主治肺阴虚津亏之干咳者。

8.加减复脉汤：主治温病后期，邪热久留不去，阴液亏虚，干咳无痰者。

附案：

案一　周某，男，62岁。门诊号：38297。

1961年3月20日初诊：音哑、咽干、咳嗽、食欲不振1年余。近来自觉喉中有异物，舌质红，无苔，脉细数。西医诊断为喉头癌。此为阴虚咳嗽。治宜育阴生津，止咳散结。方用增液汤加味：

桑皮7.5克　杏仁9克　川贝母6克　元参7.5克　桔梗4.5克　射干6克　胖大海3枚　麦冬6克　生地9克　白芍9克　鸡内金6克

2剂，水煎服。

二诊：服上方后，饮食增加，咽干、咳嗽均明显减轻。上方去杏仁，2剂，水煎服。

患者经上方随证加减治疗月余，诸症大减，咽喉症状消失，后于某医院复查，喉部组织正常。仍按上方加减，以巩固疗效。随访2年未发病，以后中断联系。

按：本例患者之病属典型的阴虚久咳证，长期阴虚，阴亏液耗，瘀热内燥，郁结咽喉，故咽干，音哑，喉中如有异物，干咳不止。故治宜育阴生津，化痰散结。

案二　陈某，男，34岁。门诊号：57142。

1962年11月14日初诊：近日来咳嗽不止，干咳无痰，咽干，咽痛，口干燥，苔薄白，脉数。此为阴虚肺燥。治宜滋阴润肺生津。方用加减复脉汤：

生白芍7.5克　黑芝麻7.5克　熟地9克　阿胶4.5克（烊化）　生龙骨9克　生牡蛎9克　茯神7.5克　麦冬6克　桔梗4.5克　炙甘草6克

2剂，水煎服。

2剂而咳止，又续服3剂而愈。

按：本案属于阴虚燥咳。取《温病条辨》加减复脉汤之地黄、阿胶、白芍、麦冬以滋阴养血润燥，去火麻仁，加龙骨、牡蛎、茯神以育阴潜阳，敛汗安神，桔梗以利咽，黑芝麻补肝肾而润五脏以助滋阴润燥之力。诸药合用自能滋阴而潜阳，润燥而止咳。

湿痰致咳尤多见　二陈底方巧化裁

二陈汤源出于宋代《太平惠民和剂局方》，方由半夏、陈皮、茯苓、甘草四味组成。原书中记载主治痰饮为患，或呕吐恶心，或头眩心悸，或中脘不快，或发为寒热，或因食生冷而脾胃不和等。对此方证，吴崑《医方考·痰门》有一段精辟论述："湿痰者，痰之源生于湿也。水饮人胃，无非湿化，脾弱不能制，停于膈间，中下二焦之气熏蒸稠黏，稀则曰饮，稠则曰痰，痰生于湿，故曰痰湿也。是方也，半夏辛热能燥湿，茯苓甘淡能渗湿，湿去是痰无由以生，所谓治病必求其本也；陈皮辛温能利气，甘草甘平能益脾，益脾则土足以利湿，利气则痰无能留滞，益脾治其本，利气治其标也。"湿痰之证，多由脾失健运，湿邪凝聚，气机阻滞，郁积而成，故曰脾为生痰之源。二陈汤为治湿痰之祖方，倍受历代医家之推崇，如《医方集解》言："治痰通用二陈。"李老对此方亦情有独钟，常将二陈汤作为治疗湿痰、寒痰、痰饮、痰涎诸证之底方。凡疑难杂症有湿痰见症者，多以此方为主，随证加减化裁以应对复杂证候而每获佳效。李老认为，咳嗽一症，临床上以湿痰所致者十分常见，究其原因，正如前贤所言："脾为生痰之源，肺为贮痰之器。"痰湿生于脾，藏于肺，痰湿犯肺，故出现咳嗽痰多之症。

临床上，李老常用二陈汤加减化裁主治两类咳嗽：

1. 痰饮咳嗽：症见咳嗽有痰，痰稀而多，胸腹胀满，呕吐，恶心，头眩，心悸等。

2. 风寒咳嗽：无表证而痰多之证。

加减应用法则：

1. 加杏仁、白芥子，名六安煎。治外感风寒咳嗽无表证之轻证。

2. 面目浮肿者，加桑皮 6~9 克，葶苈子 1.5~3 克。

3. 寒甚者，加细辛，或六安煎去白芥子，加五味子、干姜。

4. 久嗽不愈，脉不数、不虚，寸脉浮大而滑者，乃风痰不解，多服辛凉所致，加麻黄、杏仁、前胡、苏子、桔梗。

5. 子嗽而属于痰饮者，加白术以补脾安胎。

6. 肺气不利者，加杏仁、苏子、桑皮。

7. 咳逆倚息不得卧者，为水饮冲肺，肺不得下降所致，宜加葶苈子、大枣。

8. 火甚者，加瓜蒌霜、黄芩、黄连；火轻者，加寸冬、知母。

9. 风寒较重者，加柴胡、荆芥、防风。

10. 兼血虚、血瘀者，加当归、白芍、丹皮、杏仁。

11. 风痰甚者，加南星、白附子、皂角刺、竹沥。

12. 寒痰甚者，加重半夏、姜汁。

13. 火痰甚者，加石膏、青黛。

14. 湿痰甚者，加苍术、白术。

15. 燥痰甚者，加瓜蒌、杏仁。

16. 食痰甚者，加焦三仙。

17. 老痰、顽痰者，加枳实、海浮石、芒硝。

18. 气痰者，加香附、枳壳。

19. 胁痰及皮里膜外之痰者，加白芥子。

20. 四肢痰者，加竹沥。

止嗽散化裁治百咳

止嗽散为《医学心悟》方，由桔梗、荆芥、紫菀、百部、白前、陈皮、甘草七味组成。李老认为，本方为治咳之祖方，具有止嗽化痰、解表宣肺、利气和中之功效，临床多以其加减化裁，广泛运用于五脏六腑咳及外感咳嗽之轻证（表证不显著之咳嗽）者。其中咳嗽兼咳血者，加蒲黄、藕节；兼口苦咽干者，加黄芩、寸冬；兼痰者，加川贝母、茯苓；兼气逆者，加杏仁、枳壳；兼血虚者，加生地、当归；风寒咳嗽初起，加防风、苏叶、生姜以疏散之；暑气伤肺，口渴、心烦、溺赤者，加黄连、黄芩、花粉以清其暑热；湿气生痰，痰涎稠黏者，加半夏、茯苓、桑皮、生姜、大枣以祛其湿；燥气焚金，干咳无痰者，加瓜蒌、知母、贝母、柏子仁以润其燥；肺咳，因风寒而咳血者，加紫苏、赤芍、丹参；心咳，咳而喉中如梗状，甚则咽肿喉痹者，倍桔梗，加牛子；脾咳，咳而右胁隐痛引肩背，甚则不可以动，动则加剧者，加葛根、秦艽、郁金；肝咳，咳而两胁痛，不能自转侧者，加柴胡、枳壳、赤芍；肾咳，咳而腰背困，甚则咳涎者，加附子；胆咳，咳而呕苦水者，加黄芩、半夏、生姜；小肠咳，咳而矢气者，加白芍；胃咳，咳而呕，呕甚长虫出者，去甘草，加乌梅、川椒、干姜，有热者佐黄连；大肠咳，咳而遗屎者，加白术、赤石脂；膀胱咳，咳而遗尿者，加茯苓、半夏；三焦咳，咳久不止，腹满不食，多涕唾，面目浮肿，气逆者，合异功散；七情气结，郁火上冲者，加香附、贝母、柴胡、黑山栀；肾阴虚，水不制火，身烦热，脉细数者，早用地黄丸，午用本方去荆芥，加知母、贝母以开火郁；客邪留于肺经，变生虚热者，本方去荆芥，佐以团鱼丸；病热深久，变为虚劳，或尸虫入肺，喉痒而咳者，去荆芥，佐以月华丸；内伤饮食，口干痞闷，五更咳甚者，加连翘、山楂、麦芽、莱菔子以消食化滞。

温　病

温热之邪　初犯肺卫
虽用辛凉　夹配温散

　　温热之邪，初入肺卫，治以银翘散时，不可因初起病轻而忽略兼夹。必须详审病情，随症适当加减，方能见效。如初起恶寒，可将芦根易葱白，或将芥穗适当增量，再辅以防风，酌情采用。如无恶寒，芥穗即可不用。咳者，牛蒡子、桔梗适当增量。热甚者，又当辨其性质，如燥热甚加石膏、知母；湿热有火则加黄芩之类。温病初起，治宜清凉辛散，最易忽略兼夹恶寒，须要配以温散的一面。只有细察之，并随症加减，庶几面面周到，用药必然有效，否则虽不致一下坏事，但亦能迁延病机，损耗津液，成为以后变证的因素。这是需要引起高度注意的。

温病重在辨舌

温病化燥伤阴最速，表现在舌的方面最为显著，通过舌诊可以辨别受邪的浅深，疾病的轻重，津液的存亡，所以李老在诊治温病时非常注重辨舌。他认为舌的症状主要表现在舌苔、舌质及舌的感觉等方面，而且辨舌应该结合患者的兼见症状，综合分析辨证，进而提出治法及方剂。

现将李老对舌诊的论述总结于下：

一、舌质

（一）红舌

凡见红舌，均系热证，凡温热病初起，舌质深红者都是伏气温病，因为郁热在里的缘故。

1. 舌尖红赤起刺，系心火上炎，治宜清凉泻火。

2. 舌红中有裂纹如人字形者，系心火内燔，热毒熏蒸。

3. 舌红中有红点者系热毒更盛。

以上三证均可于清凉泻火中加入解毒药品。

4. 舌质光红柔嫩，望之似觉潮润，扪之干燥无津者名镜面舌，系津液枯竭的现象，温病后期多见此舌。

5. 舌淡红无色，干而不荣者，系心脾气血虚弱，胃津已伤，气不化液之证，用药不可过于寒凉，可仿炙甘草汤法治之。

6. 舌四边色红，中心干燥，兼黄白苔者，系上焦气分无形之邪热灼伤津液，切忌早用咸寒滋腻血分的药品，以免邪不外解，有误病机。

7. 红舌兼黄白苔者，系上焦气分之邪未尽，不可早用滋腻血分之药。

（二）绛舌

绛，系红色之深者，舌色由红而绛，乃热邪深入，由营分入血分的主要表现，以苔之有无，色之深浅、鲜晦，质之燥润、荣枯为辨证的准则。但必须结合其他营分血分的症状方能准确辨证。

1.舌绛而不干燥，兼有黄白苔者

系邪入营分血分，而气分之邪未尽，津液未伤。治宜宣气透营，使邪仍由气分而解，不可单纯用凉血药，因血药滋腻，易致邪气遏伏，不能外透。

2.舌纯绛无苔，色鲜泽者

乃舌苔尽化，邪已入营血。治宜清营凉血。若邪入心包络则神昏内闭，治宜清心开窍，轻者用菖蒲、郁金开之，重者用牛黄丸、至宝丹、紫雪丹芳香开窍；若兼火痰，必致痰火内闭，更当加西黄、川贝、竹沥、竺黄之类清火豁痰。

3.舌绛，兼有黏腻，似苔非苔现象者

乃营分有热，夹秽浊之气也。治宜清泄营热，兼用芳香逐秽之品。

4.舌绛，望之若干，扪之有津者

乃津液不足，湿热熏蒸，痰浊将要蒙蔽心包。急宜化痰泄浊，清心开窍。

5.舌绛而中心干燥者

系心胃火燔，劫灼津液也。治宜清营救液。

6.舌绛而光亮如镜者

系心营被灼，胃阴亦亡。治宜急用甘凉濡润之品大剂频服，色转红活者可救，板滞者多不救。（红活、板滞系津液复与否的表现。）

7. 舌绛苔少，兼脉虚气弱欲脱者

系温邪深入下焦，劫灼真阴，邪少虚多之证。治宜急用大剂咸寒救阴。兼手蠕动者，宜加潜阳之品以镇摄内风。

8. 舌绛不鲜，舌质干枯而萎者

系肾阴将竭之危证。治宜急滋阴液，缓则肾阴涸极，无法挽救。

9. 初起舌红绛无苔，经清营透泄治疗后，红绛渐退，苔垢渐生者

乃伏气温病，由营分血分转出气分也。

（三）紫舌

紫较绛色更深，舌由绛变紫，系热势更盛之表现，但淡紫、青紫多是寒证。

1. 舌紫而干燥

系热结下焦，劫灼肝肾之阴，这是一种坏证，虽兼大便秘结、齿黑、唇焦等里热证，不可攻下。治宜滋水养阴，佐以清热。

2. 舌焦紫起刺，形如杨梅

为热邪深入血分，甚则引起痉厥之证。治宜清热凉血，兼痉厥者兼用息风之药。伴有大便秘结者，乃大热大毒之证，治宜清热解毒，方用更衣丸，加金汁、人中黄之类大清大解。

3. 舌紫而干枯，或如猪肝晦暗无津者

都是肾液已竭难治之症。

4. 舌淡紫而带青滑，兼恶寒肢冷、脉微者

阳虚有寒也。治宜温运。

5. 舌紫而瘀暗，扪之润泽，或兼胸胁腹部刺痛者

乃胸膈素有瘀血，遇热传营血，二证互结之证。治宜清热散瘀，否则易导致如狂之变证。

二、舌苔

（一）舌无苔

多系表证。脉诀云：舌上无苔为在表。但必须兼有表证症状，否则为正常现象。

舌无苔而舌质异常也是病象。

（二）白苔

1. 白苔在诊疗方面应注意苔之厚薄和燥润，以及其他一些情况。

（1）薄厚：薄者病在表而势轻，厚者邪多偏里而势重。

（2）润燥：润泽者系津液尚足，干燥者系津液已伤。

（3）湿痰、秽浊：黏腻者多夹湿痰，腐垢者多兼秽浊。

（4）可下、不可下：白苔一般不可下，但白砂苔非下不可。

（5）轻重：白苔病情一般轻浅，但白霉苔病情十分险恶。

2. 根据白苔的具体表现不同，又可分为以下几类：

（1）舌苔薄白而润，舌质正常者

兼恶寒重，发热轻，口中和，小便清白等，为外感风寒的太阳病。治宜辛温解表的方法。

（2）舌苔薄白而滑者

兼头身疼重，寒热无汗，胸闷者，为湿温初起。治宜"雷氏芳香化浊法"。

（3）舌苔薄白欠润，舌边或舌尖色红者

兼开始微恶风寒，继则但发热不恶寒，口干，小便黄，为新感温病或新邪引动伏邪的春温病。治宜辛凉透解、辛凉解表等方法。

（4）舌苔薄白而干，舌边或舌尖色红者

为表未解而肺津已伤的证候。治宜凉散之中佐以甘凉生津之品。凉散即辛凉解表之法，甘凉生津之品常用生石膏、花粉、玉竹、麦冬、知母之类。注意此时生津之品不宜过用，恐柔润滞邪。

（5）舌苔白厚而黏腻者

或兼吐浊厚涎沫，为温邪夹湿之证。治宜芳香辛散之品，如藿香正气散之类。

（6）舌苔白厚而干燥者

为胃燥气伤之证。治宜滋润药中加甘草。滋润药用生石膏、麦冬、元参、生地、知母之类，甘草取甘守津还之意。

（7）舌苔白腻而质绛者

有两种现象：一系湿遏热伏之证，治宜先辛开苦降以泄湿透热（系化湿法中的一种方法，适用于湿渐化热或湿遏热伏之证，如小陷胸汤），次用苦辛甘凉，从里透外，使胃气化而津输布，舌虽干燥（这是湿化以后的现象，与标题上的腻并不矛盾），也易转润而热随汗解。二系营分有热兼夹痰浊，脉滑胸闷，须防浊痰蒙闭，形成神志昏迷之证。

（8）舌苔白如碱状者

系胃中有宿滞，夹秽浊郁伏之证。治宜急行开泄，以防闭结中湿，不能外达。

（9）舌苔白如粉而滑，舌质四边紫绛者

系秽浊壅盛，热邪被其郁闭，不得透达于外，时疫邪入膜原，未归胃腑，多有此苔。治宜急速透解，以防传陷。

（10）舌苔由白变黄燥或变黑色者

白而兼黄者，为入气分之征象；变黄燥者，系邪已入胃腑，宜加大黄；变黑色者，病势更甚，宜承气攻下；一日三变者，其热更剧，更宜急下。

（11）舌苔白干硬如砂皮者

名为白砂舌，由于燥热过甚，津液被灼所致。治宜急行攻下，并佐以甘凉救液之品，最忌表散。（白苔主表，一般不可攻下，但此苔非急于攻下不可，这是应该注意的。）

（12）满舌生白衣如霉，或生白点如细碎饭粒，甚者弥漫满舌及唇腭者，叫白霉舌。多见于湿毒、湿温、伏暑等证，多系胃气败的征象，预后多不良。治宜急用甘淡养胃，待胃气渐复或可挽救，如口气秽恶，汤水难咽，或糜点拭去旋生，病多危险。

（三）黄苔

1. 舌苔黄而兼白者

为邪在气分而卫分之邪犹未尽也，或系湿遏热伏。治宜辛凉开泄，宣透气分。不可轻投三黄苦泄之品，以免引邪入里。

2. 舌苔黄而燥者

为邪已入阳明之里，热炽津伤，必大渴引饮。治宜辛凉清热，方用白虎汤之类。

3. 舌苔黄厚坚敛或燥起刺，或中有裂纹者

症兼腹胀，硬痛拒按，大便秘者，系阳明热燥实之证。治宜攻下之法，以泄热救阴。方用承气汤之类，如增液承气汤。

4. 舌苔黄而腻，或黄而浊，光滑不燥者

系无形之湿热熏蒸，虽兼脘痛痞胀，慎不可乱投苦泄攻下，宜从开泄为治，轻则用杏、蔻、橘等轻苦微辛之品，以宣通气滞，重则用枳实、黄连、半夏等。

5. 黄苔兼黑者

为大热伤津也。

（四）黑苔

舌苔黑有寒热虚实之别，但温病实热证多，虚寒证少。

1. 黑苔枯燥裂起刺，舌质干涩苍老者

是大热大毒之证，如腹硬痛拒按，脉沉数有力者，为津伤液燥，阳明腑实，治宜急下存阴，或与增液养阴之剂同用；如热邪尚未结实，腹不拒按者，宜用大剂清热之剂治之。

2. 黑苔焦黑干枯者

脉虚数或细数，胸腹不胀满拒按者，系温邪日久不愈，深入下焦，津枯液竭，真阴衰微，水不制火之证。治宜急用大剂咸寒利水之剂，缓则液涸不救。此证绝对禁忌攻下！

3. 黑苔，其黑色不浓或黑中灰滑而润，舌质也不红赤者

兼脉微肢冷，便溏不渴等症者，乃虚寒证也。治宜温经回阳，佐以补气血之剂。王孟英云："凡虚寒证，虽见黑苔，其舌必润而紫赤。"

4. 温病初起遍舌色黑而润者

兼发热胸闷，渴喜热饮，此外无其他险恶症状者，乃胸膈素有伏痰，不必张皇。治宜凉散中佐以辛温或辛滑开泄之品。伏痰一化，黑苔自退。

5. 温病后期，邪入血分，大量出血，舌质淡白无华，舌苔发黑者

乃阴伤气脱之证，其脉必微弱或虚数。治宜独参汤以益气固脱，绝不可拘泥于苔黑而恣意寒凉。

6. 苔由黄转黑或黑而燥刺者

系温病大热伤津之证。

（五）灰苔

舌灰苔系由白苔或黄苔转黑的过程中出现的一种舌苔，在病势程度上较黑苔稍轻，诊断方法与黑苔大体相同。

1. 灰苔而润或灰腻、灰黄者

如始病即见为湿温夹食或夹停饮之证，当随兼证决定治法。

2. 灰而白腻，舌色红者

兼胸闷烦渴，为伏暑或湿温，湿热交阻，热处湿中之证。治宜苦辛淡渗，行气化湿。

3. 灰苔清滑者

兼四肢逆冷，下利者，乃少阴虚寒之证。治宜温阳祛寒，方用理中、四逆等。

湿温病的发热特点及其证治

湿温病多发于长夏初秋，大暑至白露的季节，因为该时天气炎热，雨水较多，人在这样湿热交蒸的气候中，如果中阳素虚，或恣食肥甘生冷，或劳倦饥饱过度，使脾胃受伤，最易发生本病。

发热是湿温病的常见症状之一，与其他疾病相比，湿温病的发热又具有自己独特的特点，掌握这些特征，对辨证用药很有好处。兹详述于下：

1. 发热兼恶风寒

始恶寒，后但热不寒：始恶寒者阳为湿郁而恶寒，非若寒伤于表之恶寒，后但热不寒则郁久成热，反恶热矣。

恶寒，身重头痛，有汗或无汗：为湿在表分，卫阳被遏之证也。宜羌活、葛根、苍术等药治之，头不痛者去羌活。

2.午后身热或午后热重

此证与疟疾不同的关键是湿温的热没有退清的时候，疟疾的热不限于午后，且有退清的时候。

此证与阴虚不同的关键是阴虚有咳嗽痰血的病史，且是慢性病；湿温病没有那些病史，而且是季节性的急性病。

3.高热突然降至常温以下

兼汗出、肢冷、脉细者每有虚脱之变，这是恶候症状之一。

4.乍寒乍热如疟

这是卫分气分兼见之症。

以上是湿温病发生发展过程中可能见到的发热类型及其特点。对于湿温初起的发热，其治疗也不同于一般温病及伤寒之治。

湿温初起，邪在卫分，症见发热、恶寒、头痛、身重、体痛等，兼胸满舌腻者，为表阳被湿邪所遏之证，治宜芳香宣化，开痰理湿（即开肺气、化脾湿）。若单纯疏散解表，不兼开泄宽胸之药，则热必不除或更加炽甚。因为这是湿热互相郁结之证，与风寒在表之热完全不同，单纯疏散，不但扰动在内之湿痰，使之益形猖獗，也易损伤津液，致热势更甚。

湿温初起之发热，尤忌辛温发汗，不可用解表药。仲景所言误汗证，大致是指湿温而言。清代医家谓忌麻、桂、姜、辛，因为这些是寒郁表阳（即寒邪伤表）的治法，若误用之，轻则高热不解，重则发生神昏、耳聋、目瞑不言的变证。

治温病邪在气分四不可

温病邪在气分，其治法宜"清"，叶天士云"到气才可清气"，这是主要原则。如热势重者（大热、大汗、大渴、脉洪大），以白虎汤为主；热势轻者（热不重，渴不甚，汗不多），用雷氏清暑涤热法。此外，还有几点需要特别注意：

1. 不可早用寒滞，如生地、麦冬等，因邪在气分，用药宜取其气，不取其味，早用寒滞则邪遏不能外达。

2. 不可过用苦寒，因其药性多下行，服之反使邪气不能向上向外而出，而且苦能化燥，过服苦寒易使温邪化燥伤阴。

3. 不可分利过度，邪在气分，小便短赤，过于分利，则津液尤耗。

4. 不可早用清滋药物，用之反而引邪内陷。

温病的愈后调理

温病的愈后调理具有很重要的意义。调理得当，则病体可逐渐恢复健康；调理不当，则病多迁延难愈，甚或导致不良后果。

温病愈后调理的范围较广，大体说来，有两个方面要格外注意，一是饮食起居，一是药物调理。

一、饮食起居

体虚未复，在调理方面尤要注意防止劳复及食复。俗语说得好，"轻病重复劳"，说明任何一种病，只要复劳就比原来的病势险恶，这是由于身体抵抗力下降的关系。根据多年经验认为，温病愈后不宜过早操劳及行房事，以防反复。

温病热退之后，余邪未尽，骤进谷食，脾胃气弱，不及运化，以致食滞内停，余邪复作，是为食复。庞安常说："凡病瘥后，先进清粥汤，次进糜粥，亦须少与之，切勿过食也；至于酒肉，尤当禁忌。若有不谨，便复发热，名曰食复。"

此外，温病愈后还应谨防外感及动气，以防复发。

二、药物调理

温病愈后应根据患者的不同体质、证候，随证治之，一般以补益气血、生津养液、清泄余热为常用方法。

1. 余热未尽者：有两种现象，其一为肺胃之余热未尽，其症身有微热，或口微渴，或稍喜冷性饮食，不饥欲呕，脉较缓，或微数。治宜轻剂以清表里之虚热。用药宜竹叶以清在表之热，石膏以清在里之热，方剂宜参考竹叶石膏汤。其二为心与小肠之余热未尽，症见小便色赤，短涩，多言。治宜导赤散加麦冬、莲子心、灯心草。

2. 津液未复者：这是温邪伤阴的具体表现。胃津液不足，口渴舌红而干燥者，治宜益胃生津，方如益胃汤；肠津液不足，大便秘，无所苦者，治宜增液润滑肠，方如增液汤。

3. 胃气不降者：其主要症状为"欲呕"或"呕吐"。治宜降胃气止呕吐。用药以半夏、麦冬同用为主，因为半夏虽有降逆止呕的作用，但味辛性燥，不适于温病之呕逆，故以麦冬甘寒滋润之品补其缺陷。

4. 气血两虚者：其症或身体羸瘦，或倦怠无力，或言语轻微，或语声颤动，或气不接续，或面色萎黄，或脉象虚弱。治宜补养气血。药宜人参、党参为主，兼表热者与竹叶、茅根等药同用，兼里热者与石膏、麦冬同用。必须注意胃气，避免温补药品，恐有死灰复燃之弊。饮食宜流质，最好为大米或小米稀粥。

邪伏膜原

邪伏膜原，是清代医家俞根初在《通俗伤寒论》中根据温病的一种症状提出来的，实质上是说明伏气温病的一种类型，在发展过程中包括四种现象：

1. 外出少阳

主要症状是"寒热如疟"，或口苦或口渴，胁痛，目赤耳聋，尿赤，胸闷欲呕，舌质红，苔黄白垢腻，脉弦数。其"寒热如疟"之症与伤寒少阳病的寒热往来相比，从寒热情况来看是没有差别的，但前者舌质必红，后者舌苔发白。

病理机制：温热之邪和本身素有的湿浊相合阻遏气机，三焦为之不利，故有此与阴争则热、与阳争则寒的寒热如疟的症状。

治法：此证治之得法则由此而解，否则溃入阳明成为阳明经腑之证。治之不可选用寒滞之药，如生地、麦冬等，因此证夹有湿浊，生地、麦冬不但不能去之，恐相得益甚也。宜用蒿芩清胆汤以分上下之势。

2. 溃入阳明

这是温病邪伏膜原发展过程中的一种类型，也有外出少阳治不得法形成者，有经证、腑证之别。

（1）阳明经证：身热，恶热，口渴，自汗，舌黄而燥，脉洪大有力。

（2）阳明腑证：除同经证外，兼腹胀痛拒按，大便秘或大便溏而不爽。

治法：寒去热炽，烦渴加重者，用新加白虎汤或合雪梨浆清之润之；吐白沫，黏滞不快者，宜五汁饮；未完全入腑者，凉膈散主之。

3. 热逼营阴

主要症状是灼热如焚，口燥，不甚渴，舌绛有苔起刺，神昏谵语，夜寐不安，或出斑疹，或吐血、衄血。

治疗还要分清在营、在血，在血宜滋养阴液，在营宜清透血分郁热，使转出气分而解。

4. 兼夹新感

主要症状是头疼身痛，寒热无汗，咳嗽口渴，舌质红，舌苔薄白，脉举之有余，寻之或滑或数，或绷急洪大。

凡在热性病初起见到这四种类型的任何一种，便可认为是邪伏膜原，就可认为是伏气温病，在春季者就可以叫作春温，在长夏时节者就可以叫作伏暑（伏暑初起可能与寒热不规则的疟疾相混，但此证必兼脘闷口渴，午后热甚，入暮尤剧，天明得汗则热证减轻）。

泄　泻

慢性腹泻　每多夹杂之证
温清补散　量其多少而行

　　李老认为，腹泻在急性阶段证候单一者，是很容易治愈的。但若积滞内停，反用补涩以助其滞，寒湿中阻，反用苦寒败胃助湿，湿盛泄泻，反用寒凉以损阳气，表证者，不去解表，反用治里以促表邪内入，肝邪犯土者，不去疏肝抑肝，反用解毒治痢，则非但泄泻不治，反而由急性转为慢性。由于慢性腹泻大多是由误治或延误治疗时机所引起，所以虚实、寒热夹杂证尤多，因此治疗慢性腹泻时尤应注意虚、实、寒、热、表、里与脏、腑、经、络的兼夹情况。李老总结临床以下列五种证型为多见：

　　1.痰湿阻滞，寒热夹杂证：此证特点是除大便稀溏，一日数次外，并有胃脘痞满，食欲不振，口干或口苦，不能吃冷硬食物或肉食。

　　若从寒热的多少、虚实的多少比例看，又可分为三大类：

　　（1）痰湿阻滞，热多寒少证：症见大便稀溏，一日数次，食欲不振，偶见恶心欲吐，甚或呕吐，口苦咽干，胃脘痞满，吃肉食后痞满加重，腹鸣时作，舌苔白或黄白腻，脉滑或滑而稍数。治宜苦辛通降。生姜泻心汤加减：

生姜 7.5 克　半夏 7.5 克　黄连 7.5 克　黄芩 7.5 克　干姜 7.5 克　甘草 3 克

若胃脘有压痛者，加枳实 6 克；大便稀较重者，加焦白术 9 克；吃肉食加重者，加焦山楂 9 克。

（2）痰湿阻滞，热少寒多证：症见大便稀溏，一日数次，胃脘痞满，食欲不振，时有脐腹冷痛，吃冷性饮食或遇冷时腹痛加重，口干或不干，舌苔薄黄或薄白，脉弦缓或弦而稍紧。治宜苦辛通降。连理汤加减：

黄连 9 克　党参 9 克　白术 9 克　干姜 9 克　炙甘草 9 克

若手足指趾厥冷者，加附子 9 克；若时见烧心嘈杂，脉弦细者，治宜黄连汤加减：

黄连 10 克　半夏 10 克　干姜 10 克　肉桂 10 克　党参 10 克　炙甘草 10 克　大枣 5 个

（3）痰湿阻滞，久泻伤阴证：症见大便稀溏，或偶兼黏液便，食欲不振，恶心欲吐或时而少量呕吐，胃脘痞满，五心烦热，口舌生疮，舌质红，无苔，吃辛辣或咸食则口舌痛，手足时出斑疹，皮肤干燥或脱屑，烦躁失眠，脉滑数。治宜除湿化痰，佐以养阴。缩脾饮加减：

陈皮 9 克　木瓜 9 克　菖蒲 9 克　连翘 9 克　甘草 6 克　乌梅炭 3 克　砂仁 3 克

若胃脘痞满较重者，加枳壳 9 克；胃脘有压痛者，加焦槟榔 4.5 克。

2. 虚实夹杂，积滞不化证：此证特点是大便稀溏有黏液，一日数次，偶有腹痛和里急后重，食欲不振。

若从寒热比例的多少去分，大致有两类：

（1）寒多热少，积滞不化证：症见大便一日数次，里急后重，大便呈稀溏黏液便，吃冷性饮食或遇冷时腹痛加重，舌苔白，脉沉细弦。治宜温中导滞。理中大黄汤加减：

附子4.5克　干姜6克　党参6克　白术6克　大黄3克　木香6克　乌药6克　山药15克

1周1~2剂，不可多服。

（2）热多寒少，积滞不化证：症见大便一日数次，黏液脓血稀溏便，微有里急后重，五心烦热，舌苔薄白，脉弦滑数。治宜苦辛通降，养阴导滞。驻车丸加减：

黄连9克　干姜9克　阿胶9克（烊化）党参9克莱菔子9克　木香6克　焦槟榔9克

服药时，采用隔日1剂法。

3. 肝郁气结，木邪犯土证：此证特点是胁痛，或脐腹一侧疼痛，生气时诸证加重，腹痛则泻，泻后痛减，大便稀溏，脉弦。

根据夹杂证的不同，可分为肝邪犯土，脾虚不运，和肝邪犯土，大肠气滞两类。

（1）肝邪犯土，脾虚不运证：症见胁痛，或脐腹一侧疼痛，痛则欲泻，生气或思想不愉快时加重，或兼有头晕头痛，失眠心烦，舌苔薄白，脉弦细。治宜疏肝健脾。逍遥散加减：

柴胡6克　当归9克　白芍9克　白术9克　干姜1.5克　炙甘草1.5克　防风炭3克　陈皮9克

（2）肝邪犯土，大肠气滞证：症见少腹疼痛而坠胀，大便稀溏，一日数次，头晕头痛，失眠心烦，舌苔薄白，脉沉。治宜疏肝理气，健脾导滞。香砂丸加减：

香附9克　乌药9克　木香9克　陈皮9克　砂仁6克焦槟榔4.5克　焦白术6克　干姜1.5克　防风1.5克

4.脾虚失运证：此证的主要特点是食后即泻，大便稀溏，疲乏无力，脉濡缓。

根据寒热的多少和阴阳虚衰的不同，大致分为以下三类：

（1）脾之气阴两虚证：症见食后即泻，大便稀溏，疲乏无力，舌苔薄白，脉濡缓。治宜健脾止泻。参苓白术散加减：

党参9克　白术9克　茯苓9克　炒扁豆9克　砂仁9克　陈皮9克　炒薏米9克　山药15克　桔梗1.5克

若夜间口干或劳累后口干者，加葛根9克。

（2）脾虚寒盛证：症见食后即泻或久泻便溏，腹痛，疲乏无力，纳呆食减，舌苔薄白，脉濡缓而弦涩。治宜健脾温中。资生丸加减：

党参9克　白术9克　茯苓6克　扁豆9克　山药15克　陈皮9克　砂仁9克　补骨脂9克　吴茱萸6克

若舌苔黄，食后胃脘不适，食欲不振者，加黄连3克，干姜3克，焦三仙各9克。

（3）脾虚痰湿不化证：症见胃脘痞满，食欲不振，口淡乏味，大便稀溏，舌苔白，脉缓。治宜健脾和胃，除湿化痰。香砂六君子汤加减：

木香6克　砂仁9克　党参9克　白术9克　茯苓9克　陈皮9克　半夏9克　炙甘草9克

若胃脘有压痛者，加焦三仙各9克，枳实9克，若年高体衰，消瘦乏力者，改予焦白术4.5克，鸡内金6克。共为细末，1日3次，1次1克。

5.脾肾阳虚证：此证的特点是黎明前腹痛泄泻1～2次。

根据脾肾之间阳虚的多少比例，大致可分为脾虚为主、肾虚为主两类：

（1）脾肾阳虚，脾虚为主证：症见胃脘、脐腹冷痛，五更泄泻，舌苔薄白，脉弦大而紧。治宜温中健脾，补肾止泻。附桂理中合四神丸加减：

附子 4.5 克　肉桂 4.5 克　党参 6 克　白术 6 克　干姜 6 克　炙甘草 4.5 克　补骨脂 9 克　肉豆蔻 6 克　五味子 6 克　吴茱萸 3 克　山药 5 克

（2）脾肾阳虚，肾虚为主证：症见黎明前肠鸣腹痛泄泻，偶有腰痛，舌苔薄白，脉弦。治宜补肾止泻。四神丸加减：

补骨脂 9 克　吴茱萸 9 克　煨肉蔻 10 克　五味子 10 克　山药 15 克

附案：

案一　张某，女，38 岁。门诊号：78893。

1964 年 8 月 1 日初诊：两年来，食欲不振，近 1 个月来加重，恶心吐涎，腰困乏力，泄泻，喜热饮，白带清淡而多，舌苔白腻，脉缓。此为脾虚痰湿不化证。治宜健脾燥湿，化痰止泻。方用六君子汤加味：

党参 7.5 克　生白术 7.5 克　茯苓 7.5 克　陈皮 7.5 克　姜半夏 7.5 克　砂仁 4.5 克　蔻仁 4.5 克　鸡内金 6 克

砂仁、蔻仁暖胃止呕以助消化，鸡内金消食导滞，陈皮、半夏燥湿化痰，和中降逆，理气止呕，生姜配半夏和胃降逆，温中除湿，化痰止呕。

二诊：服药 3 剂，诸症减轻，但仍感腹胀矢气，下腹拒按。上方加广木香行气止痛。

三诊：服药 3 剂，食欲增加，大便正常，唯月经来时腹痛。加香附 6 克，以理气解郁，调经止痛。

按：本例泄泻患者系脾虚不运，夹有痰湿，以致食欲不振、恶心吐涎，泄泻不止。方用六君子汤健脾燥湿化痰，加砂仁、蔻仁暖胃止呕以助消化，鸡内金消食导滞，姜半夏兼能温中降逆止呕。二诊、三诊加木香、香附以理气止痛，因妇人疾病多兼气郁气滞故也。

案二　许某，男，27 岁。门诊号：79212。

1964 年 10 月 5 日初诊：黎明前即肠鸣腹痛，泄泻，泻后痛减。食后亦泻，每日 3～4 次，大便稀溏，泻后自觉舒适，遇冷加重。面色发黄，精神疲惫，四肢无力，腹喜按，舌苔薄白，脉缓。辨证为脾肾阳虚，脾虚为主之证。治宜脾肾双补。方用四君子汤、四神丸加减：

党参 9 克　生白术 7.5 克　干姜 4.5 克　肉桂 4.5 克　补骨脂 6 克　肉豆蔻 4.5 克　茯苓 6 克　炙甘草 6 克

2 剂，水煎服。

二诊：药后诸症大减，继服 2 剂，愈。

按：此证虽属脾肾阳虚之五更泻，但以脾虚为主。脾阳不振，无力运化水谷，故食后即泻，泻后而快，日泻数次，便下溏稀。加以肾阳虚衰，而致命门火不足，脾阳愈受损，则见黎明泄泻，神疲乏力，不能腐熟水谷而泄泻。方中党参、白术、茯苓、炙草健脾益气，渗湿止泻；干姜温中散寒治腹痛；补骨脂补肾壮阳，温脾止泻；肉豆蔻温中涩肠止泻；肉桂温补肾阳，温中逐寒。

案三　陈某，男，45 岁。门诊号：93075。

1965 年 10 月 12 日初诊：腹痛泄泻，日行数次数月，腹喜按，舌苔薄白，脉沉迟。证属脾阳不振，湿困中焦。治宜健脾利湿。处方：

陈皮7.5克　苍术7.5克　茯苓6克　泽泻6克　生白术6克　生白芍9克　肉桂4.5克　炙草3克

二诊：服药2剂，腹痛泄泻大减。继服3剂，愈。

按：本例患者因脾阳不振，运化水湿无力，导致脾为湿困，久泻不止。方中苍术、白术、茯苓、泽泻健脾燥湿，益脾止泻；肉桂温中散寒，温补肾阳；白术平肝舒木，使脾健肝和；加甘草补脾缓急止痛，治中焦气虚，不思饮食，消化不良的大便溏泻；陈皮理气开胃。

案四　杨某，男，40岁。门诊号：31909。

1960年8月27日初诊：食欲不振数月。胃脘胀满，大便稀溏，日行3~4次，伴有睾丸胀痛，喜热饮食，舌苔薄白，脉迟缓。辨证属于脾虚寒盛证。治宜健脾温中。处方：

陈皮7.5克　苍术7.5克　白术7.5克　吴茱萸6克　小茴香4.5克　橘核15克　炙草3克

服药4剂，脘腹胀满、泄泻明显好转。继服4剂，诸症消失。

按：本例患者因脾虚寒盛，气机阻滞，故便稀，胃脘、睾丸胀痛。方中吴茱萸温胃散寒，疏肝醒脾暖肾，治脾肾阳虚引起的泄泻；小茴香温肾祛寒，治睾丸胀痛；重用橘核理气止痛；苍术、白术燥湿健脾；陈皮理气化痰。诸药共成温脾肾而祛寒，行气滞而燥湿之功效。

案五　南某，女，32岁。门诊号：19457。

1959年8月10日初诊：腹痛泄泻5年，日行4~5次，食欲不振，时或恶心，饭后腹胀，泻后爽快，舌苔白腻，脉沉弦细。辨证属于脾阳不振，水湿停滞证。治宜扶脾利水。处方：

党参7.5克　陈皮7.5克　苍术6克　生白术9克　茯

苓 6 克　猪苓 4.5 克　桂枝 4.5 克　炙草 3 克

二诊：服药 2 剂，泄泻、腹满均减，大便日一行，但白带增多。上方加生山药 15 克，补骨脂 4.5 克，肉豆蔻 4.5 克，龙骨 9 克，生牡蛎 9 克，以温肾固涩。

三诊：腹胀、泄泻基本消失，白带大减。继服 4 剂，愈。

按：此案因脾虚湿盛，水湿不化，进而困厄脾阳，故泻下日久不止。本方取四君子汤助阳补气、益气健脾以治病之本；苍术、猪苓、桂枝利湿止泻以治其标。全方标本兼顾，健脾利湿而泻自止。

案六　谷某，女，40 岁，门诊号：58756。

1962 年 9 月 6 日初诊：3 年来，泄泻，每日 4~6 次，大便稀溏兼有少量黏液脓血，里急后重。某院始诊为痢疾，住院 3 个多月治疗无效。后又至某院查肠镜及下消化道造影，确诊为溃疡性结肠炎，结肠息肉。改请中医以芍药汤、桃花汤、四神丸等加减治疗 1 年多，仍无明显效果。又以乌梅丸加减治之，20 余剂仍无效果。李老诊后，云："除便痢脓血，里急后重外，尚见口疮，胃脘压痛，脉沉细。此乃寒积不化所致。治宜温中导滞。"处方：

附子 3 克　木香 9 克　香附 9 克　乌药 9 克　党参 8 克
白术 8 克　大黄 3 克　干姜 3 克

1 周 1 剂。

次日患者来诊，云无明显效果。李老云：无妨，下周再用药可也。1 周后来诊，云：大便转为 1 日 2 次，脓血便消失。李老云：1 周 1 剂可也，不可多服，此乃候气之来复意。共服 4 剂，愈。

按：此案属典型的虚中夹实、寒多热少证，应用理中大黄汤加减。全方以温补为主，意在用重剂温脾阳，健脾气，以治病之本，少量佐用苦寒之大黄，一可泄热，二可通用，泻下寒积，以治病之标。全方重点突出，标本兼顾，寒热并用，攻补兼施，用量比例恰到好处，实乃治疗夹杂证之典范也。

从症状的鉴别诊治入手

初涉临床的学者，最好以一个症状（选择症状时，必须是患者感觉最为明显突出者）作为主要目标，围绕这一症状，进一步探索有关征象，综合分析，以判定其属性，并确定相应的治法。今举一例如下：一泄泻患者，如有腹满拒按征象，审其属夹实证，即可于治泻方中加入枳实，甚则加入大黄；如畏寒，四肢不温，口不渴，或喜热饮者，其性属寒，宜加入干姜、附子；如黎明时泄泻者，为五更泻，宜加入补骨脂、肉豆蔻；若气短、倦怠乏力者，为气虚较甚，宜加入党参、黄芪。对其他症状的研究，亦是如此，一通八达，要在鉴别诊断和灵活应用上下功夫。同理，就是研究一张处方，也须把它的主要功能抓住，方不致在学习或应用中被它所迷惑。比如治湿温的方剂很多，学习者容易茫然，可以预为分析归纳，从应用上分类归纳，找出每个方子的功能特点，即易了然而运用自如。

热结旁流与食泻的鉴别

热结旁流是伤寒、温病阳明腑证的一种类型，其主要见症为阳明腑证（发热，不恶寒，或反恶热，神昏谵语，舌燥，日晡潮热，手足濈然汗出，腹中拒按等），兼大便稀水或粪水，其因是由于大肠燥屎不能排泄，刺激肠黏膜蠕动加速，所排泄的不是粪便，仅是由燥屎旁边挤出的少量水液。

热结旁流诊断的重点是腹部及少腹部拒按，此证与食泻（即由食滞引起的泄泻证）有相同之处，可以对比一下。食泻是因饮食失节所致，此证是由热邪侵入阳明而起；食泻排泄之物是稀粪，此证排泄之物是稀水；食泻拒按多在胃部，此证拒按多在结肠；食泻治宜消食导滞，方如保和丸，此证治宜峻下热结，方如承气汤类。

痢　疾

便脓有内痈、痢疾之分

大便出脓，可见于内痈及痢疾两类疾病，其发病原因、临床表现及病变机理均有不同，治则治法亦异，临床应加以鉴别。

内痈初起时，少腹部、脐部或胁部必有隐隐刺痛之症状。因内痈在下焦者，其脓已溃，均从大便而出，如少腹痛、小肠痛、胁痛、肝痛等，其脓已溃者，均从大便而出。李老认为，此证最宜在未成脓之先急予治疗，以免溃脓之险。症见隐隐刺痛胀满，脉沉滑数，甚则痛如锥刺，口渴之时，用丹皮汤加乳香、没药、紫荆、山甲珠等，急夺其血，使不酿为脓。

痢疾则必有里急后重，欲便不便，痢下赤白脓血为特征，且有明显的季节性，以夏秋之季多见。其中痢下白冻，或白多赤少者，多为湿重于热，邪伤气分，其病浅；若纯白清稀，或如胶冻如鼻涕者，为寒湿伤于气分；若白而滑脱者，多属虚寒；痢下赤冻，或赤多白少，多为热重于湿，邪伤血分，其病较深；痢下赤白相杂，多为湿热夹滞，阻于肠胃，深浅皆及；痢下色黄而深，秽臭者，为热证，或为积滞不化之实证；若色黄而浅，不甚臭秽者，多为寒证；痢下紫黑色者，多属瘀血，或为热伤血分，湿毒相瘀；若色紫暗而便质稀淡者，为阳虚；若色焦黑，便质浓厚异臭者，多属火盛；痢下五色相杂，其证有虚实之分，实证多因止涩太早，或因热毒留滞于中所致，症见里急后重较甚，脉实而有力，虚证则多为痢证迁延日久，脏腑之气耗伤，脾肾两亏所致，症见脐下急痛，频虚坐，脉弱无力等。痢疾的治疗，应据其证候的寒热虚实，确定相应的治疗原则。新感属实证、热证者，治宜清化湿热，调和气血，忌用收涩之品；若有表证者，兼以解表；里实热盛者，辅以泻下；内有食积者，治以消食导滞；久痢属虚证、寒证者，治以补虚温中，调理脾胃，收涩固脱以止痢；虚实夹杂者，治以攻补兼施之法。

消化性溃疡

溃疡病重治更重护养
"三个五"体现整体思想

消化性溃疡是一种慢性、全身性疾患，据好发部位主要分为胃溃疡与十二指肠溃疡。前苏联学者提出，溃疡病是整个机体的疾患，而不能仅看作胃或十二指肠局部的病理。由于本病常倾向于反复发作，不少病人的病程可长达数十年之久，使患者长期陷于体力疲惫、精神困苦之中而难以根治。李老认为，本病国内外西医虽然发明了组织疗法、睡眠疗法、溶血疗法、封闭疗法等先进方法，但尚未提高到特效的阶段上来，西药疗法方面也没有跳出对症治疗、舍本逐末的框框。中医学强调整体思想，重病更重病人，既重治疗更重护养，认为人的生活习惯、周边环境及人的思想心理活动等都与疾病之治疗、预后密切相关，特别是溃疡病这类病因复杂、较难根治的全身性疾病，中医学注重整体的疗养思路，具有明显的优势，数千年积累起来的经验知识中有着无穷无尽的宝藏，尤其是与高级神经活动影响直接有关的各种疑难疾病，治疗经验更是丰富多彩。在对溃疡病的中医药治疗调养方面，相信是能够整理出一些东西来的，将之充实到现代医学中，可以丰富或提高本病在疗养方面的内容。总结多年来调治溃疡病的经验，结合前人有关论述，李老提出了综合治理、护养溃疡病的"三个五"综合方案，现分述如下：

一、医、护、药、食、患五协调方案

1. 中西医协调。
2. 医护协调。
3. 医药协调。
4. 医疗与饮食协调。
5. 医患协调。

二、医者的五注意方案

1. 注意患者思想情况和其他有关情况
2. 注意患者的病情变化及引起变化的原因。
3. 注意用药是否合宜，有何副作用。
4. 注意药品质量、配制和煎服法是否合于法度。
5. 注意有无其他外界不良性刺激因素。

三、患者预防复发五注意事项

1. 注意体力、脑力活动节制。体力勿使过度疲劳，疲劳则宜多加休息。脑力活动勿使过度紧张，勿多思虑、忧愁、悲伤、恼怒，勿受精神刺激，宜清心寡欲，多想愉快之事，使自己保持一种良好的心态。
2. 随时或定时做气功。
3. 起居外出注意调节衣被，以防感冒。
4. 注意饮食调节，勿食刺激性饮食，如辣椒、酒类，勿零星随便寒热乱吃，勿过饱过饥，宜定时、定量食用富有营养、搭配合理的食品。

5. 溃疡初愈，尚未完全巩固时期，应注意节制性欲，因为稍有过度对身体的康复都是有害的。

重 症 肝 炎

重症肝炎　首当清利
继则健脾　顾护胃气

现代医学急慢性肝炎、重症肝炎和肝硬化等肝脏疾病统称肝病。李老认为，中医所谓肝病包括黄疸、胁痛、积聚、臌胀等证，其形成原因可由外邪入侵、情志不舒、劳累过度、饮食不节等导致脾失健运，肝失疏泄，湿由内生，蕴久化热，陷营入血，遂见高热、烦躁、昏迷、抽搐、便血、衄血等症。尤其是重症坏死性肝炎，临床上来势凶猛，病情重，邪毒深，若不及时抢救，预后极差。故在治疗上，首当清利，效果良好。

附案：

张某，男，28 岁。住院号：67-3542。

1964 年 3 月 7 日初诊：患者 3 天前因过度劳累，诱发全身乏力、发热、恶心、呕吐、厌油食、尿黄尿赤、巩膜发黄、纳差等症。急查肝功：谷丙转氨酶 1650 单位，麝香草酚浊度试验 20 单位，麝香草酚絮状试验（++++），黄疸指数 165 单位，总胆红质 15.3 毫克 %。肝叩诊在右胁下略小，脾未触及。临床诊断为重症肝炎，急性肝坏死。收入住院。

一诊：面目全身俱黄，黄如橘皮，皮肤瘙痒，尿黄赤，舌质红，苔黄腻，脉弦而数。证由脾失健运，湿热壅结肝胆而起，属中医急黄证。急当清利。处方：

茵陈 20 克　金钱草 10 克　赤芍 20 克　生地 20 克　黄芩 8 克　黄连 9 克　生大黄 5 克　陈皮 10 克　生山楂 15 克　炒莱菔子 10 克

生姜为引。

二诊：药后患者食欲增加，尿赤黄变浅，大便每日 2 次，为黄色稀便，精神改善，苔白腻，脉缓略数。病情见好，药已中病，效不更方，原方加苍术 12 克，厚朴 12 克，鸡内金 10 克，砂仁 6 克。

上方加减，共治疗 52 天，病情明显好转，临床症状基本消失。肝功能化验：除麝香草酚浊度试验下降为 9 单位，麝香草酚絮状试验下降为（++）外，其他均转正常。又治疗半月，症状完全消失，肝功能化验及肝大小均恢复到正常范围，体重增加 5 千克，痊愈出院。

按：李老治病药味少，药量小，在运用清利方药中，重用茵陈、赤芍、生地三药，取茵陈除湿退黄，赤芍活血化瘀，生地滋阴降火，再合和胃健脾之药，既能退黄，又能恢复脾胃健运之功能，这是他在治疗重症肝炎中，注意抓主症用药的一个特点。其无论是否便秘，均及时运用生大黄通腑泄热，使湿热火毒得以从下而走，这是他的又一个特点。他在大量清利苦寒泻下药中，还非常注意保护胃气。本案体现了李老治疗肝病清、和、利的三大原则。

癌　症

主方不变对癌瘤　副方灵活随证候

癌症，即恶性肿瘤，是当今世界危害人类生命健康最严重的疾病之一。李老认为，虽然人类至今仍未找到彻底攻克癌症的方法和药物，但对于各种癌症，如何改善症状，减轻病人的痛苦及延长其存活期，中医中药却有着一定的优势。中医学对肿瘤的认识，散见于历代中医药文献中，属癥瘕积聚的范畴，积累了丰富的防治经验和知识，但归纳起来，不外乎祛邪与扶正并重，注重机体的整体抗病能力。在具体治法上也是两点并重，即既注重攻邪、杀瘤，如"开气行郁""清热解毒""活血化瘀""软坚散结""化痰利湿"等，同时又注重整体辨证，对证治疗。因此，李老主张，对于癌症这样的疑难大症，不可单纯局限于辨证施治，应总结各种癌症的共性，找出克癌、杀瘤之主方，然后再根据不同癌症之个性及患者证候类型，确定针对具体证候的副方，主方、副方双管齐下，方可取得较好效果。下述即是李老常用的治癌主方与针对各种具体癌症及不同证候的副方。

抗癌主方——神农丸。

处方组成：

沉香 15 克　广木香 9 克　公丁香 9 克　白檀香 6 克
降香 9 克　枳实 15 克　川郁金 4.5 克　莪术 4.5 克　归尾 6

克　赤芍6克　建曲6克　槟榔6克　砂仁6克　香附6克　朴硝3克　紫蔻3克　麝香0.3克　土狗1对　守官1对　大将军（独角牛）3个

制法用法：

上药研末，白蜜250克，猪油50克化开，用白鸡冠血20滴与药末调匀，放入瓶内备用。早晚空心各服9克，白水送下，连服15天为1个疗程。

按：神农丸原为治疗食道癌之主方，《中医杂志》1958年第10期第657页"全国医药卫生技术革命展览会介绍"中提到"辽宁展出了医士徐志等治疗188例上消化道、子宫颈、子宫体等多种癌肿的神农丸，据118例统计好转的高达70例"。本方兼具开气行郁、活血化瘀、软坚散结之功效，针对癌瘤具有较好的抗癌、杀瘤功能。因此，李老将其广泛运用于各种癌症，作为治癌主方，再根据不同癌症之个性及患者具体证型配以对症的副方，将抗癌与辨证用药有机地结合起来，获得较好的效果。

（一）食道癌、胃癌

主方：神农丸

副方：

1. 经验协定方

银花7.5克　陈皮6克　厚朴6克　云苓3克　蜈蚣2条　半夏6克　海螵蛸1.5克　雄黄0.3克

合研细末，冲服。

2. 经验协定方

生赭石　潞党参　当归　知母　姜半夏　天冬　麦冬　柿饼

加减：

（1）咽下困难者，加桃仁；

（2）吐黏液者，加旋覆花；

（3）消化不良者，加鸡内金；

（4）生瘤者，加蜈蚣；

（5）幽门癌肿者，加川军、芒硝以通利之；

（6）吞酸者，加黄连、吴茱萸；

（7）便秘者，加蜂蜜；

（8）咽喉不利者，加花粉、胖大海、桔梗；

（9）呃逆者，加柿蒂、砂仁、瓜蒌；

（10）疼痛加元胡、没药、甘草。

（二）直肠癌

主方：神农丸

副方：

1. 实证方

当归尾 12 克　皂刺 9 克　桃仁泥 6 克　川山甲 6 克　甘草 4.5 克　黄连 1.5 克　枳壳 4.5 克　槟榔 4.5 克　乌药 6 克　白芷 3 克　花粉 12 克　赤芍 3 克　生地 9 克　红花 3 克　元明粉 9 克　川军 6 克

2. 虚证方

当归 12 克　川芎 4.5 克　杭芍 9 克　熟地 9 克　知母 6 克　黄柏 6 克　花粉 9 克　甘草 3 克

3. 脓溃方

蜈蚣　川山甲　生鹿角　血管鹅毛　血余各 15 克

烧存性为末，每服 15 克，黄酒送下。

4. 验方

（1）夏枯草 30 克　元参 6 克　银花 9 克　连翘 6 克　甘草 3 克　槐末 6 克　生地榆 6 克　黄芩 4.5 克　青黛

1.5 克

（2）夏枯草 6 克　银花 6 克　公英 6 克　蛇蜕 0.3 克
地丁 6 克　白头翁 6 克　防风 3 克

（三）胰腺癌

主方：神农丸

副方：夏枯草　银花　连翘　茵陈　川军　枳实　浙贝
生杏仁　郁金　三棱　莪术

（四）肝癌

主方：神农丸

副方：茵陈 15 克　川军 1.5 克　柴胡 1.5 克　枳实 3 克
黄芩 3 克　生白芍 4.5 克　生桃仁 3 克　郁金 6 克　甘草 3
克　䗪虫 3 克　桂枝 1.5 克　木香 1.5 克

加减：有腹水者加赤芍、猪苓、泽泻、焦山甲、炙鳖
甲、车前子。

（五）鼻咽癌

主方：神农丸

副方：

1. 银花 9 克　夏枯草 30 克　连翘 6 克　炒龙衣 1.5 克
炒苦参 6 克　浙贝 3 克　炒地骨皮 4.5 克　蜈蚣 2 条　焦栀 4.5
克　侧柏叶炭 6 克　赤石脂 3 克　百草霜 3 克

2. 雄黄 0.3 克冲服。

鼻咽癌初起亦可服千金漏芦汤（漏芦、枳壳、朴硝、大
黄、甘草、麻黄、黄芩、白蔹、连翘、升麻）。喉癌亦可用
鼻咽癌两副方，如咽痛干燥者，加花粉，虚火太盛而烦躁
者，宜服知柏地黄丸，以滋阴清虚火。

（六）肺癌

主方：神农丸

副方：银花9克　浙贝3克　苇茎30克　薏米9克　丝瓜9克　生杏仁6克　甘草6克　葶苈子6克　大枣3枚

颈项部肿，脉数，身热，喘息，有表证者，副方用防风、栀子、连翘、羌活、川军、赤芍、当归、双花、瓜蒌、浙贝，灯心为引。

（七）乳腺癌

主方：神农丸

副方：

1. 未溃者用方

当归　生白芍　柴胡　云苓　焦术　丹皮　炒杏仁　鹿角霜　银花　连翘　甘草

2. 已溃或转移者用方

夏枯草　银花　连翘　贝母　黄药子　炒苦参　炒龙衣　鹿角尖　赤石脂　雄黄　炒地骨皮

并可外敷生肌玉红膏。

3. 初起未溃，疼痛严重者用方

大瓜蒌　当归　甘草　乳香　没药

4. 潮热恶寒，胸胁胀痛者用方

可服加味逍遥散。

5. 皮色不变，坚硬如石，不热不痛，六脉沉细者用方

可服阳和汤。

（八）腮腺癌

主方：神农丸

副方：栀子　防风　连翘　羌活　川军　赤芍　当归　银花　地骨皮　龙衣

加减：

（1）便秘、苔黄者，加倍川军；

（2）口干舌燥者，加花粉、元参；

（3）咽喉不利者，加板蓝根、牛蒡子；

（4）大便泄泻，脉虚体弱者，去川军，加生山药。

（九）甲状腺癌

主方：神农丸

副方：夏枯草　银花　连翘　元参　贝母　煅牡蛎　黄药子　昆布

加减：

（1）肝经火盛者，加白芍、青皮、芦荟；

（2）思郁伤脾，不思饮食者，加白术、陈皮、云苓；

（3）腺肿溃破者，加赤石脂。

（十）颌癌

主方：神农丸

副方：

1. 升阳散火汤

川芎3克　独活3克　白芍6克　防风3克　羌活3克甘草3克　人参4.5克　柴胡4.5克　香附6克　葛根3克升麻2.1克　炒僵蚕3克　生姜1片　红枣1枚

水煎，食远服。

2. 托里消毒散

皂刺4.5克　银花9克　生甘草3克　白芷3克　桔梗6克　人参4.5克　川芎3克　生芪15克，当归6克，白芍4.5克，白术6克　茯苓9克

3. 治颌漏方

炒地骨皮　炒槐米　炒地丁　炒龙衣　木鳖子　银花连翘　甘草　炒苦参

（十一）膀胱癌

主方：神农丸

副方：

1. 尿血者用方

小蓟 15 克　藕节 4.5 克　炙蒲黄 4.5 克　木通 3 克　生地炭 15 克　当归炭 9 克　焦栀 4.5 克　竹叶 3 克　棕边炭 6 克　薏米 15 克

2. 尿闭者用方

生桃仁　川军　桂枝　银花　连翘　甘草梢　芒硝　竹叶

用于热结膀胱，瘀滞不通者。

（十二）卵巢癌

主方：神农丸

副方：脾虚血瘀方

白术　茯苓　甘草　台参　香附　白芍　台乌药　当归　川芎　熟地　银花　生地榆　三棱　莪术　桃仁　川军　䗪虫

（十三）肾癌

主方：神农丸

副方：宜滋阴破瘀为主。

1. 知柏地黄汤加桃仁、红花、泽漆。

2. 夏枯草 15 克，桃仁 6 克，当归 9 克。

（十四）舌癌

主方：神农丸

副方：宜清火解毒为主。

生地　木通　甘草梢　竹叶　银花　蚕砂　蝉蜕

（十五）耳癌

主方：神农丸

副方：

1. **气实火盛者，宜龙胆泻肝汤加味**

栀子6克　黄芩9克　柴胡4.5克　当归9克　生地9克　泽泻6克　车前子6克　木通6克　甘草3克

2. **胃热兼肝火者，宜柴胡清肝汤**

当归9克　川芎3克　白芍6克　生地6克　柴胡4.5克　连翘6克　牛子6克　黄芩6克　栀子4.5克　花粉6克　甘草3克　防风3克

3. **耳内生癌者用方**

银花　连翘　僵蚕　全蝎　炒龙衣　蜈蚣　炒地骨皮　炒苦参　甘草　雄黄（冲服）

（十六）肌肉癌

主方：神农丸

副方：以解毒利湿化痰为主。

银花　地丁　薏苡仁　云苓　白芥子　白矾　陈皮　姜半夏　牛膝　萆薢　甘草

加减：

（1）大便秘结者，加大黄；

（2）小便短赤者，加木通、竹叶；

（3）瘀滞疼痛者，加乳香、没药；

（4）胃纳不佳者，加厚朴、鸡内金。

（十七）骨肉癌

主方：神农丸

副方：海藻玉壶汤

海藻　陈皮　贝母　连翘　昆布　半夏　青皮　独活　川芎　当归　甘草各3克　海带15克

（十八）宫颈癌

主方：神农丸

副方：

1. 初期宜活血化瘀通经窍

桃仁6克　酒军6克　水蛭6克　（猪油炸黑）　虻虫3克

2. 出血者，宜固脱养阴

酒黄柏末　生白芍　当归　椿根皮炭　酒芩　香附　棕炭　阿胶　炙龟板各15~30克

3. 黄带者，宜清热利湿

银花9克　生地榆炭9克　云苓6克　白果6克　酒芩6克　棕炭6克　阿胶6克　车前子3克　坤草9克

又，明雄0.3克　（冲服）。

宫颈癌内治、外治系列六方

子宫颈癌属于中医妇科的癥瘕、崩漏等范畴。该病发病率高，约占女性恶性肿瘤的50%以上，在妇科恶性生殖器肿瘤中，占居首位。因此，对于宫颈癌的防治，具有重要的意义。中医认为，本病之发生，系多种原因综合作用的结果，但总以情志所伤，肝郁气滞，冲任损伤，肝、脾、肾诸脏虚损为发病之内因；外受湿热，或积冷结气，血寒伤络，瘀阻胞络等，为外所因。在宫颈癌的治疗方面，早在20世纪60年代初，李老即与山西医学院附属第三医院（省肿瘤医院）合作，积累了丰富的经验。李老认为，本病总分实、虚两大类，一般初期、中期以实证居多，晚期、后期则以虚证表现突出。实证往往以湿热瘀毒和肝郁气滞为主要证候表现。初期、中期治疗是本病的关键，在总结大量的临床经验，结合前人文献记载的基础上，针对湿热瘀毒和肝气郁滞这两种常见临床证型，李老创制出治疗子宫颈癌的内服1～3号及外用1～3号系列方剂，内外兼治，曾收到较好的临床疗效。现介绍如下：

1. 宫颈癌内服第一号方

【药品】白术　猪苓　茯苓　茜草　茅术　黄柏　银花　香附（盐水炒）　生地　白芍　泽泻　当归各30克　知母　丹参　川芎　红花　木通各15克　海螵蛸12克　甘草梢9克

【主治】湿热瘀毒证。

无论有形无形而自觉身重者，患者自感阴中滞碍，重者痒痛顽麻，或出血水，或干燥不润，或兼黄白带下，或经血闭止，或经行如常，或迁延日久，成为劳伤难治之证。尿黄，口苦咽干，舌质暗红，苔黄腻，脉滑数或弦滑。

【制法】上药共研细末，炼蜜为丸，每丸重9克。

【用法】每服1丸，日服2次，早晚空心开水送下。可同时配合外用第一号方和外用第二号方。

2. 宫颈癌外用（洗方）第一号方

【药品】苦参　川椒　苍术　槐花各6克

【主治】湿热瘀毒证。

【制法】上药煎汤，入芒硝9克。

【用法】乘热倾入盆中，先熏后洗。同时配合用宫颈癌内服第一号方和外用第二号方。

3. 宫颈癌外用（坐药）第二号方

【药品】枯矾18克　铜绿12克　五倍子15克　雄黄15克　桃仁（生）30克

【主治】湿热瘀毒证。

【制法】上药共为细末，炼蜜为长圆形锭子，每锭16克重。

【用法】先用宫颈癌外用第一号方熏洗后，将此锭用纱布包之，纳入阴道内。每日换药 1 次。

4. 宫颈癌内服第二号方

【药品】银花　当归　丹参　龙胆草　生地　丹皮　萆薢各 15 克　桃仁　红花　乳香　没药　防己　黄柏　甘草木通　泽泻　车前子各 9 克

【主治】湿热瘀毒证。

【制法】水煎。

【用法】内服兼外洗，每日 2 剂，水煎。内服 1 剂，早晚分 2 次服；外洗 1 剂，煎好乘热倾入盆中，先熏后洗。

5. 宫颈癌外用第三号方

【药品】轻粉 3 克　梅片 0.3 克　麝香 0.15 克　蜈蚣 2 条　黄柏 15 克

【主治】各型宫颈癌。

【制法】上药研末，加入一定基质制成软膏。

【用法】将软膏深入阴道内。

6. 宫颈癌内服第三号方

【药品】生白芍 60 克　当归 60 克　柴胡 24 克　海藻 24 克　昆布 24 克　白术 30 克　茯苓 24 克　香附 15 克　海螵蛸 30 克　蜈蚣 15 条　乳香 30 克　没药 30 克　茜草 15 克麝香 0.6 克

【主治】肝气郁滞证。阴道流血，夹有瘀块，白带稍多（宫颈局部轻度糜烂，或呈小菜花样损害），情绪郁闷或心烦易怒，少腹胀感，胸胁胀满，全身窜痛，口苦咽干，舌质稍暗或正常，苔薄白或微黄，脉弦。

【制法】上药共为细末，水调为丸，梧桐子大。

【用法】每日早晚各服 7.5 克，开水送服。同时配合用宫颈癌外用第三号方，或选用宫颈癌外用第一号方、第二号方。

宫颈癌辨证论治为前提
以毒攻毒方可却

子宫颈癌是妇科常见生殖器恶性肿瘤之一，临床以阴道分泌物增多、不规则出血、疼痛等为主要症状，属中医学崩漏、带下、癥瘕等范畴。疼痛是宫颈癌晚期症状，为癌瘤浸润宫旁组织，侵蚀压迫神经血管，癌瘤感染，以及放疗后纤维化粘连所致。西医采用对症止痛治疗。中医在整体观念指导下辨证论治，从而在改善患者全身状况、增强机体免疫能力、减轻症状、延长生命等方面发挥出其独特的作用。临证有气滞血瘀、湿热壅毒及肾虚等证型。

气滞血瘀者，为七情所伤，冲任郁滞，积久成癥，或瘀阻冲任，血不归经，而成崩漏。症见阴道不规则出血，或有癥块，精神抑郁，少腹胀痛，牵及胸胁，舌暗，苔白，脉弦涩或沉涩。治宜行气活血为主，方用活络效灵丹或加味乌药散。

湿热壅毒者，因于生活不洁，或经期产后胞脉空虚之时感染邪毒，壅于冲任。症见带下量多，味臭，色黄或如米泔，口苦咽干，尿黄便秘，舌红，苔黄厚，脉滑数。治宜清热化湿解毒，方用五味消毒饮合四妙散。

肾虚者，因于婚育过早，房劳多产，致肝肾阴虚或脾肾阳虚。症见带下量多清稀，或漏下淋沥，头晕耳鸣，腰膝酸痛，形瘦畏寒，纳少便溏，舌淡红，脉细弱或虚数。治宜补肾，方用六味丸或八味丸。

癌症为恶性病变，为"癌毒"在体内增生蓄积的结果，治疗在辨证求因，调整机体阴阳平衡的基础上，以毒攻毒，如用全蝎、蜈蚣之类，祛除癌毒，使正气得复，疾病向愈。

附案：

张某，女，57岁。门诊号：63415。

1963年5月20日初诊：右下腹疼痛拒按月余，外院诊断为"宫颈癌"。患者精神抑郁，舌质暗，苔薄，脉弦滑。处方：

丹参15克　当归9克　乳香7.5克　生白芍9克　五灵脂7.5克　甘草3克

水煎服。

二诊：服上药2剂后，腹痛减轻，于上方中加入蜈蚣2条，全蝎9克，继服。

按：本病以腹痛为主症，可能属宫颈癌晚期，宫旁有浸润，压迫神经所致，主症右下腹疼痛拒按属实。纵观脉症属气滞血瘀证，为冲任瘀滞而成。治宜理气活血，通络止痛。方用活络效灵丹之丹参、当归、乳香及五灵脂活血行气止痛，白芍、甘草酸甘缓急止痛并养血和中，制攻逐太过。全方攻邪而不伤正。二诊加入蜈蚣、全蝎，均有毒，具有解毒散结之功，取其以毒攻毒之意，李老用此专以其毒攻癌肿之毒，可谓"有故无殒，亦无殒也"之意。

泌尿系感染

急性期有发热无热之分
慢性期有阴虚阳虚之别

对于泌尿系感染，李老根据急性、慢性、复发性的不同，分别采用不同的治疗方法。在急性阶段分为两大类型，一类以发热为主者，分为表寒里热、半表半里、少阳兼湿浊、表热、肝胆湿热五种；一类无发热者，分为肝胆湿热、膀胱湿热、湿热阻滞、膀胱气滞四种。

1. 发热为主型

（1）表寒里热证：恶寒发热，头痛身痛，口渴心烦，脉浮滑数或紧数。治宜解表清里，柴葛解肌汤加减：

柴胡 12 克　葛根 9 克　羌活 9 克　白芷 9 克　生石膏 15 克　生姜 9 克　大枣 5 枚　黄芩 9 克　白芍 9 克　桔梗 9 克

（2）半表半里证：寒热往来，头晕头胀，胸胁苦满，恶心呕吐，脉弦数。治宜和解表里，小柴胡汤加减：

柴胡 18 克　半夏 10 克　黄芩 10 克　生姜 10 克　陈皮 10 克　党参 10 克　大枣 5 枚

（3）少阳兼湿浊证：寒热往来，胃脘或腹部痞满，口苦干而不欲饮，舌苔白腻或黄白而腻，脉沉弦滑或弦缓。治宜和解表里，化湿清热，柴胡达原饮加减：

柴胡 9~12 克　厚朴 9 克　草果 9 克　槟榔 9 克　黄芩 9 克　知母 9 克　菖蒲 9 克

若身痛者，加羌活 9 克，白芷 9 克，防风 9 克；大便干燥者，加大黄 3~6 克。

（4）表热证：发热不恶寒，或微恶风寒，全身酸困而不痛，口干，脉浮数。治宜辛凉解表，银翘散加减：

银花 15 克　连翘 15 克　大青叶 15 克　竹叶 10 克　荆芥 10 克　薄荷 10 克　豆豉 10 克　甘草 6 克

（5）肝胆湿热证：发热或轻微恶寒发热，头晕胀痛，心烦易怒，口苦口干，尿热尿痛，舌质红，舌苔黄，脉弦数。治宜清肝泻胆，利湿清热，龙胆泻肝汤加减：

龙胆草 9 克　栀子 9 克　黄芩 9 克　柴胡 9 克　生地 9 克　车前子 9 克　泽泻 9 克　木通 9 克　甘草 9 克　当归 9 克

若大便干燥者，去木通、车前子、泽泻，加大黄 4 克。

2. 无发热型

无发热而仅有尿急、尿频、尿痛，或有微热者，常见以下几种：

（1）肝胆湿热证：头晕头痛，心烦急躁，口苦口干，尿热尿频，尿急尿痛，舌质红，舌苔黄白腻，脉弦。治宜清肝泻胆，利湿清热，龙胆泻肝汤加减。

（2）膀胱湿热证：尿热尿频，尿急尿痛，小腹急痛，脉数。治宜利水通淋，八正散加减：

萹蓄 10 克　瞿麦 10 克　车前子 10 克　木通 10 克　滑石 10 克　大黄 10 克　灯心草 3 克　甘草 6 克

（3）湿热阻滞证：胸闷腹胀，身热酸痛，尿频尿痛，口黏不爽，舌苔白腻，脉濡或濡数。治宜化湿清热，甘露消毒丹加减：

滑石 15 克　茵陈 12 克　黄芩 10 克　菖蒲 10 克　木通 10 克　连翘 10 克　白蔻仁 10 克　乌药 10 克　香附 10 克　薄荷 2 克

若恶心欲吐者，去香附、乌药，加藿香 10 克。

（4）膀胱气滞证：尿急尿频，尿热尿痛，小腹坠胀，二便不爽，脉沉。治宜理气通淋，理气通淋方加减：

香附 9 克　乌药 9 克　木香 9 克　槟榔 9 克　苏叶 9 克　陈皮 9 克　黄芩 9 克

若大便干者，加冬葵子 9 克；若口干较重者，改用当归贝母苦参丸（《金匮要略》方）。

在慢性和复发阶段，大致可分低热和仅有尿频、尿痛两大类。在低热型中常见的有阴虚、气阴两虚、肝郁血虚三种。仅见尿频、尿痛型中常见的有脾胃湿热、膀胱气滞、肝郁血虚、肾阳亏损、气阴两虚五种。

3. 低热为主型

（1）阴虚火旺证：骨蒸劳热，五心烦热，午后发热加重，疲乏无力，偶有盗汗，尿热尿痛，舌苔薄白，脉沉细无力或沉细而数。治宜滋阴清热，青蒿鳖甲散加减：

青蒿 10 克　秦艽 10 克　地骨皮 10 克　银柴胡 10 克　当归 9 克　知母 10 克　乌梅 10 克

若脉细数，口苦口干，腰酸腰痛，尿热，尿频，尿急，尿痛，舌尖红，肾阴亏损，湿热较甚者，治宜知柏地黄丸加减：

熟地 15 克　山药 12 克　淡大云 10 克　泽泻 8 克　茯苓 9 克　知母 9 克　黄柏 9 克　丹皮 9 克

若脉涩者，加肉桂 4 克。

（2）气阴两虚，湿热内蕴证：疲乏无力，骨蒸劳热，自汗盗汗，面色㿠白，或烦躁易怒，胸脘痞满，尿热尿痛，舌质淡，苔白，脉虚大或虚大滑数。治宜补气养阴，理气清热，黄芪鳖甲散加减：

黄芪 15 克　鳖甲 15 克　地骨皮 10 克　党参 10 克　茯苓 10 克　柴胡 10 克　半夏 10 克　知母 10 克　生地 10 克　麦冬 10 克　肉桂 10 克　白芍 10 克　陈皮 10 克

（3）肝郁血虚，湿热内蕴证：五心烦热或寒热往来，头晕头痛，胸胁苦满或窜痛，心烦易怒，尿热尿痛，脉弦细数。治宜养血舒肝，清热除湿，丹栀逍遥散加减：

柴胡 10 克　当归 10 克　白芍 10 克　茯苓 10 克　白术 10 克　薄荷 5 克　生姜 3 片　丹皮 10 克　栀子 10 克

4. 反复发作尿热尿痛型

（1）脾胃湿热，下注膀胱证：胃脘或腹胀满，甚或腹满痛，纳呆口苦，食后腹满加重，尿热尿痛，尿急尿频，脉濡缓或濡滑。治宜理气化湿清热，理气通淋方加减：

木香 6 克　香附 6 克　苏叶 6 克　乌药 6 克　陈皮 9 克　槟榔 9 克　黄芩 9 克　枳壳 9 克　莱菔子 9 克

若胃脘有压痛者，去枳壳，加枳实 10 克，干姜 1.5 克，大黄 3 克。

（2）膀胱气滞，湿热不化证：小腹坠胀，大便不爽，尿热尿频尿痛，脉沉或沉滑。治宜理气化湿清热，理气通淋方加减：

木香 10 克　香附 10 克　乌药 10 克　陈皮 10 克　苏叶 10 克　槟榔 10 克　黄芩 10 克　冬葵子 10 克

（3）肝郁血虚，湿热不化证：除无寒热往来外，余症与上相同。治宜丹栀逍遥散。

（4）肾气不足，湿热不化证：腰困腰痛非常严重，小腹冷胀或无明显冷胀，尿热尿痛，指趾厥冷，脉沉细无力。治宜补肾气利湿热，济生肾气丸加减：

生地 15 克　山药 12 克　大云 10 克　土茯苓 10 克　泽泻 10 克　丹皮 10 克　车前子 10 克　五味子 10 克　附子 5 克　肉桂 5 克　怀牛膝 10 克

（5）气阴两虚证：腰背困痛，疲乏无力，尿热尿痛，面色㿠白，舌苔白，脉虚大或虚大弦滑。治宜补气养阴，补阴益气煎加减：

升麻 6 克　柴胡 6 克　黄芪 15 克　党参 9 克　白术 9 克　当归 9 克　陈皮 9 克　木香 6 克　生地 9 克　山药 9 克　五味子 9 克　泽泻 9 克　茯苓 9 克　丹皮 9 克

若腰痛轻微，舌尖红者，宜清心莲子饮。

肾炎的临床诊治

一、关于阳水与阴水

肾炎与中医的水病多相关。经云：善诊者察色按脉先别阴阳。在李老关于肾炎的资料中，对阴水、阳水的论述内容虽少，却反映出李老严谨的学风和提倡中西医合流的学术思想。

阳水有三种说法：

1. 水肿病小便数而短者为阳水；

2. 风水和皮水为阳水；

3. 急性肾炎与亚急性肾炎为阳水。

李老说："这三种说法从意义上说都有一定的道理，但为了易于诊断、治疗，易于各医者步调一致，避免分歧现象，我认为还是第一项的说法较优，不然的话阳水的名称就没有存在的价值。"其治法为清热利水。可选方剂有五皮饮加木通、防己、赤小豆，或地肤子，或连翘、黄柏、黄芩，或海蛤、知母等，及大圣浚川散（由煨大黄、牵牛子、郁李仁、木香、芒硝、甘遂等药组成）、河间神佑丸（药物组成有甘遂、芫花、大戟、大黄、黑牵牛、轻粉等）

阴水亦有三种说法：

1. 水肿病小便清利者为阴水；

2. 正水和石水为阴水；

3. 慢性肾炎为阴水。

李老说："为了易于诊断和治疗，易于医者步调一致，避免分歧现象，我认为还是以第一项的说法为优，否则阴水的名称就没有存在的必要了。"阴水盛，重桂、姜。李老常用的方剂有：真武汤、禹功散、金匮肾气丸、实脾饮、防己黄芪汤。

二、肾炎的治疗方法

李老将肾炎的治法按病、症、方、药的体系总结概括为以下几种：

1. 宣肺发表法

病：凡风水、皮水有脉浮、恶风寒等症状，或上半身发肿者适用。

症：脉浮，恶风寒，上半身发肿。

方：五皮饮加苏叶、杏仁，小青龙汤，越婢汤，越婢加术汤，杏子汤，麻黄附子汤，麻黄附子细辛汤，桂甘姜枣麻辛附子汤。

药：麻黄、桂枝、生姜、苏叶、防风、细辛等。

2. 渗湿利水法

病：各种水肿病都适用之，不过有多少的差别。

症：小便不利，尿量短少，下身发肿。

方：五皮饮加车前、木通，五苓散，防己茯苓汤，真武汤，四苓散，蒲灰散。

药：茯苓、猪苓、泽泻、防己、滑石、萆薢、车前、木通、篇蓄、瞿麦、葫芦等。

3. 培补脾土法

病：凡脾虚的水肿病都宜用之。

症：大便溏泄，饮食减少或消化不良，面色萎黄或㿠白，言语轻微，四肢无力，脉象虚弱。

方：四君子汤，六君子汤，异功散，理中汤，实脾饮，附子理中汤，参苓白术散，五苓散。

药：人参、白术、山药、扁豆、莲肉、苡仁等。

4. 温化肾阳法

病：适用于肾阳虚的水肿病。

症：畏寒，足冷，脉沉而迟，大便溏泄，小便不利。

方：金匮肾气丸，温通汤（椒目、威灵仙、小茴香）。

药：附子、紫河车、肉桂等。

5. 滋阴补肾法

病：适用于阴虚的水肿病。

症：喜冷，脉数乏力，服温热药不效或小便更少、肿势更增者。

方：六味地黄汤加车前、牛膝，白茅根汤，济阴汤

药：熟地、生杭芍、白茅根、生山药、羊乳等。

6. 补气法

病：适用于气虚的水肿病。

症：面色苍白，言语轻微，四肢疲倦，少气不足以息，脉象无力或洪大无力。

方：升麻黄芪汤，补中益气汤。

药：生口芪、人参、党参等。

总而言之，肾炎治疗的关键在于肺、脾、肾三脏。肾炎以水肿为主要临床表现，而肺为水之上源，上源清则下源自清。脾居中央，能转输上下运行水气。一说脾为水之堤防，堤防利则水道自利。肾承水之下流。一说肾为水之主，肾气行则水行也。但这三方面不是截然分界的，也不是齐头并进、漫无标准的，都是依据客观证据，该轻的轻，该重的重，该分的分，该合的合，是辨证论治的。

三、肾炎的调养

（一）药物调补

肾炎水肿消失后，可用黄芪粥或胃苓汤调理脾胃，或用理中汤、理中丸温补脾胃，或用金匮八味丸温暖命门，或用六味地黄丸加牛膝、车前子，或再加文蛤、牡蛎，或再加黄柏，滋肾水清余热。

（二）饮食禁忌

忌冒风；忌食盐 3~6 个月，开始食盐也只能吃低盐调味，急性者愈后仍戒 1 个月左右；忌食酱油；忌食厚味盐猪肉，忌食牛肉；忌食生冷食品。

慢性肾盂肾炎治则

慢性肾盂肾炎属中医劳淋范畴，临床所见多因过用寒凉损伤阳气所致。其证或见脾胃阳虚，或见肾阳亏损，此时若再图以寒凉则病难除。其有肾盂积水者，尿培养细菌种类经常改变者，有白细胞、蛋白反复出现者，临床不可但见其积水而予利尿，亦不可见某种细菌而但寻何种杀菌药、消炎药，而应根据脏腑阴阳之多少比例，正确处以恰当方剂，如肾阳虚者处以十味地黄汤，脾阳虚而湿盛者处以胃苓汤，湿热较盛者处以甘露消毒丹等。

血　证

吐血证治二十法

吐血一证，总由胃络受伤所致。因胃腑本身或他脏疾患的影响，导致胃络损伤，血溢胃内，以致胃气上逆，血随气逆，经口吐出而形成吐血之证。吐血成因复杂，其中主要有暴饮暴食，饥饱失常，过食辛辣厚味，以致胃中积热，胃络受损；或肝气郁结，脉络阻滞，郁久化火，逆乘于胃，胃络受伤；或劳倦过度，中气亏虚，气不摄血，血溢胃内；或因外感风热，或外感风寒，郁久化热，热犯血分；或因温病、暑热，热陷营血；或因色欲过度，阴虚火旺，迫血妄行等。上述各种原因均可导致或引发吐血之证。

吐血一证，原因较为复杂，所以其治则治法较为丰富多彩，归纳起来有以下二十法：

1. 治胃法

吐血多为胃口出血，当然以治胃为第一大法。

2. 治肝法

凡吐血时兼见腰胁疼痛之症者，即以治肝为主，因为胁下是肝脏所在之部位，腰胁痛是血从肝之界分而来也，故宜治其肝。

3. 治肺法

凡吐血时兼见胸背痛之症者，即以治肺为主，因为肺脏位于背与胸膈之间，胸背痛是血从肺之界分而来也，故宜治其肺。

4. 治冲法

冲为血海，冲脉隶于阳明，未有冲气不逆上而血逆于上者，所以，仲景治吐血以治冲为要

5. 止血法

人身之血，本自潜藏，是人体之重要组织之一，当血液失去 1/4 至 1/3 的时候，即有生命之危险。古人云，存得一分血，便保得一分命。故凡出血之证，止血自是要法常法之一。

6. 祛瘀法

血止之后，其胸中已动之血不能复还故道，形成瘀血疼痛之证者，即宜消而去之，因瘀血能够壅塞气道，阻滞生机，瘀血不去，不但吐血容易反复，久之则会变为骨蒸劳瘵之证，故应及时祛瘀。

7. 宁血法

在血止、瘀消以后，数日或数十日之间，其血偶然还有吐出的时候，这是血不能安其经常的现象，所以应该用宁血的方法治之。

8. 补血法

因吐血之后，血未有不虚者，故宜补其血。

9. 宜行血不宜止血

因血不循经络而吐血都是气不降的缘故，故宜用降气行血之法，则血自止。若急用止血，则易致血凝，必发热，胸胁疼痛，病日沉痼。

10. 宜养肝不宜伐肝

因肝主藏血，吐血是肝失其职也，养肝则肝气平而血有所归，伐之则肝虚而不能藏血，血愈不止矣。

11. 宜降气不宜降火

因为气就是火，火就是气，故气降则火降，血随气行，自无溢出上窍之患，若用苦寒降火，则反伤脾胃，脾愈虚则益不能统其血，而出血不止矣。

12. 清气泻火生津法

因嗜酒及煎炒厚味而吐血者，症见脉数滑，口干燥，胸中烦热，大小便不利。治宜清气泻火，生津止血，方用白虎汤加茵陈、炒栀子、大黄、藕节之属。

13. 解表法

因外感风寒、风热之邪犯于血分而致吐血者，症见头痛，恶寒发热，脉浮紧，为风寒；恶风，脉浮数，为风热。风寒治宜辛温散寒，方用麻黄人参芍药汤；风热治宜疏风清热，方用小柴胡汤加荆芥、防风、当归、白芍、丹皮、蒲黄、知母、石膏、杏仁。

14. 清温解毒，凉血散瘀法

因温病热入营血，症见口渴，心中烦躁，恶热羞明，小便短赤，大便浊垢，脉滑数。治宜清温解毒，凉血散瘀，方用升降散加桃仁、丹皮、花粉、生地、薏苡仁、生石膏、杏仁、甘草治之。犀角地黄汤亦治之。

15. 清热利湿法

因伏天外感暑湿之邪，湿热二气合化为暑而吐血者，症见发热心烦。治宜清热利湿为主，方用升降清化汤加防己、木通、苡仁，轻者去大黄。

16. 疏肝凉血解郁法

因郁怒伤肝，肝郁化火横逆而致吐血者，治宜疏肝凉血解郁，方用丹栀逍遥散加青皮、牡蛎、蒲黄、龙胆草，火甚者，当归龙荟丸治之。

17. 健脾益气养血法

因劳倦困苦，饥饱不匀，以及忧思抑郁而致吐血者，症见怔忡食少，气短虚烦。治宜健脾益气养血，方用归脾汤。中土虚寒者，加煨姜；虚热者，加紫草、山栀。

18. 滋阴补肾法

因色欲过度，阴虚火旺而致吐血者，症见入夜则发热，盗汗，梦交，耳鸣，不寐，六脉细数芤革。治宜滋阴补肾，方用六味地黄汤加蒲黄、藕节、阿胶、五味子。

19. 温阳益气法

因虚寒而致吐血者，乃阳不摄阴，阴血走溢故也，其症必见手足青冷，便溏遗溺，脉细沉迟涩，面色淡白，唇口淡，或内寒外热。治宜温阳益气，方用甘草干姜汤。

20. 活血补血法

因跌打损伤，或用力努挣而致吐血者，必有跌打或勉强举重、赛跑等历史。治宜活血补血法，方用四物汤加减。

血证发热辨治

发热，是一常见临床症状，可见于多种外感、内伤疾病过程中。血证（血瘀、血虚、出血等）中更为常见。发热一症因其特点兼症的不同，往往性质不同，治法各异，不得不察。

1. 失血家，身有微热，皮毛似汗者，为阳来求阴，水来就血，自愈之征。

2. 失血家，身热兼郁冒头汗出者，为阳气郁于血分之证。治宜解其郁，使遍身微汗，则气达于外，阳不乘阴，其病即愈。方宜小柴胡汤主之。

以上二条，均为出血时发热之证，仅提到一点，其余详各出血证内。

3. 寒热往来兼刺痛者，瘀血在腠理也。方用小柴胡汤加当归、白芍、丹皮、桃仁、红花、荆芥治之；桃奴散（桃奴、炙甘草、炒杏仁、麝香、桔梗、赤芍、黄芩、柴胡、升麻、炒大黄、鬼臼。出《太平圣惠方》）也治之。

4. 发热口渴，心烦，像白虎汤证兼肢体刺痛者，为瘀血在肌肉之证也。方用当归补血汤合甲己化土汤（白芍药、甘草。出《血证论》）加桃仁、红花、柴胡、知母、石膏；血府逐瘀汤亦治之。

5. 日晡（下午3～5时）潮热，昼日明了，暮则谵语，此为瘀血在腑（血室）也。桃仁承气汤治之；小柴胡汤加桃仁、丹皮、白芍亦治之。

6. 骨蒸劳热，手心烧，眼睛黑，毛发折，为瘀血在脏（肝脏）之险证。方用柴胡清骨散加桃奴、琥珀、干漆、丹皮治之。

以上四条均为失血后血瘀证之发热。

7. 发热汗出，为血虚气盛外泄之证。其中夜间发热，夜主血分，血虚则夜间发热；上午3～7时（即寅卯时）发热，寅卯属少阳，肝血虚，则少阳之相火当旺时而发热。方用地骨皮散加柴胡、青蒿、胡黄连、云苓、甘草治之。

8. 日晡（下午3~5时）潮热者，为血虚胞中之火上合阳明燥热之证。方用犀角地黄汤治之。

9. 午后发热兼皮毛枯燥，口咽生疮，遗精淋秘，为血虚水津不足热盛之证。方用五蒸汤（炙甘草、茯苓、葛根、干地黄、人参、知母、黄芩、竹叶、石膏、粳米。出《外台秘要》）治之。

10. 产后发热，或失血后发热，方用四物汤加炮姜治之。

11. 失血后肾阴不足，真阳外浮，发热兼喘促者，为阴不恋阳、阳不入阴之证。治宜从阴引阳。方用二加龙骨汤加五味子、麦冬、阿胶，或三才汤加盐炒肉桂（少许）、桑叶、云苓、白芍、虫草、山萸肉、牛膝、五味子、知母、沉香、龟板治之。

以上五条，均为失血后血虚证或血虚引起的其他虚证后发热证。

12. 手足心腹发热兼胸满哕呃，大便不调，日晡及夜间发烦，为食积发热证。治宜用枳壳、厚朴、大黄消去之。此为失血后虚实夹杂证，即血虚中之实热证。

再生障碍性贫血

再障三大症　血虚出血及感染
治障虽宜补　寓补于和并消清

　　再生障碍性贫血，简称"再障"，系由多种原因引起的人体造血系统功能障碍、血细胞大幅减少的一种危重疑难病证。中医学文献中虽无"再障"之名称，但对本病之证候特点、病变机理、诊疗方法及成方成药、单验偏方等，却有着丰富而翔实的记载。本病基本属于中医学中"虚劳""虚损"及"血证"的范畴。李老认为，临床上，"再障"的主要问题有三个方面：一是贫血（气血虚），二是出血，三是感染（外感发热）。三者之间并非平行的并列关系，其间有着微妙的因果、标本、从属、关联等关系。现将李老对于血虚与"再障"发病的关系、血虚的主要成因及血虚与出血、感染之间关系的论述总结归纳如下：

　　1. "再障"本证为血虚，血虚责之脾、肾、气。

　　在"再障"三大症中，气血虚是疾病之根本，是矛盾的主要方面。李老认为，一切虚损、虚劳性疾病，归根结底还是个气血亏虚的问题，当然"再障"亦不例外。并认为人体血液之亏虚，虽与心、肝、脾、肺、肾五脏均有关系，但就"再障"之血虚而言，主要应责之于脾、肾二脏及气的旺盛与否。中医认为，"血者，水谷之精也，生化于脾""中焦受气取汁，变化而赤是为血"。即中焦接受水谷之气与精微物质，变化而赤，造成血液。因此，中焦脾（胃）之功能失调是影响造血、形成贫血的直接原因。"肾藏精，主骨，生髓"，"血为精所化"，"骨者，髓之府"，"髓者，骨之充也"，"骨髓坚固，气血皆从"，"五谷之精液，和合而为血者，内渗于骨空，补益脑髓"，这些记载，说明了肾系即肾、骨、骨髓与血液之间的关系，骨髓与造血有着直接的关系，骨髓藏之于骨，骨又为肾所主，故肾之功能强弱与否，可以影响骨髓生精造血功能。又"气"与造血功能密切相关，气与血关系密切，气属阳，血属阴，"阴为阳之基，阳为阴之统"，"阳生则阴长"，"有形之血不能自生，生于无形之气"，可见血液的生成有赖于气，气可促进造血。这就是临床上治疗血虚时，常常在补血药中加入大剂补气之品（如当归补血汤中重用黄芪），而更能促进生血造血的真正原因。

2. 出血、感染虽系主症，正气内虚才是原因。

出血和感染虽然是"再障"的两大主症，但相对于血虚证而言，只能算作标，究其原因，实为气血亏损，正气内虚所致。正如《内经》所言，"邪之所凑，其气必虚"，"正气存内，邪不可干"。血液能在脉中循行而不致逸出脉外，主要依赖于气对血的固摄作用，如果气虚而不能正常固摄血液，则易导致各种出血病症，即所谓"气不摄血"。精气内夺，气血两虚，则最容易使外邪乘虚而入，招致感染，因气血是正气的重要组成部分，而正气之强盛与否，对抵御外邪，防止感染，起着举足轻重的作用。另外，外感发热（感染），以及阴虚内热，或迫血妄行，热伤血络，皆可引起出血。出血既久，又必致气随血脱，气血更虚，更易感染，以致形成恶性循环。这就是"再障"三大症血虚、出血、感染三方面的相互关系。

治疗"再障"的关键就在于如何把握处理好这三个问题。李老认为，三者当中，血虚为本，出血和发热为标。治疗时，在一般情况下，血虚为主要矛盾，故以益气养血为根本治则，即所谓"治病必求其本""缓则治其本"之意。但应该特别强调指出的是，一旦"再障"患者出现严重的出血和感染发高烧时，则矛盾已转化，出血和发热成为主要矛盾，且危及患者的生命，那么，此时的治疗重点就应该放在出血和感染上，以止血和清热为治则，即所谓"急则治其标"之意。

李老还强调，上述仅是治疗再障的一些根本大法和总的原则，临床上实际情况往往较为复杂，三大主症常常夹杂并行，虚实寒热每多相间出现，不能偏废。因此，在具体治则治法上，常宜标本兼顾，即"再障"虽以气血亏虚为本，治再障"离不开补法，但因本病常夹有气滞、血瘀、痰积、食积、火热等症，所以在某些阶段常须配以和法、消法、清法，或标证紧急时暂以和法、消法、清法为主，补虚为辅。

长期的临床实践，使李老在"再障"夹杂证的辨治，特别是用药规律上，积累了丰富的经验，现归纳介绍如下：

一、贫血

（一）辨证要点

贫血的辨证要点，应从望色、舌象、脉象三个方面细心体察，并在对比分析中加以鉴别。

1. 望色

贫血的面色变化大致有以下四种：

（1）㿠白：多为气阴两虚。其中㿠白而多油光，白而多汗，白而透嫩红者，为气阴俱虚。若白而多油状者，为阴虚多于气虚；白而多汗者，为气虚多于阴虚；白而透嫩红者，为阴虚而有火；白而皮干燥者，为气虚兼阴阳俱虚。

（2）萎黄：多兼脾虚。其中萎黄尚润泽者为脾虚夹湿；萎黄而透青色者，为肝木克脾土，而脾湿多于肝郁。

（3）青：多与肝病有关。其中青而微黄者为血虚、瘀血兼肾虚，且血虚、瘀血多于肾虚；青黑而微透黄者，为肝、脾、肾同病，而肝病、肾病多于脾病。

（4）黑：多与肾病有关。其中黑而晦暗干燥者，为肾阳虚；黑而暗润者，为肾阴虚；黑而微青者，为肝肾同病，且肾病多于肝病。

2. 舌象

舌苔、舌质的检查常见的有：舌苔白润者，为脾虚、肺虚；白腻者，为脾虚夹湿；白干者，为脾虚或肺虚夹热；黑而润者，为肾虚兼寒湿；黄腻者，为脾湿化热或食积不化；黄干者，为胃中实热。舌质淡白者，为血虚或阴阳俱虚；舌质偏红者，为阴虚有热；舌质紫暗或兼瘀斑者，为瘀血。

3. 脉象

虚大者，为气阴俱虚或气血俱虚；滑数者，为实热；沉细弱者，为气血两虚或阴阳两虚；沉弦者，为肝郁血虚；沉涩者，为气滞血瘀或血虚寒滞；促者，为心之气阴俱虚而以阴虚不能敛阳为主。此外，两尺脉大而弦者，为肾阴虚；尺大而数者，为肾阴虚而相火盛；右关独滑者，为脾胃积热；右关独弦者，为脾虚木乘；左关独弦者，为肝血虚，瘀血阻滞；右寸独见虚数者，为肺阴虚；左寸数者，为心火盛。

（二）治则治法

贫血根本病机是气血亏虚，"虚则补之"，因而贫血的治则，总的来说，离不开补法，但因本病经常夹有气滞、血瘀、痰积、食积、火热等症，所以在某些阶段常常配以和法、消法、清法，或者暂时治以和法、消法、清法。

1. 补法

本法是治疗贫血的主要方法。但因本病治疗过程中容易出现壅补则实，温则生热，寒则生寒，散则动血，升则血逆，下则气陷的变证，所以补时必须温而不热，补而不滞，凉而不寒，下不伤正，升不逆血，散不动血，而升、散之药尤应慎用。

（1）补气

主要用于气虚、脾虚、肺虚证。常用的药物有黄芪、人参、党参、太子参。其中黄芪主要用于面色㿠白、脉虚大，尤其是右脉虚大及脉虚缓者，亦用于兼有脾虚、肺虚之诸证；人参补气兼能养阴，主要用于脉虚缓、虚数及兼肺虚、心虚、脾虚者；党参作用与人参近似，但补气作用小于人参，且无明显的养阴作用；太子参的补气作用较以上诸药均小，但补阴作用较强，所以阴虚为主时多用之。此外，补气常用的药还有白术、山药、扁豆等，三药均以健脾见长，故兼脾虚者多用之。

（2）补阴

用于阴虚诸证。在采用补阴药时除应注意阴虚总的特性外，还应注意脏腑、火等问题。常用的补阴药有熟地、生地、阿胶、山茱萸、麦冬、沙参、天门冬、黄精、玉竹、女贞子、龟板、龟板胶、鳖甲、鳖甲胶、猪脊髓、西洋参、石斛、五味子等。其中熟地、山茱萸、五味子虽性偏温，但近于平性，补肝肾，凡阴阳俱虚者均可用。但熟地腻膈碍胃，所以，兼脾虚，食滞不化，即舌苔黄腻、白腻，舌淡白而润者，均忌用；山萸肉、五味子有补有敛，尤适用于阴阳俱虚，脉虚大无根者。生地滋阴而甘凉，用于阴虚有热、阴虚液枯和血热妄行的吐衄、斑疹。麦冬、天门冬、沙参、石斛、玉竹、西洋参养胃且清虚热；石斛养阴利关节，消痈肿；麦冬、生地、五味子、石斛养心阴。若阴虚而舌尖红，心烦者，宜麦冬；汗出心悸者，宜五味子。龟板、龟板胶、鳖甲、鳖甲胶、甲鱼、猪脊髓补精血潜浮阳，尤以精血不足，虚阳浮动，脉细数或虚数，且面色㿠白而多油光或透嫩红者用之更宜，其中猪脊髓、甲鱼、龟板胶、鳖甲胶偏补，鳖甲、龟板偏于潜阳清热。黄精、首乌其性较平，补阴而微有益气之功，若热象不明显者多用之。

（3）补阳

用于阳虚诸证。常用的药物有何首乌、菟丝子、鹿角胶、鹿茸、枸杞子、沙苑子、淡大云、锁阳、仙茅、紫河车、附子、肉桂、杜仲等。其中附子、肉桂辛热用事，善动阴血，故一般不宜应用，但若兼胃脘冷痛，手足厥冷者非附子不能收奇效，胃脘悸动，逆气上冲，脉沉涩者，非肉桂不能收卓功。何首乌、菟丝子、枸杞子、五味子、沙苑子、杜仲等性虽略温，但近于平，虽补阳而又益阴，对于肝肾俱虚，腰背酸痛，脉沉细无力或尺脉沉细弱者，尤为适宜。鹿角胶、鹿茸、鹿角补督脉，益精血，适用于阳虚而精血亏损。紫河车大补精血阴阳，凡阴阳精血亏损者皆用之。淡大云、锁阳、仙茅、沙苑子虽均补阳，但淡大云润，沙苑子涩，仙茅散。

（4）补血

主要用于血虚诸证。常用的补血药有当归、熟地、阿胶、何首乌、白芍、鸡血藤、鸡血藤膏等。其中当归、鸡血藤补血活血，善用于血虚兼瘀血之证，若脉细数者不宜多用，以防血动而出现吐、衄、斑疹。脉虚大者，宜配黄芪等补气药。阿胶养阴补血止血，尤以阴虚、血虚而兼崩漏、便血、衄血者用之为宜；鸡血藤膏补血而偏温；熟地补血而偏腻；白芍养肝阴、益阴血而偏敛。

（5）健脾

贫血而兼食欲不振者恢复较难，贫血而食欲正常者恢复较易。若食欲不振转为食欲旺盛者，虽贫血较甚而很快即可好转，若食欲旺盛转为食欲不振者，虽然病情较轻，而病情很快即可恶化，所以脾胃的运化恢复与否常常是贫血改善的关键。其健脾药常用的有人参、党参、白术、茯苓、炙甘草、扁豆、山药、薏米、莲子等。若贫血而面色萎黄，食欲不振，胃脘不适，大便微溏，舌淡，舌苔白润，脉濡缓者，尤应以此类药物治疗，且宜配入砂仁、蔻仁、陈皮等。其中人参、党参补气作用较强；白术有健脾燥湿磨积之功，若兼湿郁者尤宜采用；茯苓健脾渗湿安神；扁豆、薏米、莲子、山药补而不燥，且微有益阴之力，故脾之气阴俱虚者尤宜采用。若炙甘草、大枣非但补脾之气，亦且补脾之血，故脾虚兼血虚者均可采用。此外，脾胃虚寒而血虚者，黄芪建中汤、十四味建中汤及人参养荣汤等均可加减应用。

2. 和法

此种治法在本病治疗中虽然不太重要，但在贫血久治不效而又兼有肝脾不和、气血不和时，如不采用此种治法常常使病不能获得必要的转机，从而影响本病的进一步治疗。其中脾湿郁滞或脾胃气滞者，宜在健脾药中适当配入陈皮、砂仁、蔻仁、枳壳、厚朴；若兼肝脾不和，症见胸胁苦满窜痛，心烦心悸，五心烦热，食欲不振，脉沉弦者，治宜逍遥散加减；若兼痰气郁结者，可暂用理气化痰泻火之品，如柴胡枳桔汤、柴芩温胆汤。

3.消法

此法在再生障碍性贫血的治疗中看起来是无足轻重的方法，但在临床上看在某些阶段常常是病情能不能获得转机的关键。因此，再生障碍性贫血的治疗在一定情况下必须注意消法的运用。消法主要用于再生障碍性贫血兼有气滞、血瘀、痰积、食积的证候。由于本病是一个虚中夹实的证候，所以兼气滞者用理气而不用破气；兼瘀血者用活血而不用破血；兼痰积者用化痰而不用劫痰；兼食积者，用消食而不用破积。例如：理气用枳壳、陈皮，而不用枳实、青皮，即使非用不可也只能用1~3克；消食用焦三仙、鸡内金，而不用莱菔子、槟榔、二丑、大黄，即使非用不可时也只可用1克以下；化痰用半夏、陈皮、茯苓，而不用礞石、竹沥、白芥子、葶苈子；活血用赤芍、归尾、桃仁、红花、丹皮、丹参，而不用水蛭、虻虫、三棱、莪术，即使应用活血药也只可小量，如赤芍、红花用0.5~4克等。

4.清法

本病高热时用之。本病之高热大致有三种情况：

（1）营血热炽证，症见血热或血热妄行的发热，出血，斑疹，舌质红绛，脉数。治宜清热凉血。其常用方是犀角地黄汤，常用药物有犀角、生地、白芍、丹皮、丹参、茜草、茅根、大蓟、小蓟、旱莲草、藕节、元参等。其中犀角凉血清热、消斑止血之功最优，唯其价格昂贵（国务院已宣布禁用）；生地、白芍、丹皮、元参、丹参凉血而消斑；生地、旱莲草、元参凉血而养阴，但无活血之功；丹皮、丹参、白芍不仅凉血，且兼活血；丹皮、茜草、大蓟、小蓟、白茅根、藕节凉血止血，尤宜用于出血。

（2）阴虚热盛证，症见阴虚热盛的骨蒸劳热或潮热盗汗，脉细数，或发热盗汗，脉虚大数。治宜养阴清热。常用的方剂有秦艽扶羸汤、秦艽鳖甲汤。常用的药物有龟板、鳖甲、生地、旱莲草、地骨皮、丹皮、知母、黄柏等。其中龟板、鳖甲尤适用于阴虚阳浮的发热面赤、脉虚数或虚大而数；地骨皮尤善用于兼有盗汗之骨蒸劳热；丹皮善用于无汗之骨蒸劳热；知母、黄柏用于阴虚相火妄动之脉细数、尿黄赤、舌尖红者。

（3）脉虚大数者，还应注意气虚之证，治疗之时可适当配用黄芪、人参等药。

二、出血

出血的治法较之一般的出血证为难，且较复杂。一般来讲，出血紫斑，舌质红，脉滑数者，为血热妄行，治宜凉血清热，宜犀角地黄汤加小蓟炭、白茅根、阿胶；若兼舌苔黄燥者，为兼胃腑实火，治宜上方加大黄3~4克；出血，大片大片紫斑，舌质嫩红，脉虚大数者，治宜滋阴潜阳，如大定风珠、三甲复脉汤等；若舌质淡者，为气阴两虚，治宜补气养阴，可用黄芪15克，人参10克，麦冬10克，生地15克，五味子10克，白芍10克，阿胶10克，龙骨15克，牡蛎15克，元参15克；若胃脘痞满，舌质淡黯，脉沉弦者，为寒热夹杂证，治宜乌梅10克，黄连8克，炮姜6克，生地10克，白芍10克，丹皮10克，僵蚕10克，阿胶10克。

三、感染

感染有肺部感染和化脓性感染两种。两种感染多在气阴两虚证的基础上出现，所以在补气养阴的基础上酌加清热解毒药是本病的基本治法，其所用药物多为黄芪、当归、人参、麦冬、石斛等加银花、连翘。若血热妄行者，可在犀角地黄汤的基础上加银花、连翘。若咳喘痰多，自汗盗汗，舌质淡，脉虚大滑数者，可用黄芪鳖甲散加减。

附案：

患者张某，男，21 岁。门诊号：73100。

1964 年 3 月 10 日初诊：患再生障碍性贫血合并肺部感染，住院 1 年多无明显效果。特别是最近 1 个多月以来，肺部感染虽然基本控制，但右髋部又发生一个大的脓肿，高烧 39℃持续不退，时时鼻衄，神志时清时昧，甚或谵语呢喃，血色素 4.8 克 / 分升。察其面色㿠白，自汗盗汗，舌质嫩红，脉滑数有力。诊为营血热炽复夹热毒证。治宜清营凉血，佐以清热解毒消痈。处方：

犀角 9 克　生地 15 克　白芍 10 克　丹皮 9 克　茅根 30 克　小蓟炭 10 克　银花 9 克　连翘 9 克

服药 4 剂后，发热稍减，继服 26 剂，脓肿好转，脓汁明显减少，体温降至 37.5℃。继服 1 个月后，脓肿痊愈，血色素上升至 7 克 / 分升，精神明显改善。继治 2 个月，愈。

按：此例患者属再障合并感染，感染发高烧及出血成为矛盾的主要方面，辨证属于营血热炽复夹热毒之证，系由营分邪热不解，深入血分，即叶天士在《温热论》中提出"耗血动血"之证。故宜"急则治其标"，采用清法、止血法为主。方用犀角地黄汤加味。犀角地黄汤重点在于清热解毒，凉血散瘀，其中犀角咸寒，清热凉血，内平火热，用治热入营血之耗血动血，能使火平热降，毒解血宁；生地甘寒，一以佐犀角清热凉血，一以养阴生津，补阴液耗伤；赤芍、丹皮清热凉血，活血散瘀。加用茅根、小蓟炭重在凉血止血；银花、连翘以助犀角清热解毒。全方力专清解热毒，凉血止血，此为一则再障贫血合并感染，体现"急则治其标"的典型案例。

心 悸 怔 忡

心悸证治

中医学对本病早有论述，如《红炉点雪》中说："悸者，心卒动而不安也。惊者，心跳而怕惊也。怔忡者，心中躁动不安，惕惕然如人将捕之也。"惊悸与怔忡在程度上有轻重之分，其发病原因也有差别。因外因所引起，如突然受刺激，受到惊吓而发，心悸时作时止，谓之"惊悸"，病情轻；不因惊恐而发，心中动摇不宁，无休止时者，谓之"怔忡"病情较重。怔忡多由内因而造成，外无引起心悸产生的任何因素，病人自觉心中惕惕，稍劳即发，全身情况较差，其发病也缓，其病情较重。

心悸怔忡发病的主要原因与精神因素有关。心动不安可由心血不足、心阳衰竭、水饮内停、瘀血阻络、痰火互结等所致，但其临床表现皆以心中动悸不安为主，中医学统称为"心悸"，可见惊悸、怔忡虽以虚者为多，但亦有实证，因而在临床时应切实掌握辨证论治，方能取得较为满意的效果，绝不可拘泥于一般的治疗方法。

附案：

案一 陈某，男，34 岁。门诊号：33452。

1960 年 8 月 9 日初诊：心悸失眠，疲乏无力，面色无华，前几天咳嗽、咯血，舌质暗，苔薄白，脉细无力。西医诊断为风湿性心脏病、二尖瓣狭窄与闭锁不全。处方：

炙甘草 9 克　党参 7.5 克　桂枝 7.5 克　熟地 9 克　生白芍 7.5 克　黑芝麻 7.5 克　阿胶 4.5 克 （烊化）　生龙牡各 9 克　茯神 7.5 克

2 剂，水煎服。

按：本案风湿性心脏病、二尖瓣狭窄与闭锁不全，属中医心悸怔忡，辨证为气阴两虚证。因气阴、气血亏虚，使心失所养，而致神不守舍，心悸；疲乏无力，苔薄白，脉细无力，是气血双亏；舌质暗，是血行不畅。故用炙甘草汤加减，辛润通阳，气血并补，通利血脉，镇惊安神。方中党参、炙甘草补中益气；白芍酸敛和营，养血柔筋；桂枝通阳和营，活血通络；黑芝麻、熟地、阿胶益气补血；生龙牡、茯神镇惊安神。

案二 李某，男，40 岁。门诊号：12429。

1959 年 1 月 7 日初诊：心悸气短，下肢及颜面浮肿，面色萎黄，大便稀，小便黄，苔薄白，脉滑。处方：

陈皮 7.5 克　茯苓皮 6 克　生姜皮 6 克　桑皮 7.5 克　大腹皮 7.5 克　车前子 6 克（另包）　怀牛膝 15 克　生白芍 9 克

2 剂，水煎服。

按：脾虚运化功能失调，不能蒸化水液，湿邪浸渍肌肤，停聚成饮，故见肢体浮肿，湿困中焦，停聚成饮，寒饮迫上，水气凌心，心阳阻遏，则见心悸气短。水湿内聚，三焦决渎失司，膀胱气化不利，则出现小便不利，水走大肠而大便稀。综上所述，一切症状都是水湿内停阳气不运之故。本案病机在于脾虚，以致寒湿浸渍。治法当理气健脾，通阳利水，故以五皮饮加减治之，寒湿尽除，心悸自止。

案三　李某，女，28岁。门诊号：57207。

1963年6月10日初诊：因分娩时出血过多，面色苍黄，心悸失眠，气短乏力，苔薄白，脉虚无力。此证属心血不足，胸阳不振。治宜益气养血，安神止惊。处方：

党参7.5克　麦冬6克　五味子6克　炒枣仁9克　当归4.5克　菖蒲4.5克　茯神7.5克　甘草6克

2剂，水煎服。

按：本案病机在于气血不足，因而益气养血为其正治，故气生而心悸除。方以党参、甘草、麦冬、五味子益气养阴；枣仁、当归和血敛津；茯神、菖蒲通窍安神。

案四　冯某，男，45岁。门诊号：73800。

1964年2月7日初诊：心悸失眠，健忘，自汗，气短，不思饮食，苔薄白，脉细弱。此证乃思虑过度，劳伤心神。治宜健脾养心，益气补血。归脾汤加减：

党参4.5克　白术6克　黄芪4.5克　当归4.5克　茯神6克　远志4.5克　木香6克　元肉4.5克　五味子3克

2剂，水煎服。

按：本案病机在于心血亏虚，故以归脾汤治之，使气旺血生，则心悸自愈。

胸　痛

胸痛总关气血瘀滞　治则不离活血利气

胸痛是以胸膺满闷不舒、疼痛时作为主症的疾病，甚则左胸疼痛如绞，彻背引臂。胸痛是病人的一种自觉症状，多发于中年人或老年人。历代医家对本病多有论述，有"胸阳不足""痰热壅肺""瘀血痹阻"等各家学说，众说各有建树，丰富了中医对胸痛的理论认识和治疗经验，但亦存在各执偏极之嫌。李老认为，心、肺两脏居于上焦胸中，心主血，肺主气，前者为血液运行之主导，后者为一身气化之总司，血赖气推方能运行，气赖血载方能布达，气血以流通为顺。"通则不痛，不通则痛"，无论任何原因引起的胸痛，其表现总归不出气血瘀滞不通。治疗大法不外活血利气（行气）。因此，李老自拟活血利气汤，临证时在此基础方之上，根据不同病情适当加味，治疗各种胸痛病人而每获良效。

活血利气汤组成：旋覆花9克　茜草6克　瓜蒌9克五灵脂6克　生蒲黄6克

处方大意：方中五灵脂、生蒲黄合用为《局方》"失笑散"，功擅活血祛瘀，散结止痛，用于各种瘀血停滞，胸腹头身疼痛等症。茜草活血祛瘀，以助上二药加强行瘀之力。瓜蒌利气宽胸，并能清肺化痰，旋覆花降气止呕，消痰利水。后二味重在宣降肺气，宽胸利气。诸药配伍活血利气，行瘀散滞，为治疗气血瘀滞之胸痛的一个理想基础方。

加减运用原则：瘀血较甚者，加归尾、桃仁或丹参、赤芍；气滞较甚者，加郁金、香附、枳壳；痰湿较甚，食欲不振者，加陈皮、半夏、鸡内金；胸阳不振者，加薤白、益智仁；气虚者，加生黄芪。

附案：

案一　王某，男，54岁。门诊号：32478。

1960年3月8日初诊：胸痛胸憋3个月，性格急躁易怒，不欲饮食，舌苔薄白，脉弦。气性喜散，蕴结而不散，则为气郁，气为血帅，故气滞血必瘀。治宜理气降气，活血化瘀。方用活血利气汤加味：

旋覆花9克　茜草6克　瓜蒌9克　桃仁6克　郁金3克　当归尾7.5克　五灵脂6克　生蒲黄6克　薤白9克

2剂，水煎服。

服药后胸痛消失，胸憋减轻。于上方中加枳壳3克，桔梗4.5克，五灵脂、蒲黄各减3克。服药2剂而愈。

按：本例患者，属胸痛而血瘀气滞较重，同时兼有胸阳不振，故用活血利气汤加桃仁、归尾、郁金、枳壳、桔梗以加强活血行气之力，加薤白以振奋心阳。

案二　赵某，男，39岁。门诊号：70218。

1963年7月28日初诊：胸痛、胸憋2年，每逢情绪激动而加重，食欲不振，舌苔薄白，脉弦。肝气失于条达，气滞血瘀故胸痛，肝气郁结，辄易乘脾，故见食欲不振，舌苔薄白，脉弦。治宜疏肝理气，活血化瘀。方用活血利气汤加味：

旋覆花9克　茜草4.5克　瓜蒌9克　陈皮6克　鸡内金6克　半夏7.5克　五灵脂4.5克　生蒲黄4.5克

2剂，水煎服。

服药后，胸痛、胸憋减轻，但食欲不振，咯白色泡沫样痰，故用陈皮、鸡内金、半夏理气健脾，燥湿祛痰，痊愈。

案三　常某，男，37岁。门诊号：79656。

1964年4月26日初诊：胸痛、胸憋已3~4个月，食欲不振，厌油食，大小便正常，舌苔薄白，脉弦。方用活血利气汤加味：

全瓜蒌15克　旋覆花9克　茜草6克　五灵脂6克生蒲黄6克　郁金4.5克　当归尾7.5克　枳壳4.5克

2剂，水煎服。

服药后，症状明显减轻。方中枳壳、郁金、归尾有理气活血止痛的作用。嘱咐患者勿再生气。

案四　赵某，女，26岁。门诊号：45532。

1961年5月20日初诊：胸部憋闷，月经期下腹部胀痛，月经量少，舌苔薄白，脉紧。方用活血利气汤加味：

旋覆花9克　茜草6克　丹参15克　全瓜蒌9克　香附4.5克　当归尾7.5克　赤芍7.5克　五灵脂4.5克　生蒲黄4.5克

2剂，水煎服。

按：本例患者除胸憋之外，兼有痛经，故加香附以理气。气为血帅，血为气母，气行血行，气滞血瘀。故用理气活血化瘀之品以理气活血，通则不痛。

案五　陈某，女，45岁。门诊号：92907。

1965年10月27日初诊：胸痛已3年余，伴气短乏力，太息为快，小便不禁，舌苔薄白，脉沉细。方用活血利气汤加味：

旋覆花9克　茜草4.5克　全瓜蒌9克　五灵脂4.5克

生蒲黄 4.5 克　生黄芪 7.5 克　益智仁 6 克

水煎服，服药 2 剂后好转。

按：患者除有胸痛之外，兼有气短、乏力、小便不禁之气虚症状，故加黄芪补气升阳，益智仁温中助阳固涩。

慢性肺原性心脏病

本虚标实寒热相间　病位心肺治从心肾

慢性肺原性心脏病，简称肺心病，多发于地处寒冷的东北、华北、西北等北方地区。是由慢性支气管炎、肺气肿及其他肺胸疾病引起的心脏病。多因喘咳等肺系疾病迁延不愈，渐至肺、心、脾、肾等脏器功能失调，出现气喘、心悸、水肿、腹胀、唇青舌紫等表现。李老认为，肺心病是一个非常复杂的危重证候，中医学虽无"肺原性心脏病"这一名称，但历代文献对本病之诊治记载颇详，大致属于咳喘、心悸、痰饮、水肿等范畴。

由于本病发病缓慢，病程较长，多表现为慢支——肺气肿——肺心病不可逆转的发展过程，且多为年老、久病、体衰患者，故临床表现以本虚为主，急性发作期以虚中夹实、痰热壅肺为特点，而血瘀见症，无论急性期、慢性期均普遍存在。本病迁延日久不愈，多伤及脾肾之阳，易造成下焦脾肾虚寒与上焦心肺郁热相间出现的虚实寒热错综复杂的危重证候。

　　从病的先后和传变来看，本病由肺而起，逐渐波及心，长期反复发作，进一步影响到脾、肾，后期则以心肾功能衰退为主要表现。具体来讲，肺主气，司呼吸，上通气道、咽喉，开窍于鼻，外合皮毛，肺为五脏之华盖，又属娇脏，不耐寒热，因此，外邪侵袭人体，首先犯肺，导致肺失宣降，肺气逆乱，发为咳喘。咳喘既久，痰热内蕴，渐至肺气虚而短气、喘促，肺伤日久，必及于心。心与肺同居上焦，肺主气，朝百脉，辅心而行血脉。肺气虚、气滞，不能治理调节心血的运行，则心气虚衰，无力推动血脉，血流不畅，而致血瘀，出现心悸、唇甲紫绀、胁下痞块等血瘀之候。心血不足，血不养心，则更加重瘀滞及水肿。肾主水而肺为水之上源，《景岳全书》载："盖水为至阴，故其本在肾，水化于气，故其标在肺，水唯畏土，故其制在脾。今肺虚，则气不化精而化水，脾虚则土不制水而反克，肾虚则水无所制而妄行。"水液代谢失调，溢于肌肤，则为水肿；水液停积，则为痰饮；水邪泛滥，则面浮肢肿；水饮上凌心肺，故心悸喘咳。又肺失肃降，也可导致肾阳不升，肾不纳气，则气喘更为加剧。因此，本病虽曰肺心，实则以心血瘀阻、肾不主水、阳虚水泛为病机之根本，故应着重从肾心论治。

　　发病脏腑虽然以心肾为主，但肺、肝、脾等脏往往多被涉及，痰饮、瘀血、气滞、气虚、阴虚、阳虚、寒象、热象常相夹在一起，只不过随着病情的变化，出现孰者为主，孰者为辅，孰多孰少而已。故在治疗用药上，也应随着证候的变化，在抓住主要原因进行治疗的同时，不忘辅以第二位、第三位的治疗方法，以达到标本兼顾、综合治理、提高疗效的目的。

　　基于上述思路，结合多年的治疗肺心病之经验，李老常将肺心病分为五种证型，详见下述：

一、心肾阳虚，痰饮阻滞型

【证候表现】气短咳喘不能平卧，吐泡沫痰，轻度浮肿，四肢厥冷，怯寒，舌苔白，脉沉细弱或沉细微而数。

【治则】宣阳化饮。

【方药】真武汤加减：

附子 3~6 克　茯苓 5 克　白术 6 克　白芍 6 克　生姜 3 片　杏仁 3 克　人参 3 克

【加减】瘀血阻滞，轻度紫绀者，加丹参 6 克。

【案例】

刘某，男，55 岁。门诊号：86274。

1964 年 1 月 21 日初诊：咳嗽 30 多年，咳喘气短，上坡或用力、负重时加重 20 余年。近 1 年来日渐严重，尤其最近入冬以来，咳喘气短，不能平卧，心悸浮肿。经用氨茶碱、抗生素类药物无效，后改予中药止咳定喘治疗 2 个月亦无效。现症怯寒，四肢厥冷，脉沉微。治宜温肾化饮。方用真武汤加减：

附子 5 克　党参 3 克　杏仁 3 克　陈皮 6 克　茯苓 5 克白术 6 克　白芍 6 克　生姜 3 片

服药 2 剂后气短稍见好转，以后根据腹胀时加厚朴 3 克，咳嗽严重时加紫菀 6 克的加减法，治疗 1 个月，浮肿、气短、咳喘诸症大多消失。

按：本案证属心肾阳虚，痰饮上冲，故在温阳利水湿之真武汤基础上加杏仁、陈皮以温化寒痰，党参益气健脾，合苓、术以治生痰之源。

二、上实下虚，痰浊中阻型

【证候表现】咳喘而不能平卧，胃脘痞满，口苦口干，颜面或眼睑浮肿较重，头部时时汗出，足冷，或手足厥冷，舌苔黄厚，或黄腻，脉弦滑。

【治则】化痰降逆温肾。

【方药】苏子降气汤加减：

苏子9克　橘红6克　半夏6克　当归6克　前胡6克
厚朴6克　肉桂5~6克　黑锡丹3克　人参3克

【案例】

安某，女，46岁。门诊号：56972。

1962年11月22日初诊：咳嗽30余年，喘20多年，近三四年来加重，尤其今年入冬以来，病情更重，喘咳吐痰，不能平卧，颜面、四肢、腹部均浮肿，尤以食后咳喘更重，头汗出，足冷如冰，舌苔黄厚而腻，口唇、舌、面颊、手指均青紫，脉弦滑。证属上实下虚、痰饮不化之重症。治宜化痰降逆温肾。方用苏子降气汤加减：

苏子9克　橘红6克　半夏9克　当归9克　前胡9克
厚朴9克　肉桂9克　黑锡丹3克　党参6克　补骨脂9克

服药2剂后咳喘好转，又继服4剂后，根据情况改予金匮肾气丸合黄芪鳖甲散加减治之，2个月而安。

按：本例患者为上实下虚、痰饮不化之重症，故用苏子降气汤加重肉桂用量，另加补肾助阳之补骨脂，意在加强温肾助阳，益火之源，以救下虚。

三、肾阳不足，寒水上冲型

【证候表现】咳喘不能平卧，头汗如珠，腰腿疼痛，足冷如冰，下肢浮肿，舌苔白，脉弦紧，尺大或两尺均微。

【治则】温肾纳气。

【方药】金匮肾气丸加减：

生地9克　山药9克　山萸肉9克　五味子9克　茯苓9克　泽泻9克　丹皮9克　附子9克　肉桂5~9克　车前子9克　怀牛膝9克

若无山萸肉，可改用补骨脂9克。

【案例】

张某，女，40岁。门诊号：27898。

1960年3月18日初诊：咳喘数十年，近1个月来连续喘嗽不止，不能平卧，心悸，腰酸背困，足冷如冰，7~8天来下肢出现浮肿，咳喘更加严重，头汗时出，但足趾更冷，经西药抗生素、氨茶碱、中药小青龙汤、苏子降气汤、射干麻黄汤、定喘汤等治疗半月余无效。口唇舌质微青紫，舌苔白，脉沉细，尺大而弦。治宜温肾纳气。方用金匮肾气丸加减：

生地12克　山药9克　山萸9克　茯苓9克　五味子9克　泽泻9克　丹皮9克　车前子9克　附子9克　肉桂9克　怀牛膝9克

服药2剂，咳喘明显改善，浮肿亦大部分消失。继续原方治疗半月，症状大部分消失。

按：本例咳喘患者属肾阳虚，肾不纳气型，故用济生肾气丸温阳补肾而利水。方中五味子与六味地黄汤合用名都气丸，主治肾阴虚而气喘呃逆者，五味子功擅纳气平喘，故本方能在温补肾阳之基础上增加利水消肿、纳气平喘之功效。

四、痰饮不化，气阴两虚，气滞血瘀型

【证候表现】咳嗽气短，不得平卧，全身浮肿，口苦口干，头晕头痛，心烦心悸，时而胸胁窜痛，烦躁易怒，舌苔白，质暗，口唇紫暗，脉弦滑。

【治则】治宜补气养阴以培本，理气化痰祛瘀治其标。

【方药】咳嗽遗尿方加减：

柴胡6克　半夏9克　陈皮9克　青皮9克　党参9克
麦冬9克　五味子9克　当归9克　白芍9克　黄芩9克

【加减】咳嗽严重者，加紫菀9克。若无柴胡，可改用川芎9克。

【案例】

柳某，女，54岁。门诊号：49051。

1961年11月20日初诊：咳嗽30余年，气短10余年。最近入冬以来咳嗽气短严重，不能平卧，不能走路，心烦心悸，胸胁时而窜痛，头晕头痛，食欲很差，手足心热，口干苦，下肢高度浮肿，舌苔白，口唇舌质均紫暗，脉弦滑。治宜益气养阴以培本，理气化痰祛瘀治其标。方用咳嗽遗尿方加减：

柴胡9克　当归9克　白芍9克　麦冬9克　党参9克
五味子9克　半夏9克　陈皮9克　黄芩9克　紫菀9克
茯苓9克

服药2剂后，咳喘气短、浮肿均明显改善，继服40剂而症状基本消失。

五、气阴两虚，痰浊中阻，上热下寒型

【证候表现】喘咳气短不能平卧，或因精神极度疲惫而

不能坐起，或不能翻身，全身浮肿，或下肢浮肿，全身极度消瘦，口苦干，夜间尤甚，腹胀而怕冷，烦躁易怒，心悸心烦，脉弦滑而大或虚大，舌苔薄白或光剥如镜，舌质紫暗。

【治则】益气养阴，理气化痰，清热温肾。

【方药】黄芪鳖甲散加减：

黄芪15克　人参6克　地骨皮9克　紫菀9克　茯苓9克　柴胡9克　半夏9克　知母9克　生地9克　白芍9克　麦冬9克　肉桂9克　陈皮9克　甘草6克

【加减】心悸较重者，加五味子9克。

【案例】

郭某，女，73岁。门诊号：68243。

1963年11月24日初诊：3年前曾因气胸而手术治疗，术后经常气短，疲乏无力。近7~8天来发现咳喘、浮肿、紫绀，西医诊断为肺心病，给予地高辛、氨茶碱及青霉素、链霉素、庆大霉素、红霉素等抗生素而病情不见好转，并出现呕吐、神志朦胧、时而谵语等现象。患者家属要求中药配合治疗。查其舌质如猪腰子之状，喉中痰声辘辘，神志朦胧，时而谵语，轻度浮肿，脉弦滑大。证属气阴欲脱、痰浊中阻、上热下寒之重症。治宜益气滋阴温肾以固其脱，辅以理气化痰清热平喘以治其标。方用黄芪鳖甲散加减：

黄芪15克　人参6克　五味子9克　紫菀9克　茯苓9克　柴胡9克　半夏9克　知母9克　生地9克　白芍9克　麦冬9克　肉桂9克　陈皮9克　甘草6克

2天1夜，连服3剂后，第2天夜晚神志完全清楚，精神好转，咳喘、气短、浮肿亦减轻。继服3剂后，咳喘气短大部分消失，浮肿亦减六七成。嘱其停用西药，单独服用中药36剂而基本痊愈。

按：本案属气阴两虚、痰浊壅盛、寒热错杂之危急重症，故重用黄芪合用人参益气固脱，生脉散（人参、麦冬、五味子）合生地、白芍重剂滋阴生津，上述两组药益气滋阴以治其本。二陈汤（半夏、陈皮、茯苓、甘草）燥湿化痰，理气和中，可祛壅阻中焦之痰浊；紫菀辛苦温，化痰止咳平喘；柴胡、知母清热；肉桂辛甘大热，温补脾肾之阳而散寒。诸药配伍，标本兼顾，寒热并用，故能使气阴复而正气得固，痰浊除而咳喘自止。

心力衰竭

心衰多阳虚　补阳宜小剂
少火能生气　壮火则食气

心力衰竭，从总的方面看是一个心肾阳虚证，所以常用真武汤加人参、杏仁取效。又因本证是一个正虚邪实证，补阳则阴不支，补阴则阳易败，所以用药稍有不慎即会使病情加重。例如：患者和某，女，35岁，风湿性心脏病，二尖瓣狭窄，反复咳血20年。2年前在某院手术后出现全心衰竭，至今不但不见改善，反日渐严重。全身浮肿，尿少，呼吸困难，心悸心烦，不得平卧。改请某医以中药治疗。医查其症见口渴身热，心悸心烦，气短而喘，不得平卧，脉数而结代（注：应称促代脉），诊为心阴亏损。处方：人参10克，麦冬10克，生地10克，花粉15克，黄连10克，五味子10克，石斛 10 克，白芍 15 克，甘草 10 克。并继续配合服用地高辛等西药。服药后，是夜诸症更加严重，呼吸困难，神色慌张，有欲死之状。邀李老诊视，李老云：患者高度水肿，心悸气短，乃心肾阳虚、水气上逆凌犯心肺之象，危证也，急宜真武汤加减治之。处方：附子 1 克，白芍 1.5 克，白术 1.5克，人参 1 克，茯苓 1.5 克，杏仁 1 克。次日之晨，诊其浮肿减轻，尿量增多，呼吸困难明显改善。此时因李老公务繁忙，由笔者代其诊治，患者家属云："此方量小力微，病情深重，可否改加分量？"前医亦适在其侧，云："兵微将寡岂能制大敌，不可也。"余听后亦感颇有道理，乃在原方上加 10 倍量予之。次日，家属来邀云："诸症加剧，请速前往诊治。"李老询诸症之后，云："此患阴阳大衰，又兼水肿实邪，正虚而邪实，补其阳则阴大伤，而烦躁倍加，补其阴则阳气难支，浮肿短气更甚。其脉一息七至，且有间歇，乃阴不恋阳，阳气欲败，非热盛之实证，亦非阴虚有热之虚证，故治之宜小剂耳。君不知《内经》有'少火生气，壮火食气'乎！此病用药之量稍有不慎，则命在顷刻矣。"余遵其意，再以原方原量予之。1 个月之后，患者呼吸困难大见改善，浮肿消失，并能到户外活动。

眩　晕

眩晕四证　风火痰虚
风为病源　治从肝脾

　　眩是眼黑，晕是头旋，眩晕即古人所说的头旋眼黑，俗语所谓发"黑眼风"是也。此证轻者闭目定神则止，重者如坐车船，甚者不敢开目，自觉天旋地转，不能站立。对于该病的病因病机，历代医家虽众说纷纭，但明清以来，临床医家多宗汉代张仲景及金元四大家中刘河间、朱丹溪的"无痰不作眩"理论，主张痰为病源，从痰论治。如《金匮要略·痰饮咳嗽病脉证并治篇》说："心下有支饮，其人苦冒眩，泽泻汤主之……卒呕吐，心下痞，膈间有水，眩悸者，小半夏加茯苓汤主之。"后世刘河间、朱丹溪在此基础上进一步提出"无痰不作眩""因痰致眩"的学说。如《丹溪心法·头眩》曰："头眩，痰夹气虚并火，治痰为主，夹补气药及降火药。无痰则不作眩……"李老对此有不同看法，认为眩晕总分四类证候，即风、火、痰、虚，其中风为病源，即痰、火皆因风起，在脏腑病机上，与肝、脾、肾最为相关，且实证多起于肝，虚证多源于脾肾。

一、风火痰郁，起于肝风

　　眩晕本是风的症状，但这里的风，多属内风，正如《医学从众录》言："以为风者，非外来之风，指厥阴风木而言，与少阳相火同居，厥阴气逆，于是风升火动，风生必夹木势而克土，土病则聚液而成痰。"《内经》云"诸风掉眩，皆属于肝"，"肝开窍于目"。肝上连目系而应于风，肝气易郁，肝阳易亢，肝阴易虚，这些均易引致肝风内动，风动则火随风升，火升则痰因火动，风夹痰、火上冲于头目，则发为眩晕之症。因此，李老认为眩晕的主要原因就是肝风内动，故治眩之中，应时时不忘肝风，可随证加入天麻、钩藤、菊花、石决明等平肝息风之品。

附案：

案一　侯某，女，69 岁。门诊号：51458。

1962 年 2 月 23 日初诊：主诉头晕目眩，心悸，头目胀痛，面潮红。素有高血压病病史，舌苔薄白，脉弦。证属肝肾亏虚，肝阳上亢型。治宜补肝肾，潜肝阳，熄肝风。处方：

生石决明 9 克　杭菊花 9 克　天麻 6 克　橘红 6 克　生龙牡各 9 克　茯神 4.5 克　半夏 4.5 克　薄荷 3 克　生杜仲 9 克　牛膝 9 克

服上方 3 剂，头晕目眩明显减轻，但仍有头胀头痛感。原方加钩藤 9 克，继服 1 剂，诸症大都消失。

按：此患者年逾古稀，肝肾亏虚，水不涵木，肝阳上亢，发为眩晕。故治宜补肝肾，潜肝阳，熄肝风。方中杜仲、牛膝补肝肾，强筋骨，益腰膝；天麻、钩藤、石决明、生龙牡等潜肝阳，熄肝风；橘红、半夏健脾化痰，和中降逆止呕；菊花疏散风热，清肝明目，薄荷散风热而清利头目；茯神安神定悸，以增强平肝潜阳之功。诸药配伍可补肝肾而潜肝阳，化痰浊而散风热，达到熄肝风而止眩晕的目的。

案二　王某，男，26岁。门诊号：79257。

1963年6月14日初诊：头晕，头痛，视物不清，直视，眼球不活动已半月余，经省城某医院眼科诊断为"内直肌麻痹"。舌苔薄白，脉滑。证属肝旺脾虚，风痰上扰型。治宜平肝息风，燥湿化痰。方用二陈汤加味：

橘红7.5克　半夏6克　南星4.5克　茯苓6克　杭菊花6克　枳壳4.5克　僵蚕6克　全蝎3克　甘草3克

服上方2剂后，头晕、头痛消失。上方去菊花继服2剂后，眼球稍能活动，嘱其守方继服10剂后眼球活动复常，视物渐清。

按：此案系肝旺脾虚，风痰上扰，蒙蔽清窍所致，故以二陈汤加平肝息风之品治之。方中二陈汤健脾理气，燥湿化痰。南星助半夏以化痰，并善除经络中之风痰，主要用于由风痰上扰所致的头目眩晕。全蝎辛而善走，为息风、祛风之要药，专能息风解痉，祛风止痛，并能引诸息风之药直达病所，以增强诸药息风止痉定搐之作用。僵蚕善于疏散肝经风热，菊花则平肝明目而止眩。诸药配伍，健脾燥湿化痰，平肝息风而解痉，达到风痰除而眩晕停、眼转动而视物清的效果。

二、痰浊致眩，脾虚湿盛

脾主运化升清，但在病理情况下又是"生痰之源"。脾之功能正常，则水谷得以运化，其中之精微物质赖脾气之升清上输于肺而营运全身，浊阴下降，使糟粕得以排泄。若嗜酒肥甘，饥饱无常，或思虑劳倦，伤及于脾，则脾失健运，水谷不能化为精微，聚湿而生痰，痰浊中阻，清阳不升，浊阴不降，蒙蔽清窍，发为眩晕。若痰浊郁久，极易化火，痰火上犯清窍，亦可致眩晕加重。如《医灯续焰》说："胸中痰浊，随气上升，头目高而空明，清阳所注，淆浊之气扰乱其间，欲其不晕不眩，不再得矣。或兼见吐痰呕饮、胸痞肠鸣等症，脉左滑。"《丹溪心法·头眩》也说："头眩，痰夹气虚并火，治痰为主……无痰则不作眩，痰因火动，又有湿痰者，有火痰者。"同时，脾之运化升清有赖于肝气疏泄调畅气机，若肝木横肆，乘及脾土，则可致使脾虚，从而形成肝气犯脾、痰浊中阻的眩晕，甚至形成虚中夹实、寒热错杂的证候。因此，在治疗上，应以健脾燥湿化痰为主，方用六君、二陈之类，根据具体证候不同，或加理气、平肝、祛风、息风之品等。

附案：

案一　李某，女，47 岁。门诊号：20244。

1959 年 10 月 7 日初诊：头晕近 2 周，近日渐加重，伴有恶心、汗出、纳呆、乏力，舌苔白腻，脉沉细无力。证属脾胃虚弱，痰浊中阻。治宜健脾益气、燥湿化痰为主，兼以镇肝息风，收敛止汗。方用六君子汤加味：

党参 9 克　生白术 9 克　茯苓 7.5 克　半夏 6 克　陈皮 4.5 克　鸡内金 4.5 克　生龙骨 9 克　生牡蛎 9 克　远志 4.5 克　炙甘草 3 克

二诊：服上方 2 剂后，头晕恶心、纳呆、汗出、乏力均减轻，唯大便时有下坠感，同时白带较多。此中气虚也。上方加生黄芪 15 克，以补气升阳，治气虚下陷，大便下坠感。另加生山药 9 克，以健脾燥湿止带。2 剂，水煎服。

三诊：服药后诸症均进一步减轻，但胁痛明显，系肝气横逆所致。二诊方加炒白芍 9 克，以养血敛阴，平肝止痛。2 剂，水煎服。

四诊：服药后，诸症基本消失，但月经来潮时，又有反复，感到头晕，背冷，汗出多。此仍素体脾虚，阳气不达，卫气不固所致。继服上方 2 剂，以益气敛汗。并嘱其每遇月经来潮即服此药 2 剂。追访照此用药 2 月，以后停用，经期亦未再犯。

按：本案系脾虚湿盛，痰浊中阻，蒙蔽清窍而致眩晕，故以六君子汤健脾益气，祛除痰湿，加鸡内金以助消化，加生龙牡、远志以镇肝息风，收敛止汗。二诊因脾虚湿盛，中气下陷而小腹下坠，白带增多，故加山药以健脾燥湿，加黄芪以补中益气，升阳固脱。三诊加炒白芍意在养血敛阴，柔肝而缓急止胁痛。

案二　王某，女，52 岁。门诊号：83020。

1964 年 12 月 16 日初诊：近 1 个月来自觉头晕目眩，身倦无力，胃脘痞满，口苦，恶心，不欲冷饮，大便溏泻，每日 2~3 次，尿黄，时有足肿，午后加重，苔薄白，脉虚而细。此乃脾阳不振，痰湿中阻，兼肝阳上亢之证。治宜健脾益气，燥湿化痰，平肝息风。方用六君子汤加减：

党参 6 克　生白术 9 克　茯苓 6 克　陈皮 7.5 克　半夏 7.5 克　泽泻 6 克　苍术 6 克　杭菊花 9 克　天麻 6 克　白蔻仁 3 克

二诊：服上方 2 剂后，头晕消失，仍有身倦，腹部有跳动感，口苦有所加重。因头晕、恶心等主症消失，故上方去天麻、半夏。口苦加重为肝经有热之象，故宜去辛燥之半夏，而加入酸微寒之生白芍，以养血敛阴而平肝，抑木扶土而止痛。服药 2 剂后，口苦顿失。

按：此例眩晕系由脾虚痰湿中阻，兼肝阳上亢所致，故用六君子汤加苍术以健脾益气，燥湿化痰，天麻、菊花平肝潜阳，泽泻利水，利小便而实大便，白蔻仁化湿行气，温中止呕，共使痰湿除而呕恶止，肝阳平而眩晕停。二诊去辛燥之半夏及天麻，加白芍之酸寒养血柔肝，抑木扶土，以善其后。

案三　李某，女，36岁。门诊号：46905。

1961年9月18日初诊：近1周来头晕而胀，项强，关节疼痛，两足沉重，纳呆，恶心，喜热饮食，大便溏薄，小便黄，苔白腻，脉滑。此属风湿痹阻清窍之证。治宜健脾化痰，祛风胜湿。方用二陈汤加味：

陈皮7.5克　半夏9克　茯苓7.5克　羌活4.5克　独活4.5克　苍术6克　白术6克　生姜3片

服药2剂后，主症明显改善，再服2剂，头晕止而诸症除。

按：此案属脾虚痰湿中阻，兼外感风湿之眩晕。方中以二陈汤加苍术、白术燥湿健脾以化痰湿，羌活、独活祛周身上下之风湿而活络通窍，佐以生姜暖肠胃而助脾运以化痰湿。

治外感风热眩晕　用解表必兼活血

将活血化瘀疗法及活血化瘀药物广泛地运用于临床各科内伤杂证的治疗，是李老学术经验和用药方法的一大特色，并取得过重大成果，如活血化瘀非手术疗法治疗宫外孕，其中宫外孕Ⅰ号方、宫外孕Ⅱ号方早已载入医学辞典和教科书中，为医学界所皆知。但将活血化瘀法用于外感病，特别是风热外感，如外感头痛、眩晕等，且一样取得神奇疗效的经验，则鲜为人知。在瘀血证方面，李老多主张"百病皆瘀"

说，在瘀血成因上认为不但寒邪可以致瘀，热邪也同样可以致瘀。他说：《内经》多注重寒凝血瘀，而《伤寒论》则多注重热邪郁滞而致瘀，如"阳明证，其人善忘者，必有蓄血也"，"发热七八日……至六七日，不大便，有瘀血"，"太阳病不解，热结膀胱，其人如狂，血自下"等。这里所说的蓄血证、瘀热在里证、热入血室证等，皆属于因热致瘀血。叶天士说："夏日热久入血，最多蓄血一证，谵语昏狂……"王清任《医林改错》更明确指出寒热均可致瘀，说："血受寒则凝结成块，血受热则煎熬成块。"李老在挖掘继承前贤经验之基础上，将活血之法用于外感风热证上，每能获得奇效，可谓匠心独用。

附案：

案一　段某，女，45岁。门诊号：90727。

1965年5月31日初诊：头晕、头痛2日，颈部疼痛，转侧则更甚，自感发热恶寒，舌苔薄白，脉浮数。此系风热表证。治宜辛凉解表，清热解毒，兼以活血。处方：

杭菊花9克　连翘9克　薄荷4.5克　柴胡4.5克　当归尾6克　赤芍6克　银花9克　蔓荆子6克　甘草3克

服上方1剂，主症明显减轻，2剂而愈。

按：本方以辛凉解表、疏风清热为主。方中银花、连翘清热解表，疏散温邪，薄荷、菊花疏风清热，清肝明目而治头痛头晕。柴胡透表解热，透达少阳之邪外出。在柴胡的用量上，李老颇多计较，发热重恶寒轻者用量轻，多为4.5克，恶寒重发热轻者用量重，多用9克。蔓荆子辛苦微寒，善治外感风热头痛，其辛能散风，苦微寒能清热，其药轻浮而易上行，可散头面之风邪。归尾、赤芍二味活血化瘀，针对风热致瘀而设，能使气血通而瘀滞除，头目清而眩晕止，妙用二味活血，可使疗效明显提高，疗程明显缩短，是为用药独特之处。

案二　屈某，女，30岁。门诊号：56999。

1962年11月26日初诊：头晕头痛2日，症见寒热往来，口苦咽干，恶心，腹痛，舌质暗，苔薄白，脉弦。此为少阳证。治宜和解少阳，疏风清热，兼以活血化瘀。方用小柴胡汤加减：

当归9克　生白芍9克　柴胡3克　茯苓3克　黄芩3克　杭菊花9克　半夏6克　五灵脂4.5克　生蒲黄4.5克

服药1剂而主症转轻，2剂而痊愈。

按：此案用小柴胡汤，主药柴胡、黄芩、半夏和解少阳，退热降逆；当归、白芍意在补血养阴以柔肝；五灵脂、生蒲黄为《局方》失笑散，功能活血化瘀，散结止痛。唐容川《血证论》言："蒲生水中，花香行水，水即气也，水行则气行，气止则血止，故蒲黄能止刀伤之血。灵脂气味温以行血。二药合用，大能行血也。"李老常用此二味于内伤杂症之中，用其活血化瘀，散结止痛，每获良效，用于外感头晕头痛等证，同样神验。

神经衰弱

神经衰弱证 辨治从心肾

神经衰弱是西医之病名，属于神经官能症的一种，在中医属于内伤杂证范畴，常见于失眠等证，在脏腑经络方面，多为心、肝、肾、脾、胃的病变。一度时期，神经衰弱从肝论治的观点十分盛行。秦氏从本病各种症状的主次和多少以及脏腑之相互关系进行分析，认为本病中，肝的病变占据重要位置。因肝同心、肾、脾、胃有着生克关系，肝有病变往往会影响到各脏腑，而各脏腑有了病变也会影响到肝。但李老认为此说当属牵强。他认为，内伤脏腑类疾病的五行传变，生克乘侮，具有广泛的理论指导意义，所有的内伤杂证均可按五行传变模式传变转化，不独神经衰弱一病为然。古人云："牵一发而动全身。"也就是说，人体任何一部分都是互有关联的，而没有独立存在的东西。本病肝脏的症状较多见，所以秦氏认为神经衰弱的机制首当责之于肝。而李老则根据多年的临床经验认为，神经衰弱属于心肾方面病变的症状较多。因为患本病之人，不是由于劳心过度，便是由于房室过度，或者二者兼而有之。而郁怒伤肝之人也必然兼有以上两种原因方能形成本病。当然，肝伤日久，亦会发展成为神经衰弱，但毕竟是少数的。

神经衰弱有关心肾的见症：

1.心血虚的症状：心慌，健忘，悸惕，思想不集中。

2.心火旺的症状：心烦闷乱，不易入睡，睡则易醒，多梦，多汗。

3.肾阴虚相火旺的症状：耳鸣，不寐，腰膝酸软，遗精早泄，咽喉干痛，手足心热，小便黄赤，脉象细数。

4.肾阳虚的症状：身体怕冷，手足不温，性欲减退，阳痿，小便频数、清长，脉沉迟无力。

5.心肾不交的症状：神思淡漠，困倦乏力，心悸，失眠，胸烦，悬饮。

神经衰弱临床上虽以心、肾方面的病变证候居多，但上述诸证，常非单独出现，而是多与其他脏腑的兼症同时出现，即是夹杂型者为多。如心脾两虚型，心肾两虚型，肝肾阴虚型，心胆气虚型，脾肾阳虚型等。

附案：

案一　王某，女，29岁。门诊号：46927。

1961年7月26日初诊：失眠，多梦，手足麻木，饮食减少，大便前腹痛。因流产后患病，已2月余。舌苔薄白，脉虚。证属心脾两虚。治宜健脾养心。处方：

生白术7.5克　党参7.5克　炙黄芪6克　当归7.5克　茯神7.5克　远志6克　炒枣仁15克　广木香3克　元肉6克　生白芍7.5克　桂枝4.5克　炙甘草3克

2剂，水煎服。

按：心脾两虚，血不养心，脾为生化之源，化源不足，心失所养，故出现多梦易醒。脾虚不能统血，血不养心而不寐，血虚失养而见手足麻木。脾主运化，水谷运化失司而纳呆，流产失血过多而血虚，脾虚木克土故腹痛。选用归脾汤加味，健脾养心，益气补血，气旺则血生，血足心得其养，寐自安。方中党参、黄芪、白术、炙甘草健脾燥湿，益气补血；元肉、当归、茯神、远志养血补心而安神定志；炒枣仁养肝宁心，安神定志，对失血过多、忧思劳伤心脾所致之心烦不眠有特效；木香理气醒脾，补而不滞；白芍补血敛阴，平肝止痛，用于肝脾不和，腹中挛急作痛；桂枝通心脾之阳。《本经疏证》云："桂枝色赤，条理纵横，宛如经脉系络。色赤属心，纵横通脉络，能利关节，温通经脉，此其本也。"辛能散结，甘可补虚，故能调和腠理，下气散逆，止痛除烦，此其用也。盖其用之之道有六："曰和营，曰通阳，曰利水，曰下气，曰行瘀，曰补中。"此外，还有助心阳、温化水饮的功能。李老根据多年来的临床实践，采用归脾汤酌加桂枝治疗心脾两虚之不寐，充分体现了李老辨证灵活，增减用药丝丝入扣的精湛医道。

二诊：服药后，失眠多梦、腹痛和手足麻木均减轻，夜间睡眠时间延长约 1 小时，但感胸中憋闷，恶寒。处方：

生白术 7.5 克　党参 7.5 克　当归 7.5 克　茯神 7.5 克　远志 6 克　炒枣仁 15 克　广木香 3 克　元肉 6 克　生白芍 7.5 克　生龙骨 7.5 克　生牡蛎 7.5 克　荆芥穗 4.5 克　炙甘草 3 克

2 剂，水煎服。

按：心脾两虚所致的不寐、多梦，经服用益气健脾养血安神的归脾汤，已见成效。但因患者又患胸憋，故从一诊方中去黄芪。黄芪性微温，升清气，以其易助火，又可固表，所以凡外有表邪，内有积滞，以及气滞胸闷，阳盛阴虚，上热下寒，肝旺易怒，以及痈疽初起或溃后热毒尚盛等，均不宜用。加生龙牡有镇惊安神之功，治阴虚阳亢所致的烦躁、心悸和失眠，具有养阴清热除烦的作用。加荆芥穗辛温，轻扬疏散，能散风寒而治恶寒。

案二　张某，男，27 岁。门诊号：37204。

1961 年 1 月 11 日初诊：不寐，睡眠不实，多梦易醒，伴腰困，左胯疼痛。舌苔薄白，脉紧。证属心肾两虚，心肾不交。治宜补肾养心，交通心肾。处方：

生龙牡各 9 克　炒枣仁 15 克　远志 7.5 克　熟地 9 克生山药 15 克　杜仲 9 克　续断 6 克　川牛膝 4.5 克　炙甘草 3 克

2 剂，水煎服。

按：不寐兼腰困，是为肾虚不寐。腰为肾之府，肾主骨生髓，肾髓不足，而出现腰困。生龙牡重镇安神作用较强而治失眠；炒枣仁补肝宁心，治虚烦不眠，易醒多梦；远志交通心肾，治惊悸失眠；熟地滋补肾阴，能填精髓；山药补脾益肾，强肾固精；杜仲补肝肾、强筋骨、益腰膝，治肝肾阴虚所致的腰痛；续断补肝肾、续筋骨、通血脉，治肾虚腰酸痛；川牛膝逐瘀通经利关节而治腰痛。

案三　王某，男，46 岁。门诊号：24132。

1959 年 12 月 22 日初诊：不寐，头晕，耳鸣，腰困，手足心发烧，舌质红，脉虚数。证属肾阴虚。治宜滋补肾阴，宁心安神。方用六味地黄汤加味：

熟地 9 克　山萸肉 9 克　生山药 15 克　茯苓 9 克　丹皮 9 克　泽泻 9 克　炒枣仁 15 克　远志 7.5 克

2 剂，水煎服。

二诊：服药后头晕、耳鸣、手足心烧、不寐均减轻，但自觉失眠时心烦加剧。上方中加栀子 4.5 克，淡豆豉 9 克。2 剂，水煎服。

按：此系肾阴虚引起的不寐。肾阴不足，心肝火旺，虚火上炎，故见头晕，耳鸣，手足心发烧，以致失眠。舌质红、脉虚数均为阴虚有热之象。肾主骨，腰为肾之府，肾虚故见腰困。方用六味地黄汤滋阴补肾，加炒枣仁补肝宁心，治虚火上炎引起的失眠；远志交通心肾，镇惊安神。该方有补有泻，寓泻于补，有合有开，三阴并治。二诊在上方中加栀子、豆豉清泻三焦之火，除烦治不眠。

案四　刘某，女，40岁。门诊号：81928。

1964年11月6日初诊：失眠，多梦，易惊易醒，心悸，舌苔薄白，脉弦细。证属心胆气虚。治宜益气养心，安神定志。处方：

党参4.5克　炒枣仁15克　菖蒲4.5克　远志4.5克五味子4.5克　茯神4.5克　生龙骨4.5克　生牡蛎4.5克

2剂，水煎服。

按：此证系心胆气虚，心虚则神不安，胆虚则善惊多恐，故心悸多梦易醒。党参益气补血，补气健脾，以治气血两虚；生龙牡镇惊安神；炒枣仁养肝安神镇惊，肝与胆相表里，养肝可以补胆之不足；菖蒲、远志、茯神交通心肾而补心益肾，治惊悸失眠；五味子养心敛肺，益肾纳气，协助枣仁敛阴安神，治心气不足失眠。

痹　证

痹发之前　气血必亏
三气乘之　关节闭塞

痹证（病）者，是指人体关节部位或四肢、筋骨、肌肉一个部分或几个部分发生的固定或移动的肿痛或重着或麻木不仁或屈伸不利的疾病。

痹证的好发部位一般多在关节，有的固定在一个关节，有的游走无定处，或右或左，或上或下，有的兼肿兼重或酸困，或兼麻木，有的关节或强直或拘挛，或屈伸不利。除了后期丧失知觉，不知痛痒外，痹证鲜有不疼痛者。

痹证的发生，虽《素问·痹论》有"风寒湿三气杂至，合而为痹也"的论述，但邪之所凑，其气必虚。痹证虽由风寒湿热等外邪侵袭所致，但人身正气的偏虚，气血不足，腠理肌表不固，是引起痹证的内在因素。其主要病机为人身气血先虚，外邪乘虚入侵，阻滞经络，气血运行不畅，以致肌肉或关节疼痛、麻木、重着、屈伸不利而形成痹证。如《灵枢·五变》说："粗理而内不坚者，善病痹。"《临证指南·痹》说："痹者，闭而不通之谓也，正气为邪所阻，脏腑经络不能畅达，皆由气血亏损，腠理疏豁，风寒湿之气得以乘虚外袭，留滞于内，致湿痰浊血流注凝涩而得之。"

历代医家对本病有着详细的论述。如陆清洁说："痹病虽分十六种，一言以蔽之，气机不舒而已。"陈修园说："痹者，闭也，闭而为病，痹斯名。"这也是气机不舒之意。林珮琴说："诸痹风、寒、湿三气杂合而犯其经络之疾也。""行痹、痛痹、着痹，痹证之大纲，又以所遇之时而命名，非此外别有骨、筋、脉等痹也。"尤在泾："痹者，闭也。五脏六腑之正气为邪所闭，则痹而不仁也。"根据上述说法，经脉闭阻，关节疼痛为痹病之主症，这是没有疑问的。但反过来讲，所有的关节疼痛是否都是痹病呢？不是的，绝对不是的。因为关节疼痛一症，还有化脓性的，有结核性的，有梅毒性的，以及外伤性等，都不可以痹病称之。只有因风、寒、湿三气形成的关节疼痛才叫作痹病。不但如此，就是单纯的风、寒、湿任何一气形成的关节痛，如果重点不在关节，也不能叫作痹病。

《素问·痹论》云："风、寒、湿三气杂至合而为痹。其风气胜者为行痹，寒气胜者为痛痹，湿气胜者为着痹也。"《景岳全书·风痹》说："痹者，闭也。以气血为邪所闭，不得通行而病也。"又说："诸痹总由其真阴衰弱，精血亏损，故三气得以乘之而为此病。"秦伯未说："痹者，感受风寒湿邪而气血不和，引起肌肉或关节发痛、麻木一类的病证。"可见气血亏虚，三气乘虚侵入，使经络闭阻，脉道阻塞，致气血不能正常运行，因而出现局部肿痛，或遍身走注，或关节屈伸不得，或肌肉麻木不仁，而成为痹证。但由于三种外邪侵入人体的数量多寡不同，因而表现出的证候也不同，如行痹为风邪至甚，痛痹为寒邪至甚，着痹为湿邪至甚。

痹证初起即新痹，多为实证；痹证日久不愈即久痹，多见正虚邪实、虚实间夹的证候。其基本病变机制可以概括为以下三种新情况：

1.风寒湿邪或风湿热邪乘虚侵入人体，流注经络关节，日久不去，气血运行不畅之病变日甚，血脉瘀阻，津液凝聚，以致瘀血痰浊阻痹经络，出现皮肤瘀斑、关节周围结节、关节肿大、屈伸不利等症。

2.久痹不愈，气血耗伤，常出现气血两虚或肝肾亏损的证候，这在各种痹证病久之后均易见到。

3.痹证迁延不愈，正虚邪实，由经络而病及脏腑，出现脏腑痹的难治或不治性证候。

痹证疼痛四大特征

痹证的主要症状是肢体关节疼痛，或肿痛，或重着，或屈伸不利，或痛无定处，或麻木不仁等。其疼痛有下述几个特点：

1.疼痛的部位：痹证的疼痛，无论上下左右，全部或一部，多在四肢的关节部位，或筋骨部分，也有波及腰背胸胁的，只有胸痹专在胸背，于四肢无碍。

2.疼痛的程度：一般外感风寒的新痹，疼痛剧烈，有的肢体运动受到妨碍，有的不敢转侧，有的不敢屈伸，以手按之，有的咬牙切齿，有的呻吟呼唤。

3.疼痛的时间：痹证疼痛的时间一般很长，有数月的，有数年的，甚或数十年及终身不愈的。这由治疗的及时与否，治法的得当与否决定。如果初起治疗保养得法，可能时间缩短些，但总不如感冒疼痛那样疗效来得快。痹证疼痛多与季节、气候、昼夜等节律变化有明显的关系。多数为昼轻夜重；天晴时轻，天阴时重；夏秋时轻，春冬时重。

4.疼痛的特点：痹证的疼痛呈多样性，有上下移动者；

有左右上下不定者；有时痛时止者，痛时如蛇咬、如针刺、如蝎螫；有疼痛固定不移者；有疼痛兼麻木者；有疼痛的部位肿胀发热发红者；有初起疼痛较剧，逐渐变为不知痛痒，不能运动，不能转侧，关节不能屈伸者等。

新痹当祛邪为务　久痹宜寓散于补

痹证的发生，是由于风、寒、湿、热等外邪侵袭人体，闭阻经络，气血运行不畅所致，以肌肉、筋骨、关节发生酸痛、麻木、重着、屈伸不利，甚或关节肿大灼热为主要特征。痹证初病属实，久则多呈正虚邪实、虚实夹杂之候。《素问·痹论》曰："五脏皆有合。病久而不去者，内舍于其合也。""其入脏者死，其留连筋骨者疼久，其留皮肤间者易已。"说明痹证迁延不愈，复感于邪，会内舍其合，而引起脏腑痹，甚至形成入脏之死证。因此，治痹当分新久，新痹首当祛邪为务，久痹则宜寓散于补。

一、治痹大法

1.通经活血、疏散邪滞为治痹总则

治痹总以通经活血、疏散邪滞为大法。随所感风、寒、湿、热诸邪气之轻重及临床见证寒、热、虚、实之不同而加以对证立法施治，为痹证总的治法。

2.新痹当以祛邪为务

痹证新起，多为实证，不可骤用参芪归地滋腻之品，以防气郁湿滞，闭门留寇。宜以行湿流气、疏散邪气之祛邪法为主。初起因风、寒、湿三气尚未变热，可根据三气之法治之。

风气盛之行痹，以散风为主，御寒利湿辅之，再参以补血之剂。盖治风先治血，血行风自灭也。寒气盛之痛痹，以散寒为主，疏风燥湿辅之，再参以补火之剂，盖非大辛大温不能释其凝寒也。湿气盛之着痹，以利湿为主，祛风散寒仍不可缺，再参以补脾补气之剂，因为脾强可以胜湿，气足自不顽麻。若邪郁病久，风变为火，寒变为热，湿变为痰，又当于通经活血、疏散邪滞剂中再参以降火清热豁痰之品。

3. 久痹宜补泻兼施，寓散于补

痹证日久而不愈，多成正虚邪实、虚实间夹之证。治痹虽以通经活血、疏散邪滞为总法，但当久痹正虚兼邪实之时，不可单用通散祛邪之法，而应着眼于正虚邪实、本虚标实，治宜补中兼散，寓散于补。如四物、四君之中加疏散风寒、燥湿化痰、活血祛瘀或行气散结之品等。同时，治疗久痹，最宜峻补真阴，阴液充足，则气血流行，风寒湿邪随血液循环而去。若过用风湿痰滞等药而再伤其阴气，必反增重其疾矣。

二、痹证治疗九法

1. 补气血法

张寿甫云：人身之气化，壮旺流行而周身痹者、瘀者、滞者，不治自愈，即偶不愈，治之亦宜为功。陈修园言：痛风日久不愈，必大补气血以为胜邪之本。故补气血为治痹之第一要法。方如小续命汤、黄芪桂枝五物汤、三痹汤等。

2. 散风寒法

痹证初起，脉浮紧，头痛发热恶寒者，宜用发散风寒之法，如麻黄汤。日久者，则不可散也，散之则肢体痿废不用。久痹而兼风寒者，不可单用通散，而宜补中兼散，寓散于补。如《医通》言：治（久）痹而用风散通达之剂，医之过也。痹证非不有风，然风入阴分与寒湿互结，扰乱其血脉，致身中之阳气不通于阴，故致痹也。古云多有用麻黄、白芷者，以麻黄能通阳，白芷能行营卫，然已入四君、四物等汤中，非专发表也。

3. 疏通血络法

包括活血、行血、消瘀诸法。古人云：治风先治血，血行风自灭。活血行血宜用红花、桃仁、赤芍、归尾之类，方如活络效灵丹之类。陈修园云：痛风日久不愈，痛久必入络也。诸方俱宜加银花、木通、红花、刺蒺藜之类。

4. 祛痰法

陈修园云：痛久则郁，郁而为热，热则生痰。必加入制南星、半夏、贝母、竹沥、姜汁之类。

5. 清热法

包括清热、泻火诸法。陈修园曰：痛久则郁，郁而为热。用药如瓜蒌根、黄柏、川楝子之类。其中清热多用甘寒，如石膏、知母之类；泻火多用苦寒，如黄芩、黄连之属。

6. 柔润息风法

陈修园云：久服辛热之药不效时，宜用此法。用药如玉竹、黑芝麻、僵蚕、生芪、当归、菊花、蒺藜、阿胶、炙草、桑寄生之类。

7. 针刺法

以患部与循经取穴为主，亦可采用阿是穴。行痹、热痹用毫针泻法浅刺，并可用皮肤针叩刺；痛痹多灸，深刺留针，如疼痛剧烈者，可兼用揪针或隔姜灸；着痹多针灸并施，或兼用温针、皮肤针和拔火罐法。

8.行气法

用于痹证初起，取气行则血行，行湿流气之意。用药如陈皮、枳壳、杏仁之类。

9.祛寒胜湿法

为寒湿痹证正治之法，以川乌、草乌搜风胜湿祛寒，苍术、白术燥湿，当归养荣，乳香、没药活血散血，止痛消肿。方如寒湿方。

三、久痹治验举隅

李老将痹证总分为新痹与久痹两大类。认为新痹多实，当以祛邪为务，根据风、寒、湿、热诸邪之偏胜，施以相应的疏风、散寒、除湿、清热等法，不难辨治，因病属初起，气、血、阴、阳未虚，攻邪用药少有顾忌，故易于治愈。久痹不愈，则多呈正虚邪实，虚实间夹，甚至耗气伤血，形成内舍脏腑之复杂证候。具体讲容易出现下述三种病理变化：一者，风、寒、湿痹或热痹日久不愈，气血津液运行不畅之病变日甚，血脉瘀阻，津液凝聚，终致瘀血痰浊闭阻经络，出现皮肤瘀斑，关节周围结节，关节肿大痛甚，屈伸不利等；二者，久痹不愈，耗气伤血，因而出现不同程度的气血亏虚或脾肾阳虚或肝肾亏损的证候，这种情况，在痹证病久之后均易见到；三者，痹久不愈，病变会由表及里，由经络而及脏腑，出现脏腑痹的复杂危重证候。如《素问·痹论》曰："心痹者，脉不通，烦则心下鼓，暴上气而喘。"又《金匮翼·痹证统论》曰："久（痹）不已，则入五脏，烦满而喘呕者，肺也；上气，溢干，厥胀者，心也；多饮数溲，夜卧则惊者，肝也；尻以代踵，脊以代头者，肾也；四肢懈惰，发咳呕沫者，脾也。大抵显脏证则难治矣。"总之，久痹不愈，反复发作，则易出现痰瘀阻络、气血阴阳亏虚及脏腑痹的证候，且每多出现寒热虚实间夹的复杂证候。治痹虽以通经活血、疏散邪滞为总的法则，但当久痹正虚兼邪实之时，不可单用通散祛邪之法，而应时时不忘正虚邪实，本虚标实，仔细审查虚实寒热的孰多孰少，治则总宜补中兼散，寓散于补。

（一）气血两虚案

案一　周某，女，30岁。门诊号：82986。

1964年12月3日初诊：下肢软弱无力，肌肤麻木不仁3个月余。舌质红无苔，脉虚。此系气血两虚、风湿痹阻之证。治宜益气养血，祛风胜湿。处方：

党参9克　生黄芪4.5克　当归9克　生白芍9克　生白术7.5克　生苡仁9克　僵蚕6克　木瓜7.5克　桑枝30克　炙甘草3克

2剂，水煎服。

二诊：服药后肌肤麻木消失，但仍感下肢困软，背困。处方：

生黄芪15克　黄柏6克　怀牛膝4.5克　木瓜9克　生苡仁30克

2剂，水煎服。

三诊：诸症若失，继服上方6剂，诸症消失。

按：此证属气血两虚，风湿痹阻，故重用参、芪益气，归、芍补血敛阴，四味合用气血双补之力较强。白术、苡米、炙甘草健脾燥湿，补中益气，以助气血化源。诸药配伍，以治气血亏虚之本。方中重用桑枝，以祛风通络，僵蚕祛风泄热，木瓜舒筋活络，和胃化湿，三味祛风通络，配白术、苡仁共能祛风胜湿以治其标。二诊后重用黄芪，意在加强补气血之功，另用怀牛膝补肝肾，并能引药下行直达病所，所以除风湿痹痛。

案二　刘某，女，30 岁。门诊号：24005。

1959 年 12 月 28 日初诊：下肢酸困、浮肿、乏力 2 个月余。伴腰困，食欲不振，苔薄白，脉细弱。证属气血两虚、水湿停留之虚痹证候。治宜益气健脾，燥湿祛风。处方：

生黄芪 9 克　防己 9 克　生白术 9 克　木瓜 7.5 克　怀牛膝 6 克　秦艽 4.5 克　炙甘草 3 克

2 剂，水煎服。

二诊：服上方后，下肢酸困浮肿减轻，仍感乏力。上方加当归 7.5 克。

继服上药 8 剂，诸症消失。

（二）气虚血痹案

案一　田某，女，45 岁。门诊号：59804。

1963 年 1 月 3 日初诊：恶寒，下肢麻木，肌肤不仁，自觉发冷，舌头亦冷，已 1 月余，苔薄白，脉微涩而紧。证属气虚血痹。治宜益气温经，和营通痹。方用加味黄芪桂枝五物汤：

生黄芪 7.5 克　桂枝 7.5 克　生白芍 7.5 克　怀牛膝 6 克　防己 7.5 克　生姜 3 片　大枣 4 枚

2 剂，水煎服。

二诊：服上药后，下肢麻木消失，皮肤恢复知觉，恶寒减轻，汗出较多，齿龈冷，大便多，日行 3~4 次。上方加生白术 7.5 克，茯苓 7.5 克，附子 3 克。

2 剂，水煎服。

三诊：服上方后恶寒已去，大便基本恢复正常，继服上方 4 剂，以巩固疗效。

案二　赵某，男，32 岁。门诊号：95209。

1965 年 12 月 13 日初诊：双膝以下酸困，有凉感，素有遗精病，已有 4 年，每夜遗精多次。喜凉性饮食。苔薄白，脉沉迟。证属上热下寒，气虚血痹。治宜益气和营通痹。方用加味黄芪桂枝五物汤加味：

生黄芪 9 克　桂枝 9 克　生白芍 9 克　怀牛膝 6 克　防己 7.5 克　秦艽 4.5 克　知母 9 克　生姜 3 克　大枣 3 枚

2 剂，水煎服。

二诊：服上药后，膝关节酸困减轻，仍有遗精。上方加芡实 7.5 克，继服 2 剂。

共服上方 12 剂，诸症消除。

按：此二例均为气虚血痹之证，系由素体不足，体疲汗出，卫阳不固，微风侵袭，邪滞血脉，痹阻不通所致。李老在仲景黄芪桂枝五物汤之基础上，妙加怀牛膝、防己，成加味黄芪桂枝五物汤，意在益气温经、和营通痹的基础上助以牛膝之益肝肾，强筋骨，散瘀血，防己助黄芪以益气固表。另牛膝尚能引药下行，直抵病所。案一二诊针对患者恶寒、便溏等脾肾阳虚证候，加用白术、茯苓、附子以温阳健脾。案二虽亦为气虚血痹之证，但同时兼有上热下寒、寒热错杂之候，故用加味黄芪桂枝五物汤加知母，以清肺胃之热而泻火，加芡实以收敛固精。

（三）虚寒夹湿案

案一　芦某，女，38 岁。门诊号：69026。

1963 年 10 月 2 日初诊：右腿疼痛 3 个月，下肢浮肿及身肿，舌苔薄白，脉滑。证属虚寒夹湿型。治宜温经散寒，祛风除湿。处方：

木瓜 15 克　独活 7.5 克　秦艽 6 克　防己 9 克　怀牛

膝 6 克　陈皮 7.5 克　茯苓皮 7.5 克

　　2 剂，水煎服。

　　二诊：服药后疼痛减轻，小便次数增多，继服上方
2 剂。

　　三诊：服药后诸症无显著变化，且出现口苦眼涩等症，
舌苔薄白，脉滑。上方加生苡仁 15 克，羌活 4.5 克，2 剂，
水煎服。

　　四诊：服药后腿痛明显减轻，但小便时自觉尿道有灼热
感。上方加威灵仙 4.5 克，2 剂，水煎服。

　　五诊：服上药后，诸症均有明显减轻，但又出现头晕。
上方加菊花 9 克。

　　继服 2 剂后，诸症基本消失。

　　按：此案属虚寒夹湿的久痹。方中重用木瓜，因其酸
温，善能温通，为舒筋活络之要药，又兼除湿之功，与独
活、秦艽、防己等配伍其祛风湿之力更强。因风寒阴湿之邪
久留不去，困遏阳气，故难见速效。所以从二诊起加入羌活
以增强独活通络散风寒并祛湿止痛之效，加生苡仁甘淡以增
强茯苓皮、防己渗湿利水、疏导下焦之功。继服数日，随症
加减，使经络温通，风寒湿除，痹痛自止。

　　案二　刘某，女，29 岁。门诊号：35456。

　　1961 年 11 月 17 日初诊：4 年前产后自觉腰痛以及肘关
节、膝关节、足跟疼痛，时轻时重，每遇阴雨寒冷天而加
剧。下腹部胀满，喜热饮食，苔薄白，脉沉细。证属虚寒夹
湿型。治宜温经散寒，祛风除湿。处方：

　　木瓜 15 克　独活 4.5 克　秦艽 4.5 克　怀牛膝 6 克　防
己 7.5 克　生白芍 6 克　陈皮 6 克

　　2 剂，水煎服。

服上药后，主症有所减轻。守上方继服 12 剂而诸症悉除。

按：此案虽亦为虚寒夹湿之痹，但与案一相比，因无下肢及周身浮肿之症，故去茯苓皮；又因此案源起于产后，因产后血虚感受风湿之邪而致，故加白芍养血敛阴以治其本虚。

（四）脾肾阳虚，水湿泛溢案

案一　薛某，男，32 岁。门诊号：70218。

1963 年 11 月 8 日初诊：右侧腰痛，两手发胀、麻木 1 年余，喜热饮食，舌苔薄白，脉沉迟。证属脾肾阳虚，水湿泛溢型。治宜渗湿利水，温阳化气。方用五苓散加味：

猪苓 4.5 克　泽泻 4.5 克　生白术 7.5 克　茯苓 6 克　桂枝 9 克　生白芍 9 克　陈皮 7.5 克

2 剂，水煎服。

二诊：服药后麻木消失，但仍浮肿，有时胸憋，舌苔薄白，脉沉迟。上方去猪苓，加附子 3 克，瓜蒌 7.5 克，以助肾阳温脾阳，宽胸理气化痰。

2 剂，水煎服。

三诊：浮肿较前明显减轻，其余症状均消失。

以金匮肾气丸每日早晚各服 1 丸善其后，服药 2 周而诸症悉除。

按：本案先用五苓散加味温阳化气，利水祛湿而消肿。方中二苓、泽泻、白术健脾利水，配桂枝既可内助心阳，温化水饮，又可温经通络，祛风寒，横通肢节，桂枝善能引诸药横行肩、臂、手指，故临床上常用此作为治疗上肢麻木疼痛之引经药。加陈皮理气健脾温中，白芍柔肝止痛。全方可使气化宣通，小便通利，故能使麻木消失，肿胀减轻。二诊去猪苓加附子、瓜蒌，附子补肾阳以温脾阳，加强温阳化湿消肿之功；瓜蒌宽胸理气，化痰浊而治胸憋。三诊诸症基本消失，故改用成药肾气丸补肾阳温脾阳而善其后。

案二　曹某，男，35 岁。门诊号：50323。

1962 年 3 月 2 日初诊：背困，四肢麻木，黎明泄泻，已有 10 余年，有时下腹部隐痛，食欲不振，舌苔白腻，脉缓。证属脾肾阳虚，水饮不化型。治宜温补肾阳，健脾益气，涩肠止泻。处方：

肉桂 4.5 克　党参 9 克　白术 9 克　茯苓 7.5 克　熟地 7.5 克　炒白芍 7.5 克　生黄芪 9 克　五味子 7.5 克　陈皮 4.5 克　炙甘草 3 克

2 剂，水煎服。

二诊：服上药后背困、四肢麻木有所减轻，但仍有黎明泄泻。上方加附子 4.5 克，继服。

共服上方 1 月而基本痊愈。

按：本案属脾肾阳虚、命火不足、水湿不化之虚痹，同时兼有五更泻，故方用四君子汤加黄芪以益气健脾祛湿，肉桂、附子补命门之火，补肾阳而温脾阳，熟地、白芍滋阴，意在阴中求阳。诸药配伍，脾肾双补，温阳利湿，以治病之本。五味子酸涩收敛止泻，陈皮理气开胃防诸药补益之腻。本案特点是以治本为主，并未用一味祛风湿、通经活络之品，同样达到治愈痹证的目的。

（五）瘀痹案

案一　朱某，男，29 岁。门诊号：84249。

1965 年 1 月 12 日初诊：胯关节疼痛数月，左颊部有脓肿 1 块，红枣大小，红肿热痛，舌质暗红少苔，脉涩。证属瘀痹。治宜逐瘀活血，通经止痛。方用活血效灵丹加味：

丹参 15 克　赤芍 9 克　乳香 9 克　没药 9 克　归尾 9 克

服上药后关节疼痛明显减轻，脓肿块缩小一半，后嘱其遵守原方继服 1 周。1 周后追访，诸症基本痊愈。

案二　梁某，女，38 岁。门诊号：85345。

1965 年 2 月 19 日初诊：患者因工作不慎，从楼梯上摔下，腰部疼痛数月，经 X 线拍片诊断为腰椎骶化。腰部畏寒，舌苔薄白，脉沉而紧。此证总属瘀痹之证。治宜活血化瘀为主，兼以补肝肾，强筋骨。方用活血效灵丹加味：

丹参 60 克　当归尾 30 克　赤芍 30 克　乳香 15 克　没药 15 克　麝香 0.3 克　杜仲 15 克　牛膝 15 克　续断 15 克

上药共研细末，炼蜜为丸，每丸重 5 克，每日早晚各服 1 丸，开水或黄酒送下，连服半月。

二诊：服上方半月后，腰部疼痛明显减轻，活动较前自如，但仍怕冷，脉沉而涩。嘱其按上方比例再配制 3 个月丸药，并连续服用。

3 个月后来复查，自感症状全部消失，X 线拍片复查，腰椎骶化现象全部消失，一切恢复正常。

按：此二案均属瘀痹，因风湿闭阻或跌打瘀肿，日久气血凝滞不通所致。故活血化瘀为瘀痹的根本治疗方法。活血效灵丹由当归、丹参、乳香、没药组成，为清代医家张锡纯《医学衷中参西录》方。本方功擅活血祛瘀，通络止痛。李老常用此方加减化裁，用于各种原因所致的气血瘀滞之证，如风湿痹痛、癥瘕积聚、心腹疼痛、腿痛臂痛、头身疼痛及各种外伤瘀痛、疮疡初起等。由李老与原山西省医学院第一附属医院于载畿教授合作发明的非手术方法治疗宫外孕的"宫外孕方"即是在此方基础上加减化裁而成。上述案一由活血效灵丹加赤芍而成，意在加强活血和凉血解毒、消肿排脓之功，故服 1 周余痹痛、脓肿一并消除。案二因陈旧外伤引起腰椎骶化，并兼肾虚之证，为药力短时间难达难治性疾病之一，故加入麝香，取其辛温香窜、通络透骨之性，以达开关利窍，透达骨髓，并引诸药直达病所的目的；杜仲、牛膝、续断，补肝肾，强筋骨，以顾本虚。另外，该病属器质性病变，不宜图速，故采用丸药久服的办法而取奇效。

十八种痹辨治要则

1. 行痹

【释名】行痹又称风痹、走注疼痛、历节风、流火等，是因风邪较胜而形成的痹病。

【主症】四肢关节疼痛，行而不定。

【诊断】此证只要抓住风邪善行数变的本性，即疼痛部位不固定，游走不定，则不难诊断。

【治法】以散风为主，以除寒祛湿为佐，再适当地结合和血行血之品，此因治风先治血、血行风自灭之故。

【方剂】

（1）小续命汤倍防风：主治素体气虚之人患行痹者。

（2）增损五痹汤：主治气实之人患行痹者。

（3）心悟蠲痹汤加秦艽、防风：本方为三痹通治方，但加入秦艽、防风则偏治行痹。

（4）三痹汤：主治行痹日久，气血不足，肝肾亏虚者。

（5）顾氏行痹方：主治邪郁病久，风变为火之证。

2. 痛痹

【释名】痛痹，又称痛风，是因寒邪较胜而形成的痹证。

【主症】疼痛较甚，痛有定处，或筋骨挛痛。

【诊断】只要抓住寒邪收引凝滞、阳气不行之特点，即痛甚，部位固定，不难诊断。

【治法】以散寒为主，疏风燥湿佐之，再参以补火之剂。因热则流通，寒则凝塞，通则不痛，痛则不通。

【方剂】

（1）小续命汤倍附子：小续命汤虽为治疗诸痹之通用方，但倍用附子温阳祛寒，则偏治痛痹。

（2）增损五痹汤重用麻黄、附子：加强原方温阳、温散之功，主治痛痹。

3. 着痹

【释名】着痹又名湿痹，是因湿邪胜而形成的痹证。

【主症】其病重着不移，或肿痛，或麻木不仁，或四肢拘挛。

【诊断】本证以沉重与麻木及重着不移为特点。因湿邪重着黏滞，湿从土化，故病多发于肌肉也。

【治法】以燥湿为主，祛风散寒佐之，再参以补脾之剂，因土旺胜湿故也。

【方剂】

（1）小续命汤倍防己：倍用防己增加利水消肿之功，主治湿痹。

（2）增损五痹汤重用防己、羌活：防己利水消肿，羌活胜湿祛风，主治着痹。

4. 皮痹

【释名】皮痹是秋季感受风、寒、湿邪而形成的痹证。

【主症】皮肤发麻，尚觉痒痛，抓之如隔帛，或瘾疹风疮。

【诊断】以病在皮肤，但尚觉痒痛为特点，因秋气在皮肤故也。

【治法】养血疏风。

【方剂】

（1）小续命汤加黄芪或桂枝皮：主治皮痹之气实麻木者。

（2）增损五痹汤重用黄芪、桂枝为主药：主治皮痹而麻木者。

（3）黄芪益气汤：主治气虚皮肤麻木不知痛痒者。

（4）秦艽地黄汤：养血疏风，主治皮肤抓之如隔帛或有瘾疹风疮者。

5. 肌痹

【释名】肌痹是长夏即六七月之间感觉风寒湿邪而形成的痹证。

【主症】肌肉麻木，不知痛痒。

【诊断】以发于长夏、病在肌肉、麻木不知痒痛为特征，以长夏之气在肌肉故也。

【治法】解肌发表，祛邪止痛。

【方剂】

（1）小续命汤加葛根或白芷：葛根解肌，白芷祛风解表，消肿止痛。主治肌痹。

（2）增损五痹汤重用葛根、白芷：以加强其解肌发表、止痛之功。主治肌痹。

6. 脉痹

【释名】脉痹是夏令遇风寒湿邪而形成的一种以血脉证候为突出表现的痹证。

【主症】脉因血不能正常流行而色变。

【诊断】发在夏季，病在血脉，色变为主症，因夏气在脉故也。

【治法】活血通经。

【方剂】

（1）小续命汤加片姜黄或红花：加姜黄、红花，活血通经止痛，主治脉痹。

（2）增损五痹汤重用红花、桂枝：以活血温通经脉，主治脉痹之偏寒者。

（3）升麻汤去麻桂加萆薢、石膏：主治脉痹之偏热者。

（4）秦艽四物汤：主治脉痹而血虚者。

（5）人参汤：主治脉痹而气虚者。

7. 血痹

【释名】血痹者，乃素体气血虚弱，风寒湿邪闭着于血分之痹证。

【主症】身体不仁，如风痹状，脉阴阳俱微，寸口关上微，尺中小紧。

【治法】宣达阳气，补虚祛邪。

【方剂】

（1）黄芪桂枝五物汤：主治血痹，重在益气通阳行痹。

（2）当归汤：主治血痹血虚而风邪胜者。

8. 骨痹

【释名】骨痹是指冬令时感受风寒湿邪而形成的以骨节症候为突出表现的痹证。

【主症】骨重疼痛不能举。

【治法】疏风散寒，祛瘀通痹。

【方剂】

（1）小续命汤加虎骨或狗骨：主治骨痹之虚证者。

（2）增损五痹汤重用虎骨：主治骨痹之实证者。

9. 热痹

【释名】是指热毒流注关节，或内有蕴热，复感风寒湿邪，与热相搏的痹证。

【主症】关节红肿热痛，肌肉如火。

【治法】清热祛湿，宣痹止痛。

【方剂】

（1）加味升阳散火汤：即升阳散火汤加羚羊角、犀角。主治热痹关节红肿热痛，发热倦怠者。

（2）桂枝芍药知母汤：主治热痹而阴虚者。

10. 冷痹

【释名】是指素体阳虚，复感风寒湿邪，病从寒化的一种痹证。

【主症】痹病而身寒无热，四肢厥冷。

【治法】温阳散寒，行痹止痛。

【方剂】

（1）金鉴蠲痹汤：主治冷痹四肢厥冷，身寒疼痛者。

（2）通痹散：主治冷痹关节痛甚者。

11. 周痹

【释名】周痹是指周身或半身疼痛之慢性痹证，此病多由真气不能周流于身，风、寒、湿客于分肉（即皮之内脏之外）而致。

【主症】周身疼痛，沉重麻木，项背拘急，或手足痛有定处，痛无歇止，或从上病及于下，或从下病及于上，有的似诸痹之痛有歇止，左右相移，流走不定，也有的或两手或两足或半身偏废不仁不用，状似中风，但口眼不歪斜而身有疼痛也。

【治法】益气和营，祛邪通痹。

【方剂】

（1）心悟蠲痹汤加桂枝、白术、狗脊、薏米：主治浑身痹痛，周身挛痛麻木并作者。

（2）太原舒筋散：主治妇女产后而发周痹者。

12.胞痹

【释名】胞痹是指痹病日久发展到膀胱之腑而以少腹、膀胱症状为突出表现的一种痹证。

【主症】少腹手按之其痛如沃汤之状，小便秘涩，鼻流清涕。

【治法】温阳利水。

【方剂】

附子五苓散：主治胞痹而阳虚者。

13.肠痹

【释名】肠痹是指痹病日久不已，发展到大小肠，以大小肠病症为特征的一种痹证。

【主症】喜饮水，便秘，泻则不胀，不泻则胀。

【治法】利尿健脾。

【方剂】

五苓散加苍术：温阳利水，燥湿健脾，治肠痹而阳虚水湿泛溢者。

14.心痹

【释名】心痹是由于脉痹日久不愈，重感外邪，内犯于心，心气痹阻，脉道不通而致的内脏痹证。

【主症】心烦，心悸，心痛，暴上气而喘，有时则恐，咽干噫气。

【诊断】以本病的主症为主，再参合病史是否曾有脉痹，血管变色，则不难诊断。

【治法】养心祛邪，活血通脉。

【方剂】

（1）三痹汤：主治心痹而气血虚者。

（2）独活寄生汤：本方即三痹汤去黄芪、续断，加桑寄生而成。为治痹证日久入脏，补血祛邪之方，可用于心痹正虚邪实者。

（3）加味五痹汤：五痹汤加远志、茯神、麦冬、犀角，倍白芍。主治心痹而正虚者。

李老认为，上述三方均为补正祛邪之剂，可用于心痹。三方区别在于三痹汤药力较大，寄生汤次之，五痹汤又次之，用时对证选择可也，如在用量上加以注意则更为确当。

15. 肝痹

【释名】肝痹是因筋痹日久不愈，复感于邪，内犯于肝而成的一种内脏痹证。

【主症】喜饮，小便数多，夜卧则惊，太息。

【诊断】本病诊断不难，根据主症，再结合病史曾有筋痹（即筋挛关节屈伸不利之症状）即是。

【治法】扶正祛邪。

【方剂】

（1）三痹汤：补正祛邪，可用于肝痹之重症者。

（2）独活寄生汤：补正祛邪，可用于肝痹。

（3）加味五痹汤：五痹汤加酸枣仁、柴胡，倍白芍。治肝痹而肝郁、夜寐不宁者。

16. 脾痹

【释名】脾痹是因肌痹日久不愈，复感于邪而形成的一种内脏痹证。

【主症】呕涎，心下痞硬，四肢懈惰。

【诊断】此病诊断不难，首先根据本病的主症，再参合以前曾否有过肌痹的肌肉麻木、不知痛痒等症状即可确诊。

【治法】以补正为主，斟酌加入祛邪之品。

【方剂】

（1）三痹汤。

（2）独活寄生汤。

（3）加味五痹汤：五痹汤加厚朴、枳实、砂仁、神曲，倍白术。

以上三方均以补正祛邪为主，其中三痹汤药力较大，寄生次之，五痹汤又次之。用时随证之轻重取去可也。

17. 肺痹

【释名】肺痹是由皮痹日久不愈，复感于邪而形成的一种内脏痹证。

【主症】心烦，胸满，气喘，咳嗽，呕吐。

【诊断】本病诊断不难，根据本病的主症，再参合病史是否曾有皮肤麻木等皮痹症状即可确诊。

【治法】因属久病，仍以补正祛邪为主。

【方剂】

（1）三痹汤。

（2）独活寄生汤。

（3）加味五痹汤：五痹汤加半夏、紫菀、杏仁、麻黄。

以上三方都以补正祛邪为主，三痹汤药力较大，寄生汤次之，五痹汤又次之，用时据具体症状加以选择可也。

18. 肾痹

【释名】肾痹是指骨痹日久不愈，复感于邪而形成的一种内脏痹证。

【主症】腹胀，尻以代踵，脊以代头。

【诊断】根据主症即可确定，参合病史曾有骨痹症状则更为准确。

【治法】补正祛邪。

【方剂】

（1）三痹汤。

（2）独活寄生汤。

（3）加味五痹汤：五痹汤加独活、官桂、杜仲、牛膝、黄芪、萆薢，倍白芍。

以上三方都是补正祛邪之剂，三痹汤药力较大，独活寄生汤次之，五痹汤又次之。用时如能根据症状适当地加以裁剪则更好。

昏　迷

神昏辨治

神昏是临床上常见的危重证候之一，表现以神志不清、昏不知人为特征。但其具体病因、病机、临床见症较为复杂，当予细辨。神昏之属于阳明者，大渴，舌黄干燥，壮热，脉洪大，为白虎汤证。如舌黄干，腹满拒按，脉沉实而有力者，为承气汤证。若少阴病之神昏，特点为沉沉欲寐，郑声，舌润无苔，脉沉微，多兼厥冷，有兼热者，多属阴盛格阳，为病之后期多出现，如夹痰湿，舌苔腻，小便不利，属真武汤证，否则属四逆汤证（又，初期之热，应考虑为麻黄附子细辛汤证）。若邪入心包，多兼谵语舌绛，高热，温病神昏，多系此类型，为脑疾患。也有因瘀血的，曾治一产后昏不知人，少腹压痛，不发热，兼有强直，逐瘀之后即愈。若厥阴之神昏，多兼抽搐、强直、惊厥之征象，于清热剂中须加羚羊角、钩藤、全蝎、蜈蚣之属，这种抽搐有属于白虎汤证者，有属于邪入心营者，后者可用安宫牛黄丸、至宝丹或紫雪丹之类药品，辅以汤剂治之，以清心开窍，镇惊息风。因其他疼痛原因而致神昏者，多为急性病，痛止之后，即可清醒。因癔病之神昏者，多不发热，由精神刺激而发，多伴有四肢拘挛。因痰浊蒙蔽清窍而致神昏者，其舌苔必然厚腻，湿温证多见之，宜菖蒲郁金汤合苏合香丸治之。

以上为神昏之大概也。凡属神昏，多为危证，当予高度注意。大凡脉象清晰有力者，多能治好；微弱细数，模糊不清者，预后堪忧。又有一种郁冒现象，多见于战汗之前，患者多突然人事糊涂，昏昏沉沉，为欲作战汗之阳郁现象，伴有肢冷脉伏，可从病情经过中衡量之，若无变坏之机，且与服药无关者，即可以向这方面考虑。

一氧化碳中毒

一氧化碳中毒　宜从痰瘀论治

李老认为，轻度、中度的一氧化碳中毒，有的不治自愈，有的必须急灌醋或酸菜汤才可恢复；若为重度者，特别是表现痴呆、木僵、瘫痪、失语、长期昏迷、惊厥者，治疗起来殊感棘手。一般来讲，痴呆、失语、昏迷多因秽浊蒙蔽心窍所致，瘫痪、惊厥者多因血不养肝或瘀血阻滞所致，前者主治以开窍化痰，后者主治以活血舒筋。如患者李某，男，60岁，煤气中毒60多天，经某院治疗后神志虽已清醒，但却遗留痴呆，言语謇涩，行动不便，肢体震颤，予饮食则吞咽不止，不予则不知索要食物，予局方至宝丹，1日2丸，10日愈。毛某，男，28岁，煤气中毒昏迷48天，先在某院住院治疗一直不效，乃转我院进行治疗。审其神志昏迷，全身痉挛性瘫痪，发热，舌质红绛，无苔，脉数。综合脉症，诊为秽浊蒙蔽心包，瘀血阻滞。治以凉血活血，开窍化浊。方用局方至宝丹开窍化浊，活络效灵丹加味活血凉血：

丹参15克　赤芍9克　乳香7.5克　没药7.5克　桑枝30克

20天后，患者神志基本清醒，但痴呆、失语、痉挛性瘫痪不见明显改善。因思张锡纯《医学衷中参西录》云："有因身之拘挛，而不能伸者，盖人身之筋，以宗筋为主，而不能营养宗筋者，阳明也。其人脾胃素弱，不能化谷生液，以荣养宗筋，更兼内有蕴热以铄耗之，或更有风寒所袭，致宗筋之伸缩自由者，竟有缩无伸，浸成拘挛矣。有筋非拘挛，肌肉非痹木，唯觉足软不能履地者，乃骨髓枯涸，肾虚不能作强也。""骨痿者加鹿胶，鹿胶取其以骨补骨也。""若其痿专在下肢，可但用牛膝以引之下行。若其人手足并痿者，又宜加桂枝兼引之上行。""有肌肉痹木，抑搔不知痛痒者，其人或风寒袭入经络，或痰涎郁塞经络，或风寒痰涎互相凝结经络之间，以致血脉闭塞，而其原因，实由于大气虚损。"故在活络效灵丹的基础上加入木瓜、鹿角胶、虎骨胶、黄芪等，瘫痪、失语逐渐好转，半年后果然诸症消失而愈。

虚　劳

血虚证治

血虚为血液不足或血的濡养功能减退的证候，亦称之为贫血、血亏，严重者为血枯、血脱。其形成责之于失血过多，或生血机能发生障碍，或造血材料供应不足等。血虚包括了心血虚、肝血虚、气血两虚、血虚生热、血枯、血脱及现代医学之再障等证候。

血周流循环，营养滋润全身，内至脏腑，外达皮肉筋骨，故血虚为全身或局部失荣失养、功能活动减退之证。李老将血虚证分主症及全身各部症分述：

主症：面色苍白，眼睑唇舌淡红，腹部压之不痛，脉细涩或无力。

全身各部症：身热，呈愈虚愈热，形体消瘦，皮肤干燥，毛发黄脆，筋脉拘挛，伸缩不能自如，性情急躁多怒，头晕痛，耳鸣，面色无华或苍白或淡黄，眼干目眩，视物昏花，惊悸怔忡，失眠健忘，肠燥便难，唇色苍白，舌嫩红而干或舌淡无苔，脉细涩无力或细缓或芤。在妇科表现为月经后期，经闭，经量少，色淡红或呈黄水样，经后腹痛，胎萎不长，胎动小产，产后易患血晕、发痉、大便难及恶露不下等。

血虚辨证重在辨其主症，结合病因及全身症状，并与各部类似症详细对比分析而确立。其治疗以补虚为主，兼祛瘀。补虚之法有补血、补气、健脾、补肾、滋阴及益阳之法，分述如下：

补血：虚则补之，为逆其证候属性施治。

补气：气属阳，血属阴，气具有推动、温煦、化生、统摄血液之功，补气可生血、摄血，故对血虚甚者及气血两虚者补血必补气。

健脾：调补脾胃，增加饮食，血者水谷之精气，脾胃为气血生化之源，饮食营养及脾胃功能正常直接影响着血液的化生，故补脾胃以健运化，增加饮食以资化源。

补肾：精血同源，肾藏精而主骨生髓，补肾可资造血充足。

滋阴：肾阴为元阴，血虚甚者，久必致元阴亏耗，故补肾阴以资阴血。

益阳：阴从阳化，故凡血病当以甘苦之药以助阳气、生阴血。

祛瘀：瘀血不祛，新血不生，故活血祛瘀以达间接补血之目的。

内 伤 发 热

虚火证治

火，《内经》云："南方生热，热生火。"朱丹溪谓："气有余便是火。"其形成原因颇多，从五脏论之，有醉饱火起于胃，大怒火起于肝，悲哀火起于肺，房劳火起于肾，五脏火炽，心火自焚，他如风、寒、暑、湿、燥五气在一定条件下都能化火，而自身机体病机转变也可以导致火盛，如阴虚则火盛，血虚则火盛，郁久则化火等。

根据火证临床表现性质的不同，又可分为实火、虚火，其中实火是实证兼火证的证候，程钟龄称之为"贼火"，虚火是虚证兼火证的证候，程氏称之为"子火"。实火宜泻，众人皆知，但虚火之治则宜补，故有"补火"之说。李老曾对虚火作过较详细的论述，兹整理如下：

一、什么是虚火

虚火就是不足之火，也就是虚证兼火证的证候。程氏谓："虚火者，七情色欲，劳役耗神，自内而发，热犹子也。"故又叫子火。李老认为程氏将"虚火"名为"子火"，有好处，也有缺点。好的方面是能够启发学者对于虚火的具体治法有一个明确的概念，"子宜养而不可害"，不致误犯虚虚的错误；缺点是容易使学者把七情形成的火证都误认为是虚火，这样对于大怒形成的适用当归龙荟丸一类的肝火实证，难免迟疑审顾，不敢大胆使用泻药，甚者或有犯实实之虞。

虚火由于劳损而来，五脏皆有。一般说来，焦虑生心火，仇怒生肝火，劳倦生脾火，忧愁生肺火，房劳生肾火。但总的原因大部分是伤及各脏的阴分及血分，所谓阴虚火盛，血虚火盛，还有从阳虚或阴虚而来者，所谓虚阳外越，及阴盛于内，格阳于外，或阴盛于下，格阳于上等。

例如肾精不足，虚火上炎，其症见腰膝痿软，骨节疼痛，足跟痛，小便淋沥或不禁，遗精，梦泄，水泛为痰，自汗盗汗，失血，消渴，头目眩晕，耳鸣，齿摇，尺脉虚大。

二、如何治疗虚火

何梦瑶认为虚火之治有二：①可用温热，如内寒外热，下寒上热等证是也；②亦可甘寒，水虚火炎之证是也。程钟龄认为虚火又名子火，并说："子宜养而不可害……养子火有四法：一曰达。肝经气结，五郁相因，当顺其性而升之，所谓木郁则达之。如逍遥散之类是也。此以一方治木郁而诸郁皆解也。二曰滋。虚火上炎，必滋其水，所谓壮水之主，以制阳光。如六味地黄汤之类是也。三曰温。劳役神疲，元气受伤，阴火乘其土位，经曰：劳者温之。即'甘温除大热'。补中益气之类是也。四曰引。肾气虚寒，逼其无根失守之火浮游于上，当以辛热杂于壮水药中，导之下行。所谓导龙入海，引火归原。如金匮肾气丸之类是也。"

（一）虚火的治法

李老把虚火之治总结为以下四法：

1. 滋阴降火

这种方法多采用生地、元参、天冬、麦冬等甘寒之品组方，对于由阴虚、血虚形成的虚火上逆之证最为相宜，但对由于火盛而致阴虚之证就不甚适合。因为前者以滋阴为主，阴足而火自降也；后者以泻火为主，火清而阴自复也。即便滋阴清热的药品同时并用，在药味和用量的多寡上也应该有所区别，即阴虚较重者以滋阴为主，佐以清热，反之，以清热为主，佐以滋阴。此法的代表方有大补阴丸，知柏地黄汤，甘露饮，四物汤加知母、黄柏等。

2. 引火归原

这是治疗阴盛于下，逼阳于上之假热证的方法。

主要见症有：面赤烦躁，口渴，或口中溃疡，舌上有苔。但临床需要注意的是，患者虽口渴却不欲饮水，苔虽有而舌必滑软，并兼见足冷过膝，小便清长，右尺脉必沉小而迟，或浮大无根。李老还特别提出，高血压病服凉性药物则血压愈高者也宜用此法。

禁忌证：水涸火炎之证忌之。例如虚劳之证，肾水真阴虚极，水不济火，火因上炎而致面赤唇红、口鼻出血、齿痛齿䘌等种种上焦虚热之证，虽亦是龙火上炎，但与虚阳上浮不同，纵有下部恶寒足冷，此因虚火上升所致，非真阳衰而然，故小便必黄赤，脉必带数，有内热之证可据，若误用此法，是抱薪救火，上焦愈热而咳喘燥渴、咽痛喉烂诸症益甚。

方剂：

（1）八味丸之属。应冰凉与饮，下咽之后，冷性既除，热性始了，浮游之火可引之归原。

（2）十全大补汤吞八味丸。汪昂曰："肾虚火不归经，大热烦渴，目赤唇裂，舌上生刺，喉如烟火，足心如烙，脉洪大无伦，按之微弱者，宜十全大补汤吞八味丸。"

（3）地黄丸加肉桂、五味子治三消证，也是此法的精神。

（4）十味地黄丸：治上热下寒服凉性药更甚等证。

3. 甘温除热

凡用人参、黄芪等甘温药品解除身热的方法就叫甘温除热法。这种治法对于因饮食饥饱不时、劳倦过度、内伤元气致阳气下陷的虚热之证最为相宜，其他一切发热诸证绝不宜用。主要方剂有补中益气汤、保元汤等。曾有一妇人因服丹栀逍遥散后身热如炽，脉数无力，用温经汤一服而愈，也属甘温除热的一种类型。

4. 补血降火

这是治久病阴火上升、津液生痰不生血的治火方法。

（二）补火的药品

总结起来，补火的药品大致有以下几种：

1. 附子：补命门之火。

2. 乌头：补命门之火。

3. 仙茅：入命门补火助阳，暖精散寒除痹。若相火炽盛者反致助火为害。

4. 胡芦巴：入肾补命门之火，壮元阳，暖丹田。补火须兼附子、硫黄、茴香、吴萸等药同用。相火盛、心血虚者忌用。

5. 淫羊藿：入肾、肝，补命火，逐冷散风。

6. 蛇床子：入肾补命火。下部有热者忌之。

7. 肉桂：入命门与肝，直透肝肾血分，大补命门相火，凡属肝郁克土而无火者用之最妙，能引无根之火降而归原。精虚血少，肝盛火起者忌之。

8. 沉香：补火降气，治上热下寒，气逆喘急。阴虚火旺者忌用。

9. 硫黄：大补命门相火，虚火上浮、阳被阴格者服无不效。

10. 阳起石：补火散寒，温暖命门。

11. 钟乳石：入肺肾，温肺壮阳，下乳。阴虚有热者忌之，不可久服多用，恐伤人气。

12. 鹿茸：补肾阳，生精血，强筋健骨。

13. 虾：补火助风动气。阴虚火动者忌之。

14. 蛤蚧：补命门相火，温肺火，治喘乏。

15. 雄蚕蛾：入命门，补肾阳，起阳痿。阴虚火盛者忌之，误用则阴愈竭，火愈旺。

三、验案二则

案一　赵某，男，30 岁。门诊号：51167。

1962 年 4 月 6 日初诊：头晕目眩，脱发，腰痛，午后烦热，喜冷饮，大便干。证属肾阴虚之虚火上炎。治宜补火，具体而言宜滋阴降火。处方：

六味地黄丸 10 丸　杭菊花 30 克

每次杭菊 3 克，煎水冲服六味地黄丸 1 丸。每日早晚各 1 丸，连服半月而愈。

按：本案以肾阴虚、虚火上炎为主，同时兼有肝阴虚、肝火上炎。六味地黄丸虽云专补肾阴，实则肝、脾之阴兼顾，其中山萸肉重在养肝阴，丹皮又重在清泻肝火。另加菊花清肝明目，与丹皮配伍可平肝火，止眩晕。另外，用单味药煎汤送服丸药之用药方法，也反映了李老不拘成方应用之定式，灵活配伍的特点。

案二　朱某，女，30 岁。门诊号：23005。

　　1959 年 6 月 12 日初诊：头晕，脱发，手足心灼热，月经期加重。于经期过后 5 日就诊，苔薄白，脉细数。证属阴亏血虚之虚火。治宜补火，滋阴补血以降火。处方：

　　杭菊花 9 克　天麻 4.5 克　生白芍 9 克　生地 9 克　当归 7.5 克　川芎 4.5 克　丹皮 6 克　地骨皮 6 克　知母 4.5 克　黄柏 3 克

　　二诊：服上方 2 剂，头晕、手足心热明显减轻。继服上方 4 剂而愈。

　　按：本案属于阴血亏虚、阴虚火旺之证，故以四物补其阴血之不足，丹皮、地骨皮、知母、黄柏退虚热，辅以杭菊花、天麻辛润而不燥，平肝息风以治头晕。

虫　证

虫证辨

　　虫证系由寄生于人体内的各种虫类所引起的证候。历代文献对虫证的记载较为翔实，分类亦较为复杂，许多医学文献有"九虫"或"诸虫"等记载。但临床辨治虫证，首先应该掌握各种虫证所具有的带共性的一般症状，即：面色萎黄，或青或白，或生白斑，或见赤丝，龂齿，腹痛，胃中嘈杂时作时止，痛而能食，或肠中虫形或聚或散，起伏无常，或呕吐清水，舌苔剥落，脉乍大乍小或见洪大。

　　具体到各种虫证，尚有其特殊表现，需加以细辨。如肌肉消瘦，目睛无光，肚大青筋，这是小儿虫证日久失治而成的疳痨、疳积的证候；耳鼻作痒，鼻下有黑气，唇内侧有红白点，吐涎，心痛发作有时，静而时烦，这是蛔虫的症状；肛门作痒，是蛲虫的症状；便下白色节片，或阴道作痒，是绦虫的见症；大便有虫卵，嗜食异物，如米、纸、茶叶、泥土、炭、煤油等，是钩虫、蛔虫所共有的症状。身痛有寒热，眼中赤壅，恐怖，是虫在肝的症状；心中烦躁，舌燥，是虫在心的症状；四肢肿急，泄泻频频，是虫在脾的症状；咳嗽气喘，是虫在肺的症状；腰酸腿软，耳鸣，是虫在肾的症状；胃脘绞痛，呕吐涎沫，面目乍赤乍黑乍白，是虫在胃的症状；肠腹部绞痛，面有白点如蟹爪纹，是虫在肠的症状；状如伤寒，默默欲眠，目不得闭，卧起不安，不欲饮食，恶闻食臭，面目乍赤乍黑乍白，是狐惑病的症状。诸虫不同，尤当明辨之。

大黄附子汤治愈胆道蛔虫症医案一则

李老认为，胆道蛔虫症类属于中医的蛔厥虫注痛。其治法有二：一，杀虫，此法如乌梅丸；二，改变虫痛环境，如甘草粉蜜汤、米醋等。临床所见胆道蛔虫病，以寒热夹杂证中的寒多热少证较多见，因此可以根据其病机重新处方，如大黄附子汤。《金匮要略》云："胁下偏痛，发热，其脉紧弦，此寒也，以温药下之，宜大黄附子汤。"《温病条辨》云："寒疝脉弦紧，胁下偏痛，发热，大黄附子汤主之。"而临床用于胆道蛔虫症往往比乌梅丸效果为优。例如：李某，女，75岁，右胁下绞痛阵发性加剧，偶呕吐，并曾于数天前吐出蛔虫1条。此次发病以后，虽用乌梅丸改汤剂服4剂无明显效果，急予大黄 4.5 克，附子 9 克，细辛 4.5 克，1 剂而痛止，并便出蛔虫 2 条。

崩　　漏

崩漏四证　寒热虚瘀
夹杂难识　宜取腹脉

崩漏是一种常见的妇科疾病，在治疗时首先应注意辨证。其辨证方法的先后次序与方法是：

1. 脉象：数者为热，沉者为气滞，滑者为热，细数者为阴虚有热，沉细弱者为气血俱虚，虚大者为气血大衰，涩者为瘀血、寒滞。

2. 腹部症状：小腹冷者为寒，小腹坠痛者为瘀血，小腹空虚感者为虚，小腹坠胀感者为气滞。

3. 大便：大便稀溏者为脾虚，大便秘结者为胃肠实热兼瘀血。

4. 经色：鲜红者多热，淡红者多寒，大量血块者为瘀血。

5. 全身症状：疲乏无力、心悸失眠、头晕头痛为肝郁气结，身热尿黄赤为热。

崩漏的治疗，一般病因比较简单者容易治愈，复杂者治之则较难，而临床上又以复杂者为多见，因此必须注意兼夹证。如虚证中要特别注意其中的实证，实证中要特别注意其中的虚证，寒证中要特别注意其中的热证，热证中要特别注意其中的寒证。总之要特别注意所谓的独处藏奸，只有这样才能取得较好的疗效。

常见的证候有四：

一、心脾两虚

崩漏不止，或来势急而量多，或量少而淋沥不断，面色㿠白无华，疲乏无力，失眠多梦，心悸纳呆，时或轻度浮肿，舌质淡，苔薄白，脉沉细缓或濡缓或沉细弱。治宜补气养血，健脾安神。方用归脾汤加减：

党参9克　黄芪15克　白术9克　当归6克　炙甘草4克　茯苓9克　广木香3克　鸡冠花30克

若失眠严重加炒枣仁10克，远志6克；腹痛严重，下紫黑血块，加三七39克，甚者加桃仁9克，红花9克；面色㿠白，气短者，加人参10克，去党参。

夹杂证以瘀血、气滞、热证、脱证为多，当治之无效时，可根据情况适当加入活血药、理气药、祛寒药、固涩药。

二、血热妄行

崩漏不止，或来势急而量多，或来热缓而淋沥不断，血色鲜红或紫红，身热或无明显身热，舌质红，舌苔薄黄，脉滑数。治宜凉血止血。方用芩连四物汤加减：

川芎9克　当归9克　白芍12克　生地12克　黄芩炭12克　黄连炭12克　地榆炭12克

若下血量很少可用荆芥四物汤。

若五心烦热，体瘦，经期口干口苦，脉滑数，用固经丸加减：

　　龟板 30 克　　黄芩 9 克　　黄柏 9 克　　白芍 9 克　　椿根皮 9 克　　香附 6 克　　海螵蛸 9 克

　　此证的夹杂证有瘀血、气滞、寒证、脱证、气虚，在治疗时可根据情况适当加入活血药、理气药、温里药、补气药、固涩止血药。

三、寒热夹杂

　　崩漏下血，或来势急而量多，或来势缓而量少，淋沥不断，小腹冷痛，或素有胃脘冷痛，口苦口干，食欲不振，手心热，舌苔薄白或薄黄，脉沉弦细。治宜温经止血。方用温经汤加减：

　　当归 9 克　　川芎 9 克　　白芍 9 克　　党参 9 克　　吴茱萸 3 克　　桂枝 4.5 克　　阿胶 9 克　　丹皮 9 克　　半夏 9 克　　麦冬 9 克　　生姜 3 片　　甘草 6 克

　　若面色㿠白加人参 9 克，去党参；出血量多者加鸡冠花 30 克。

　　若手足厥冷，腹冷痛，口苦口干，舌苔黄厚，脉沉细弦者，宜黄土汤加减：

　　阿胶 9 克　　黄芩 9 克　　生地 12 克　　白术 9 克　　附子 9 克　　甘草 6 克　　鸡冠花 30 克　　伏龙肝 50 克

　　对于崩漏的夹杂证，重点是区别其中寒热的多少，瘀血和血虚的多少，脾虚和肾虚的多少比例。

四、气滞血瘀

　　崩漏不止，或来势急而量多，或来势缓而量少，淋沥不断，小腹坠胀疼痛，大便秘结，食欲不振，口苦口干，舌苔黄，舌质红，脉沉涩或滑数。治宜理气活血。处方：

木香 9 克　香附 9 克　乌药 9 克　生地 9 克　白芍 9 克
丹皮 9 克　大黄 3 克　陈皮 9 克

附案：

案一　王某，女，55 岁。门诊号：81287。

1965 年 9 月 14 日初诊：近 3 个月来月经时而淋沥不断，时而大量出血，血色淡红，口苦口燥欲冷饮，午后身热颜面潮红，手足心热，尿黄，舌质稍红，苔薄黄，脉滑数。证属血热妄行。处方：

龟板 30 克　黄芩 7.5 克　黄柏 7.5 克　栀子 9 克，地榆炭 6 克　丹皮 9 克　丹参 9 克　三七 9 克　香附 6 克　海螵蛸 9 克

二诊：服药 2 剂后，出血量明显减少，口苦舌燥减轻，上方续服。

三诊：服药 6 剂后月经正常。

按：综其脉证属血热妄行，为阴虚内热，治宜清热养阴，凉血止血，方用固经丸加减。方中加丹参、三七，虑其血与热结，恐有血瘀之变，用其活血止血，香附理气行滞以助血行。全方养阴凉血，少佐活血，体现了李老澄源知常达变之见。

案二　李某，女，35 岁。门诊号：46009。

1961 年 10 月 7 日初诊：因腰腹部扭伤而致阴道出血淋沥不断，血色紫暗有块，腹痛拒按，面色萎黄，食欲不振，神疲乏力，尿黄，舌黯有瘀点，苔稍黄，脉沉滑。处方：

丹皮 9 克　丹参 7.5 克　生地 9 克　归尾 9 克　广木香 7.5 克　香附 7.5 克　白芍 6 克　黄芩 9 克　蒲黄 7.5 克　灵脂 7.5 克

二诊：服药 2 剂后，阴道出血减少，腹痛减轻，血色变浅，血块减少，食欲仍不振。上方加炒二芽各 7.5 克。

三诊：继服 2 剂后出血基本停止，诸症好转，续用。

按：本病系闪挫外伤，伤及胞宫冲任，属血瘀证。旧血不祛，新血难安，故阴道出血淋沥不断；瘀阻冲任，不通则痛，故腹痛拒按；瘀而化热，故见诸热候；气血郁结，失于荣养，故有面色萎黄、神疲乏力之症。本案显属实证，治之以逐瘀止血汤合失笑散加减，全方共奏理气活血清热之功。二诊加入炒二芽、木香、香附解郁醒脾，瘀祛热清新血安而达止血之效。观之李老治病必求于本，源清则流自能塞。

寓塞流于澄源　图复旧于调和

崩漏是妇科常见病，崩者热急量多，漏者热缓量少，然俱是重症。方约之提出塞流、澄源、复旧三法，为众多医家所推崇，初用止血以塞其流，末用补血以还其旧。李老认为三者不能截然分开，当审其病有侧重，然塞流、复旧均须审因论治，本于澄源，不可拘于陈规。塞流非一味止血，当随证用药或益气摄血，或清热凉血，即或收敛固涩，亦得收涩兼具开通之品，以免闭门留寇；复旧不泥调肝补肾，当复审其因，俾使冲任气血调和，阴阳平衡，而经调病愈。本病病机复杂，澄源求本之时当兼顾兼夹，知其已变或将变，已变者有证可寻，有脉可候，未变者常人多有疏忽，故在治疗效果不佳时应酌加未变证相应之品，甚或未变先防，必药中病的，效如桴鼓。

附案：

白某，女，23 岁。门诊号：74927。

1964 年 3 月 21 日初诊：素体虚弱，产后出血过多，面色㿠白无华，神疲乏力，头晕，动则心悸，汗出，手足不温，舌苔薄白，脉沉细无力。处方：

黄芪 15 克　党参 9 克　当归 15 克　白芍 7.5 克　白术 9 克　茯神 9 克　干姜 3 克　熟地 15 克　木香 4.5 克　炙草 4.5 克

二诊：服上方 2 剂后出血量减少，心悸气短减轻。上方继服 2 剂。

三诊：病人自觉症状减轻，阴道血止，又连服数日后改用养血归脾丸。

按：本病为产后血崩，方中无一味止血之剂而用益气以达摄血，寓塞流于澄源之意，待血症减改服养血归脾丸调经善后，为复旧求于澄源。

月 经 不 调

妇人经先期　证分虚热瘀

月经先期者多虚多热，虚者统摄无权，冲任失固，热者迫血妄行，血海不宁。李老认为，瘀者，瘀血阻滞胞中，经脉不利，排泄失常，而见月经先期。故本病总括为虚证、热证及瘀证三种，辨证首重兼证并结合月经量色质情况，如热者必见喜冷恶热，其中实热者经色紫稠量多，兼见心烦胸闷，舌红苔薄黄，脉滑数；虚热者经量少，色红，质稠黏，兼见颧红，手足心热，脉虚数；虚证精神疲倦，气短，经量多，色淡，质稀薄，脉缓弱或虚大；瘀证见小腹胀满疼痛，按之更甚，或大便黑，或舌有瘀点，经色紫黯有块，量少而经行不畅，舌有瘀点，脉细涩。

妇人以血为用，肝主藏血，体阴而用阳，肝血充足则肝气柔和，肝的藏血功能正常则经调。四物为妇人经产一切血病通用之方，故李老治本病以四物汤化裁：实热者知柏四物汤、芩术四物汤；虚热者地骨皮饮（四物加地骨皮、丹皮）或先期饮（胶艾四物加知母、香附及黄连、黄芩、黄柏）；虚证以圣愈汤；瘀证以桃红四物汤；热盛滞血者用姜芩四物汤（四物加姜黄、黄芩、丹皮、香附、元胡）。

附案：

李某，女，23 岁。门诊号：69072。

1963 年 7 月 5 日初诊：月经提前 10 天约年余，经前 1~2 天鼻衄，经色鲜红，量较多，性情急躁，喜冷饮，舌苔薄黄，脉有力。处方：

生地 9 克　当归 9 克　生白芍 9 克　川芎 4.5 克　知母 7.5 克　黄柏 7.5 克

二诊：服药 12 天后，月经如期来潮，鼻衄未发作。

按：本病为先期与逆经并存，证属热，因患者性情急躁，为肝阳偏亢之体，血逆而上行，热而妄行所致。热为阳邪，阴可制之，故喜冷饮。综其脉证为实热，为经量多而热重之证。李老在此用知柏四物清热凉血调经，以四物养血柔肝，知母、黄柏滋阴降火，引火归原，使血从下行，并取其滋阴之性，以恐热重伤阴，故治之必效。

月经后期　非止虚寒
治之有法　未必调经

多数医家认为月经后期多虚、多寒，李老宗《景岳全书》"血热者经期常早，其营血流利及未甚亏者多有之，进有阳火内灼，血本热而亦每过期者，此水亏血少，燥涩而然"之论认为，热之初，热迫血行，经来失期，热之进，血为热结，气血运行迟缓，血海满溢先期，故经来后期，由此热亦为本病之机。此外，内外湿聚而化痰，痰湿停滞冲任，阻塞经脉，经脉气血运行不利而经迟；血虚气弱，生化不足，气血运行无力而过期；气分郁滞，血行不畅，及寒邪搏击冲任，气血凝滞，或阳虚而阴寒内生，月经后期。故本病从血热、血寒、气血两虚、气滞血瘀及痰湿五型论治。傅青主以为"盖后期之多少，实有不同，后期而来少，血寒而不足，后期而来多，血寒而有余"，故血寒一证又有实寒、虚寒之异。李老认为，虚寒非必阳虚生内寒，实际上它有气虚、血虚、阳虚、阴虚兼寒之别，并有在脏、在腑之不同，可见临证有纯实纯虚者，有虚实寒热错杂者，亦有在气、在血、在阳、在阴、在脏腑之不同，论治必须据诸证候的轻重、多少、缓急而分别主次以施治，并从整体出发，或治他病而调经，或调经而愈他病，不可主次不明，轻重不分，否则抓不住事物内部的主要矛盾则疗效差矣。

血寒者，症必见经迟，喜热恶寒，不喜冷性饮食，下腹发凉，量多或少，色淡或黯，舌淡苔薄白，脉沉迟。其中，虚寒者，方用双和饮或金匮温经汤，双和饮药物组成有四物加黄芪、肉桂、甘草；属肝、脾、肾虚寒者，方用温经摄血汤，药物有熟地、白芍、川芎、白术、五味子、柴胡、肉桂、续断；实寒者，用吴茱萸汤或桂枝汤。

血热者，喜冷恶热，喜冷性饮食，经来后期，血色紫黑有块，下腹或痛，舌红苔黄，脉虚数。方用加减一阳煎，药物有生地、芍药、麦冬、熟地、知母、地骨皮、炙草等。

气滞血瘀者，症见经行后期，下腹胀痛，经色紫黑有块，或胸胁不适，脉沉涩或弦。方用过期饮，药物组成有四物加桃仁、红花、香附、木香、木通、莪术等。

气血两虚者，经迟色淡，无下腹胀痛，喜按，头晕神疲，面色苍白或萎黄，脉细弱。治宜补益气血，方用人参养荣汤。

痰湿阻滞者，症见经迟，色淡量少，质稠黏，胸脘满闷，恶心呕痰，舌白苔腻，脉滑。方用七制香附丸。

附案：

案一　白某，女，23岁。门诊号：58924。

1962年9月29日初诊：患者月经2～3月一潮，自觉恶心，头晕，气短，口苦，少腹胀满，着热减轻，经检查排除妊娠，舌苔薄白，脉弱。处方：

生白芍9克　当归9克　川芎3克　柴胡3克　香附4.5克　橘皮7.5克　炙草3克

水煎服。

按：肝主藏血，体阴而用阳，肝血不足，肝气失于条达，气不宣达，血为气滞，阻滞冲任，血海不能如期满溢而经期延后。李老认为本例因肝病之肝血虚、肝气郁，治之从肝，养血解郁，肝病愈则经调，故治以养肝血、理气郁而调经，体现了整体论治，由他病而致经不调者治他病而经则调的学术思想。

案二　方某，女，38 岁。门诊号：59003。

1962 年 12 月 19 日初诊：患者 50 天行经一次，少腹凉，喜热饮，扁桃体常发炎，舌苔薄白，脉缓。处方：

生白芍 9 克　当归 9 克　川芎 4.5 克　党参 4.5 克　阿胶（烊）6 克　桂枝 4.5 克　丹皮 4.5 克　半夏 4.5 克　麦冬 9 克　吴茱萸 4.5 克　炙草 3 克

二诊：服上药 2 剂后，少腹冷感减轻，扁桃体未再发炎。续服上方 2 剂。

按：本病证属冲任胞宫虚而兼寒，经血不能如期下泄，郁而化热上炎，热与血结而成咽病之扁桃体炎，总属虚而上热下寒之证，故用温经汤温经散寒，补虚清热，经调则他病自愈，故扁桃体炎未再作。

月经愆期病　关系肝脾肾
肝气因郁滞　脾肾多虚证

月经愆期以月经周期紊乱为主症，或一月两至，或逾月不潮，经期尚正常，经量不太多，为气血失调，血海蓄溢失常之故。肝藏血，主疏泄，司血海，有储蓄和调节血量的作用，肝气条达，疏泄正常则血行不息，血海如期满溢则经候如常，疏泄过度则先期，疏泄不足则后期，疏泄失常，时太过或不及，气机紊乱则血行亦乱。肾主封藏，又主疏泄经血，肾气充盛，冲任二脉流通，经血渐盈则应时而下，肾虚充藏失司，应藏不藏则先期，当泄不泄则后期而来，藏泄紊乱则时先时后。脾为气血生化之源，脾气健运，气血旺盛，冲任气血调和，脾虚则失于输布，气血生成不足，失于统摄，或血海过期不能满溢而经来先后不定期。故本病在肝、脾、肾三脏，变化在气血。然五行生克乘侮，气血相互为根，肝病犯脾及肾，肾病失于养肝煦土，气滞血瘀而成多脏受累、气血同病之候，故辨证当详辨在肝、在脾、在肾，审其气血虚盛，庶不致误。治之疏肝、补肾、健脾，调理冲任气血，使气血调顺，冲任安和，则经来如期，否则迁延难愈，渐成闭经或崩漏之证则为棘手。

肝郁证，经来先后不定，量时多时少，色紫，精神烦闷，胸腹乳房胀痛，舌苔薄，脉弦。本证肝多犯脾，气滞血瘀，故治疗宜疏肝健脾，活血调经，方用逍遥散合失笑散化裁。

肾虚证，症见月经时先时后，量少色淡质清，头晕，腰酸，舌淡，脉沉细。本型每肝肾同病，治之肝肾兼顾。方用傅氏定经汤，药物有菟丝子、白芍、当归、熟地、山药、茯苓、黑芥穗及柴胡。

脾虚证，症见月经周期不定，量或多或少，色淡，体倦胸腹胀满，肌肉消瘦，饮食不化，大便溏泄，舌淡苔白腻，脉缓。治宜健脾调经，方用参苓白术散。

附案：

游某，女，27 岁。门诊号：48304。

1962 年 9 月 8 日初诊：患者月经不定期，色紫不爽，精神不振，少腹疼痛，时连胸胁，舌苔薄白，脉弦。处方：

柴胡 3 克　当归 7.5 克　生白芍 7.5 克　茯苓 4.5 克　生白术 4.5 克　香附 4.5 克　青皮 6 克　生蒲黄 4.5 克　五灵脂 4.5 克　槟榔 7.5 克　瓜蒌 9 克　炙草 3 克

按：肝气郁滞，疏泄失度，或过之或不及，故经行或先或后不定，气滞血行不畅则经色紫而不爽，肝经所循处憋胀疼、脉弦为肝郁候。治以逍遥散加香附、青皮、槟榔理气调经，瓜蒌宽胸，失笑散活血止痛。

调经二法

1. 调经首当调肝理气

月经病治疗重在调经，调经之法首当调理肝气。李老推崇《医宗金鉴》所云"内因经病多忧愁忿郁伤情"，即言七情过度为月经病之内在因素，其最多见者为忧思、忿怒、郁气所伤。女子性情要强，稍有失望即悲伤痛哭、郁郁寡欢而成肝气不舒的种种证候。肝藏血，主疏泄，主一身之气机，气机以条达为顺，气机郁滞，阻碍血行，则冲任失调，经血疏泄失常，导致月经不调。调肝理气使气机调畅，血行和调，经脉通利，则经病自愈。

2. 调和饮食不可或缺

"先天天癸始父母，后天经血水谷生。"胃主受纳，腐熟水谷，脾主运化，"血为水谷之精微，若伤脾胃何以生"，可见饮食对于月经的重要性。如若饮食失当，损伤脾胃，则精微不足，脾失统摄，冲任气血不和，形成种种月经病，故调理和节制饮食为治疗月经病所不可或缺。

月经不调析因　当重全身兼症

月经病，为月经的期、量、色、质及味的异常，或伴随月经周期出现的症状为特征的疾病，亦称"月经不调"。前者为月经病本症，后者为月经病兼症，辨证当重视全身兼症并结合月经症状审因论治。临证不外虚、实、寒、热四种：寒证者，必喜热恶寒，不喜冷性饮食，四肢厥冷，下腹凉，脉沉迟，常见经迟而来，痛经，色晦，质清澈，臭味轻；热证者，必喜冷恶热，喜热饮，口干舌燥，舌红，苔黄，脉数，常先期而来，色鲜明，味臭，量多；虚证者，神疲乏力，气短懒言，肢倦脉虚，常见闭经，经期吐泻，经色浅淡，量多；实证者，必呈邪气有余之证，当分别气郁、血瘀、痰湿的不同而各异。其辨证特色不同于多数医家，而以月经的量、色、质、味为辨证要点。

痛　经

寒多于热　实多于虚

痛经为妇科常见病，为伴随月经周期而出现的下腹疼痛。李老认为，临证寒多于热，气滞血瘀证多，故多表现为胀痛、冷痛，其痛有轻有重，疼痛剧烈者伴手足厥冷，冷汗淋漓，恶心呕吐，甚或虚脱或昏厥。正如《格致余论》中所云："将行而痛者，气之滞也，来后作痛者，气血俱虚也。"故当根据疼痛发生的时间、性质辨其寒、热、虚、实属性及在气、在血的不同。痛在经前有实、有寒，痛在经后有虚、有寒；痛如针刺者为热、为血瘀，绞痛为寒，隐痛为虚；持续痛者为血瘀，时痛时止为气滞；喜按为虚，拒按为实；得热痛减为寒，得热痛增为热。并据胀与痛之轻重辨气血并病之因果，胀甚于痛者为气滞阻血之证，痛甚于胀者为血凝碍气之证，反映了气血相互为用的生理机制。然临证不可以一项为凭，应结合月经色、量、全身兼症、舌脉及体质情况加以分析归纳，知常达变，务求于本，意即"此当于形气禀质兼而辨之，当以察意，言不能悉也"。

痛经之治　调气和血

痛经之发病，乃因六淫、七情、饮食起居失调所伤等致病因素乘经期或经行前后气血骤变之时影响冲任胞宫，使得经血流通受碍，不通则痛，或胞脉失于濡养，不荣而痛，皆为气血失于调畅之故。治疗视其寒、热、虚、实及轻重缓急的偏重，在温补攻清总则的指导下，或温经散寒，或清热活血，使血行畅利；或补气养血活血，使气行血行。血凝碍气者，活血为主；气滞阻血者，理气为主。理气药物多用柴胡、乌药、香附、砂仁等，养血活血多用四物汤及失笑散等。痛在经前或经期，为气血凝滞，治宜疏通气血，方用活络效灵丹加元胡、香附，兼寒者，酌加官桂等温性药。经期腹胀甚于腹痛者，为气滞碍血证，治宜理气活血，方用加味乌药汤，药物组成有乌药、砂仁、木香、元胡、香附、槟榔各等份，生姜作引；腹痛甚于腹胀者，以活血为主，方用失笑散或琥珀散，琥珀散药物组成有熟地、赤芍、当归、三棱、莪术、刘寄奴、丹皮、元胡、乌药、官桂、生姜。经前下腹冷痛，为寒邪入侵，经血被阻，治宜祛寒行血，方用桂枝汤或《证治准绳》吴茱萸汤，后者药物有当归、肉桂、吴茱萸、丹皮、半夏、麦冬、防风、细辛、藁本、干姜、茯苓、木香、炙草；经后下腹冷痛者，为血虚兼寒，治宜补血祛寒，方用当归建中汤或金匮温经汤。

附案:

张某,女,36 岁。门诊号: 19026。

1959 年 6 月 12 日初诊:患者经前少腹、乳房胀痛,大腿憋困有冷感 10 余年,经色紫有块,便干,舌苔薄白,脉弦。处方:

乌药 7.5 克　砂仁 4.5 克　草蔻 4.5 克　元胡 6 克　木香 4.5 克　香附 6 克　槟榔 7.5 克　生蒲黄 4.5 克　五灵脂 4.5克　甘草 3 克

水煎,经前服。

按:病发于经前属实,为厥阴气滞,络脉不疏,故其经脉所过之少腹、乳房胀痛;气郁遏阳,则肢体有冷感;气滞血行不畅,故见经色紫有块;脉弦为肝郁之候。综观脉症,为气滞血瘀,故治以加味乌药汤理气疏肝开郁,失笑散活血止痛。全方重理气,辅以活血止痛而达气顺血和痛止之功效。

闭　经

闭经八证　少虚多实
审证求因　各施其术

闭经病症当排除妊娠、乳子、歇经、断经等生理现象及石女、暗经等先天畸形。因其病因多样,病机复杂,故临证首辨其寒、热、虚、实,次辨其表、里、气、血及在脏、在腑之不同，据全身兼症及脉症审因论治。李老从脾虚、血枯、热结、寒凝、气滞、血瘀、痰湿、食积八型论治。

脾虚者，由于摄入不足，或劳倦过度，或误服汗下攻伐药，损伤脾胃，化源不足，血海不能满溢，致月经久闭不行，如《兰室秘藏》所谓："妇人脾胃久虚，或形羸气血俱衰老，而致经水断绝不行。"症见月经数月不潮，神疲肢倦，胸腹胀满，饮食不化，消瘦，大便溏泻，舌淡苔薄，脉细。脾虚又有脾气虚及脾阳虚之异，脾气虚者，健脾益气，方用归脾汤加鹿茸；脾阳虚者，健脾温阳，方用参苓白术散加当归、川芎、附子、肉桂，或八珍汤去白芍、川芎，加黄芪、补骨脂、香附、山药。

血枯者，为血虚之重证，"枯者竭也，血虚极矣"，生化血液的机能障碍，血液匮乏，渐而枯竭，如源断流，则无血可见。症见月经经年累月不至，饮食日减，肌肉渐消，面黄发落，甚且骨蒸潮热，舌淡，脉细。轻者人参养荣汤，重者资生通脉汤，后者药物有炒白术9克，生山药30克，生鸡内金6克，元肉18克，山萸12克，枸杞12克，元参9克，生白芍9克，桃仁3~6克，红花3~4.5克，甘草6克。

热结者，由于心胃积热，蕴于中焦，经血为热所结，血海无血可行。症见经闭，喜冷恶热，口舌干燥，大便秘结，舌红苔黄燥，脉数有力。治宜养血清热调经，当分上、中、下三焦何处结热而用药偏倚。方用玉烛散，即四物汤合调胃承气汤或加黄芩、栀子、连翘、薄荷、竹叶、蜂蜜。

寒凝者，为经产之时血室正开，感风受寒，或伤于生冷，血为寒凝，经血被阻不行。症见月经不至，喜热性饮食，恶寒，小腹冷痛，口不干，脉沉迟或紧。当辨表寒、里寒轻重，分别用吴茱萸汤或琥珀散，以温散攻逐通经。

　　气滞者，七情郁结，气机失于调畅，经脉阻塞，经血被阻。症见闭经，胸腹胀痛，喜太息，时嗳气，头晕，两目干涩，左脉沉弦。方用逍遥散加香附、泽兰、丹皮、生地、郁金、黑栀、黄芩等疏肝解郁，活血调经。

　　血瘀者，为经期产后余血未尽，继外感内伤，致宿血停滞，凝结经脉，胞脉被阻，经血不得下行。症见经闭而小腹疼痛拒按，舌紫有瘀，脉沉涩。临证视其体质盛衰用泽兰汤（泽兰、当归、白芍、甘草）合柏子仁丸（柏子仁、牛膝、卷柏各 15 克，泽兰、续断各 60 克，熟地 75 克）或通瘀煎。

　　痰湿壅阻者，其人必素体阳虚，水湿不化，聚而阻胞，致经闭不行。症见闭经肥胖，恶心痰多，胸脘满闷，舌苔白腻，脉滑。治宜祛痰通经。方用芎归二陈汤。

　　食滞者，由于积食，饮食不进，不能生化经血。症见月经闭而不行，脐腹胀痛拒按，恶食，嗳腐吞酸，舌胀苔厚，脉滑，右关明显。方用大承气汤荡涤肠胃，排除积食。

因病致闭者　　宜治其病
由闭致病者　　但调其经

　　闭经一病与他病并见者，当别病之先后。如陈素庵所论：血分因经闭，血壅不行，流于四肢而形成浮肿，为经病而致他病，不必治肿，但调其经。方用小调经散加红花、丹皮、牛膝，调经活血则肿自消。小调经散原治产后水肿，组成药物有白芍、当归、没药、琥珀、桂心各 3 克，细辛、麝香各 1.5 克，共为细末，每服 9 克，姜汁温酒调服。先浮肿而后经水断绝不行，称之水分。"膀胱者，州都之官，气化出焉",膀胱气化不行,水饮溢于肌肤,从而影响了月经的正常来潮,治疗但治其肿。脾升清降浊,为运化水湿之枢纽,故治宜健脾行水,理气利尿。方用茯苓导水汤,药物有茯苓、槟榔、猪苓、砂仁、木香、陈皮、泽泻、白术、木瓜、大腹皮、桑白皮、苏梗各等份。

血滞、血枯均有变证,妇人经闭咳嗽,宜从速治疗,否则病久体衰,感受风邪,虚实夹杂,终成血分痨证。症见经闭,久嗽,骨蒸,潮热,自汗,盗汗,消瘦食少,脉虚数等,为气、血、阴俱虚之证。宜据其脉证,辨其虚之在气、血、阴之偏重而施补脾益气、滋阴宁嗽、退蒸止汗之侧重不同。李老据其多年临床经验认为,此证阴虚最重,治宜滋阴为主,方用劫劳散,药物组成有白芍、炙芪、人参、五味子、阿胶珠、茯苓、当归、生地、半夏、生姜、大枣,水煎服。

经 行 身 痛

辨表里虚实 治经行身痛

经行身痛,是伴随月经周期而出现的身体疼痛证候,证分表里虚实,由"外亏卫气之荣养"而感邪,适经潮乘虚而作,脉络失和,"内乏荣血之灌溉",筋脉失养,或因故气血运行失畅,经脉不利,故经行则痛。临床上,李老常以身痛发生时间辨虚实,以是否兼有恶寒发热之症辨表里,并据此进行治疗。

有表证的身痛：痛在经前或经期，恶寒，发热，脉浮。治宜发表解肌，调和营血。表实者麻黄汤，表虚者桂枝汤，体虚者兼用四物汤养血。

无表证的身痛：经前或经期身痛，无恶寒发热，经血色黯有血块，行而不畅，舌淡红或黯，边有瘀点，苔薄白，脉沉或兼弦涩。此为血脉壅滞不通之候。治宜疏通经络。方用羌桂四物汤。

经后身痛：痛在经后，肢软乏力，月经量少色淡，面色淡，舌淡红，苔薄，脉细弱。为血虚筋脉失荣之证。治宜补益血脉。方用黄芪建中汤。

经 期 便 血

经期便血当从虚论治

月经前或行经期间大便下血、经量减少，称为"经期便血"，古谓之"血走肠道"，故亦称"错经"。证分虚热及肝脾肾并虚二证，当从虚论治。

虚热证，即阴虚火盛，责之肠道积热灼伤阴津，经行之际则热迫血走于肠道。症见经期便血，月经量少，血色鲜红，渴喜冷饮，饮而不解，大便燥结，舌红，苔黄，脉虚数。治宜清热凉血，养阴生津。方用《景岳全书》约营煎，药物有生地 4.5~15 克，白芍 7.5~9 克，黄芩 4.5~6 克，地榆 6~9 克，续断 6~9 克，槐花 4.5~9 克，乌梅 4.5~6 克，黑芥穗 3~4.5 克，甘草 3~4.5 克。如大便燥结甚者，去乌梅之收敛，加麻仁 7.5~9 克，郁李仁 4.5~7.5 克；热盛者，加栀子 4.5~6 克，黄连 3~4.5 克。

肝脾肾三脏并虚者，责之于劳倦过度。症见经前大便下血，月经量少，色淡红，面色苍白，头晕，神疲，小便频数，大便稀薄，舌淡红，脉细无力，尺脉更弱。治宜补肝肾，益气血，止血升陷。方用《傅青主女科》顺经两安汤，药物有人参 9 克，熟地 15 克，山萸 6 克，当归 15 克，白芍 15 克，白术 15 克，巴戟天 3 克，黑芥穗 6 克，升麻 1.5 克，水煎服。

带 下 病

带下病治疗四法

带下病为妇科常见病、多发病，属子宫阴道疾患，其形成如《医宗金鉴》所云："带下劳伤冲与任，邪入胞中五色分，青肝黄脾白主肺，衃血黑肾赤属心。"可见带下病与冲任带脉劳伤、胞宫感受风寒湿热邪气及脏腑气血偏盛偏衰相关，内因为脏腑气血失调，外因为感邪，不内外因则属醉饱房劳、膏粱厚味或服燥性药太过，阴血虚亏，阳气下陷。故审因论治或调理脏腑气血，或祛邪，或调理冲任，必要时收敛固涩并化瘀通滞。

1. 调理脏腑气血

包括补气健脾、补肾、调肝。

白带属气虚，补气健脾乃治法之大纲。仲淳云："崩中日久为白带，漏下多时肾水枯。"带下日久不愈，量多，兼见肾虚证者，必补肾以利气化。肝属木，脾属土，肝郁则脾土受伤，湿气失于运化则带证转甚，故凡带证兼见肝气郁滞者，须兼理肝气。

2. 除湿调寒热

夫带下俱是湿证，带证系湿证中的主要疾病之一，故除湿为带下病主要治法。除湿有利水渗湿，健脾燥湿，温阳化湿，兼热者清热，兼寒者祛寒。分别寒、湿、热之轻重多少，治疗时也有所偏重。

3. 理冲任之气

凡带证多系脾湿，初病无热，但补脾土，兼理冲任气血，其病自愈。胞络者系于肾，若湿久生热，必得清肾火而湿始有去路，如易黄汤中黄柏、车前子是也。

4. 升提固涩，化瘀通滞

凡带证服渗利药太多，湿热虽解而气往下陷而不愈者，必当佐以升阳之品方效，如葛根、白芷、升麻、柴胡之类。

带证日久不愈，排泄量多且有滑脱不禁现象者，宜于健脾、补肾之时予以收敛固涩，如芡实、白果、龙牡、赤石脂等。

张寿甫认为，带下积久不愈，必有瘀血留着于内，故带证日久，应于收涩之中佐化瘀通滞之品，其拟清带汤中龙骨、牡蛎、茜草、海螵蛸皆具二功。李老认为，开通可制固涩之滞，为标本兼治，以达补虚固脱、滞化血和之功。

附案：

案一　熊某，女，48岁。门诊号：93039。

1965年10月19日初诊：带下量多1年，加重10日，形质清稀，伴乏力，腰困腹痛，下腹时发凉或灼热。背部午后灼热，患者面色无华，精神疲惫，经来量少，色淡红，经后下腹疼痛加重，纳呆，二便尚调，舌淡红，苔薄白，脉沉。处方：

生山药15克　生龙牡各12克　海螵蛸9克　茜草4.5克　生白芍9克　生白术9克　生蒲黄4.5克　炒灵脂6克　川楝子4.5克　羌活3克

水煎服。

按：李老辨证，据全身症状、舌脉确立病性为虚，次据个别虚证症状，辨明在脾、在肾之异，同时必据夹杂证辨明兼寒、兼热等不同。带下辨证则带下本症兼症并重，综合分析归纳得出。从带下量多，质清稀，兼面色无华，神疲乏力，腰困，纳呆，脉沉，辨证属脾虚兼肾不足。脾虚水湿不化，下注冲任胞宫，损伤冲任而成本病。腰为肾之府，胞络者系于肾，冲任损伤累及肾，故腰困；湿性黏滞重浊，壅遏气机，阳气被阻则凉，郁而化热则热，故下腹时凉时灼热；气虚血滞，血行不畅故腹痛，经后气血愈虚，故经后加重；带下日久不愈，气虚失摄则量多，故有脱象。李老以张寿甫清带汤补虚固脱，方中用生山药补脾肾固元气，生龙牡、茜草、海螵蛸收敛固涩并具开通之性，使补涩而不滞，另加生白术健脾，生白芍养血益阴，合失笑散、川楝子理气止痛，羌活一味既得解上身之风湿，兼能温升，有升提之意。全方共奏补虚固脱、活血止痛之功。

李老常以清带汤加味治疗带下病，在张寿甫调寒热基础上，寒甚者，加干姜、肉桂、附子、茴香；虚甚者，加党参、黄芪、当归、生地等；热盛成毒者，加银花、三七、鸦胆子等药。

案二 一妇带下不止，服调经剂，血愈下，复投寒凉剂，遂下泄，肌肉如削，不能言语，四肢厥逆，脉细如丝。予参附汤（人参60克，附子9克）1剂手足微温，再剂思饮食，继服八珍汤40余剂而愈。

按：此妇患临经带下，带下不止欲滑，为阳虚下陷，下元不能固摄，当固摄肝肾，升举清阳，却予调经剂，故虚未得补而失于收摄，故经潮则量反多，人以为血热迫血妄行，又投寒凉剂复伤脾胃阳气，气血乏源，气血愈虚，脾胃功能失调，传导升降失司而发生泄泻，肌肉失养则肌肉如削，清阳不升则失语，气虚阳微不达四末故四肢厥逆，不能营阴，则脉细如丝。纵观诸症为带、经、泄同病，乃素体虚弱而伐以寒凉，故见四肢厥逆，脉细如丝，辨证属阳微气脱。遵治病必求于本，病虽异而证则相同，法当异病同治。急投参附汤扶阳固脱，阳回则继用八珍汤补气养血缓图治本，药中病的而愈。

带下辨证 本证兼证并重

带下病有寒、热、虚、实四种，然临证多虚实夹杂，寒热相间，如虚证中有脾虚、肾虚之异，又有兼寒兼热之不同，更有多脏同病、气血俱损之证。临床辨证以带下本症兼症并重。

带下本症，有带下色、量、质、味、发病久暂、排泄时的感觉等。

从色辨：白多寒，或湿胜于热，或病在气分，或关肺经；色黄多系湿热，或关脾经；色青者，多与肝经有关，或肝郁气滞，或肝经湿热，或肝肾两虚；色黑者，多与肾经有关，或系热盛，或系经漏；色赤者，多热，或热胜于湿，或病在血分，或与心经有关；带下赤白相兼，多系湿热互结；五色杂下，多系有溃烂。总之，浅淡者多虚，深浓者多实。

从量辨：量多为虚，量少为实，量时多时少多肝郁。

从质辨：形如胶黏者多湿热，清稀如水多风寒，形如米泔多脾湿，如鸡子清者多脾气虚、肾阳虚证。

从味辨：味腥臭者多湿热。

从排泄时的感觉辨：排泄时觉凉者多寒，觉热者多热。

从发病时间辨：久者多虚，短暂者多实。

然仅据以上本症不足为据，必兼具全身相应兼症者方可确立。如：

肝郁者，必兼精神郁闷，胸胁胀痛，喜太息，脉沉或弦涩等。

湿热者，无论其色如何，量较多或如崩，质稠黏，味腥秽，必兼体倦，口干苦或黏腻不欲饮，舌苔黄腻，脉濡滑数等。

脾虚者，带下量多，色白或淡黄无臭，必兼饮食不化，精神疲倦，大便溏，舌淡，苔薄，脉细等。

寒湿者，带清稀，必兼形寒畏冷，四肢不温，下腹冷痛，口不干，舌苔淡白而润，脉沉迟缓。

湿毒证，带下黄白如脓，或伴下疳，必兼尿道刺痛，阴部肿痛溃烂，舌红，苔干黄，脉数等。

从带下量色辨转归

带下病为带下色、量、质、味的异常或伴全身或局部症状者，故带下病诊断不泥其量之多少，但有色质味之异常即可。李老以量作为疾病轻重转归的尺度之一。量多者病较重，量少者病较轻，量多而忽然大下之崩带病重而险；量由多变少，为病退及药对证的表现，量由少变多为病进或药不对证，治之无效的现象，用药后量如先多后少，考虑为有效，属已成之带尽出，未成之带有所阻。

带下有白带、黄带、青带、赤带、黑带、赤白带、五色带之分，白者属肺，赤者属心……从带下颜色可确立带下类型及所属经络，并能以色之淡浅深浓体会病势，带下浅淡，病为轻，色质深浓，病较重，五色杂下，病重而险。

妊 娠 病

滑胎责之肝经虚热 殒堕关系脾肾气虚

滑胎为连续自然堕胎或小产 3 次以上者，有的甚至每孕到一定月份则自然滑堕，滑堕之虞有母体、父体两方面因素。巢氏认为胎怀十月，经养各有所主，而母体因素最与十二经中肾、肝、脾三脏及气血相关。正如《景岳全书》中所云："所以屡见小产堕胎者，多在三月、五月及七月之间，而下次之堕必如期复然，必以先次伤此一经则遇阙不能过矣。"故滑胎之关键在于堕后虚损未复，治"必当察此着胎之源而预培其损"，即寻找病因，预防为主，重在未孕时。

四时之令，必始于春木，故十二经之养始于肝木。妊娠早期胎未成形，赖阴血荫胎，肝体阴用阳，肝体柔和则胎安，否则肝血虚，肝气旺，胎失所养，并热扰胎气，则殒堕。故早期殒堕者，责之肝经虚热。孕前宜常服逍遥散加生地，热甚者，加黄芩，以达柔肝健脾清热之目的，肝体柔，肝气平，而孕自安。

妊娠有赖于肾气冲盛，天癸泌至，和于阴阳，冲任相资，而胎元之健固亦须肾以系胎，气以载胎，血以养胎，脾为后天，气血生化之源，先后天充足相资，则胎元固实。脾、肾不足，勉为妊娠，但终不能瓜熟蒂落而夭折，故补肾培脾为治滑胎之根本。妊娠五月，为足太阴脾经所养，九月为足少阴肾经所养，故中晚期滑胎，当责之中气虚不能护胎，肾气虚失于系胎。因于中焦者孕前宜常服小建中汤加白术使脾健气血易生，因于下焦不足者常服寿胎丸，如此成胎之后继安胎，才无小产之患。

妊娠恶阻无寒热　和胃降逆宜理气

恶阻为妊娠呕吐之证，是妊娠早期的常见现象。若反应严重，反复呕吐不止者，可使孕妇迅速消瘦或诱发他病，甚至影响胎儿的发育，故需及时治疗。正如《万氏妇人科》云："轻者不服药无妨，乃常病也。重者需药调之，恐伤胎气。"

冲为血海，隶于阳明而附于肝，胃气以和降为顺。孕后阴血聚而养胎，藏而不定形，使冲脉之气偏盛，逆而犯胃，使胃气上逆而见恶阻之病。"正气存内，邪不可干"因此，胃弱是其根本，其发病总与损伤胃气有关，治之必时刻顾护胃气，和胃降逆为主。《医宗金鉴·妇科心法要诀》明确提出治法："审其或因胎气阻逆，或痰饮阻逆，与夫兼热、兼寒而分治之。"临证胃热恶阻者，治宜加味温胆汤，以清胃热，和胃气，方药为温胆汤加黄芩 3 克，黄连 1.5 克，麦冬 6 克，芦根 3 克。痰饮阻逆者，予加味六君子汤，即六君子加杷叶 3 克，旋覆花 1.5 克，枳壳 1.5 克，除痰降逆，偏热者加黄芩，偏寒者加肉桂、干姜。因于胎气阻逆，无寒热偏象，无兼肝郁痰饮者，此时当理气平逆，以达和胃降逆之功。理气之药不宜过用香燥之品，以防耗伤气血，于胎无益反害。方用保生汤，药物组成有砂仁 7.5 克，白术、香附、乌药、陈皮各 15 克，甘草 7.5 克，生姜 3~5 片。水煎频饮。方中一派理气之品，但加白术健脾以资气血，达安胎，并防理气伤气之弊。

妊娠腹痛有伤食、胞寒、膀胱热结之分

妊娠腹痛，亦称胞阻，从历代医家论述看，其实为胎漏、胎动不安之证候。李老认为，本病为妊娠期心胃腹痛的证候，病变部位涉及上、中、下全腹，分伤食、胞寒及膀胱热结三型论治。

1. 伤食者，症见胃脘脐腹胀痛，有伤食史，嗳腐恶食，舌淡红，苔厚，脉滑。治宜消食行滞。方用平胃散加味。临证应辨疼痛部位及大便情况加以变通，如痛在胃脘部，宜加草果、枳实、神曲；如痛在脐腹，兼大便秘结者，宜去苍术之燥性助秘之弊，酌加芒硝、大黄，倍用甘草，以缓和二药峻烈之性，以防伤胎，或更加人参，攻补兼施，则效尤良。

2. 寒凝胞宫者，症见妊娠期小腹疼痛，喜暖，下腹凉，

喜热饮，舌淡红，苔白，脉紧。临证当辨寒在血分、水分而治法不同。寒在血分者，小便必自利，治宜温经散寒止痛，方用加味芎归散，方药为当归15克，川芎6克，人参3克，吴茱萸1.5克，阿胶6克，艾叶1.5克，炙草1.5克；寒在水分者，小便必不利，治宜温阳化水，方用五苓散。

3.膀胱热结者，症见小腹灼热疼痛，小便不利，舌红，苔黄，脉数有力，治宜清热利水，方用导赤散。

保胎要则

流产的发生，主要是气血虚损，冲任不固，不能维系而坠。气虚提摄无力，血虚则灌溉不周，不能摄血养胎，造成流产。故补气血为保胎之治疗大法，再根据情况，予以止血、镇痛、解郁等，以达到标本兼顾，否则，只顾一面，恒至失败。用药方面，杜仲、桑寄生、苎麻根为常用之品，无副作用，不妨大剂应用，可用至15~30克；用参时，须用高丽参为佳。一般而言，胎水未破者，大体都可收效。寿胎丸、胎元饮等，疗效都很好，均可选用。古有黄芩、白术能安胎之说，这也须酌情应用，有热者宜，如气虚者，用之无效。大体流产患者，从脉象上辨别，滑数有力者多可保全，如沉微细涩者，一般来说，多难以保全。

安胎不离益肾

胎漏，为妊娠期阴道少量出血，时下时止，或淋沥不断，不伴腰腹困坠之症。胎动不安，为妊娠期腰酸腹痛，或下腹坠胀，或伴有阴道少量出血者，其证轻微，为堕胎小产之先兆。有"其母有疾以动胎"和"胎不牢固"两大病因病理，但究其根本则主要责之于母体冲任气血失调，胎元不固，因其胎元未殒，故治以安胎为主。临证有肾虚、气血虚弱、血热、气郁及外伤等不同，随证随经去其所病，以达冲任调和、胎元牢固之目的。

李老认为，肾为五脏之本，胎元之系，补肾为安胎之根本，无论气血失于濡养，热扰胎气，胎气受阻，或跌扑伤胎等，均不离补益肾气以固胎，胎得肾系，安之则易。方用寿胎丸及杜仲、续断之类。

附案：

案一　代某，女，41 岁。门诊号：40609。

1961 年 3 月 6 日初诊：患者有习惯性流产病史，本次妊娠已 7 个月，腹痛有下坠感，伴腰酸腿困，少量阴道出血，色淡，体倦，面色无华，食欲不佳，舌苔薄白，脉细无力。处方：

菟丝子 12 克　桑寄生 7.5 克　川断 6 克　阿胶 7.5 克杜仲 9 克　炒白芍 7.5 克　生白术 9 克

二诊：服药 2 剂后，腹痛减轻，继服 2 剂后胎安。

按：肾为冲任之本，胞络者系于肾，屡孕屡堕，复伤冲任气血，加之年逾 35 岁，肾气亦生理性渐衰，使肾气愈虚，适值妊娠，胎失所系，故有腰酸腹坠之胎动不安。肾为五脏之根，肾虚失于煦脾，脾失健运，则食欲不佳，气血生化不足，失于上荣，故体倦肢困，面色无华，脉细无力，皆为虚损不足之候。《妇人规·胎动欲堕》载："妊娠胎气伤动者……轻者转动不安或微见血，察其不甚，速宜安之。"治以寿胎丸加杜仲补肾固胎，生白术健脾安胎，白芍养血，炒用取其止痛升提安胎之意。全方共奏补肾益气、养血安胎之功。

案二　王某，女，30岁。门诊号：90290。

1965年10月4日初诊：患者停经46天，小腹隐痛10余日，时或腰困，无阴道出血。B超提示宫内妊娠，发育符合6周余。患者曾流产2次，刻下精神疲惫，心悸气短，面色萎黄，纳差，舌淡，苔薄白，脉无力。处方：

党参12克　白术9克　茯苓9克　菟丝子12克　川断6克　桑寄生7.5克　杜仲9克　甘草6克

2剂，水煎服。

按：该患者为妊娠早期之胎动不安。因故2次流产，伤于冲任气血，气虚胎失所载，血虚胎失所养，胎气不固，故见妊后小腹隐痛，时或腰困；气血虚弱，心神失养，而致心悸神疲，气虚不足以息；面色萎黄为气血失于上荣之征；纳呆为脾胃不健；舌淡、脉无力为不足之象。治之宜补气养血安胎。

脾胃不健而血不生者，不可专主四物，故于此李老以四君子健脾以助生化之源，使气血自生。方中并用菟丝子、桑寄生、续断、杜仲补肾固胎，体现了安胎不离益肾的观点。气充血足，胎得气载血养，并为肾气牢系，则发育成实，顺利渡过妊娠期，足月而娩。

"轻者转动不安，重者必致伤堕"，故论治胎漏、胎动不安必须动态观察腰腹疼痛程度和阴道出血多少而辨其欲堕已堕。李老宗《医宗金鉴·胎前诸门》之法，欲堕者，力挽去势，大补气血，补肾安胎；已堕者，理气活血，固肾止血；出血不止，气血欲脱者，宜峻补气血以独参汤；恶血瘀滞不行，胁腹胀痛，实而急者，用回生丹，虚而缓者，宜益母丸。

产　后　病

产后病有广义、狭义之分

多数医家认为，产后病为产妇在新产后至产褥期中所发生的与分娩或产褥有关的疾病。李老则认为此义狭窄，尚不能包容临床所见之疾，他认为，凡产后所发生的一切疾病，无论其时间短暂或长久，均为本病范畴，其中包括产后常见病和产后兼见疾病，如产后血崩、产后中风、产后蓐劳等。另外，古有"小产重于大产"之说，临证确有因堕胎、小产后起居不慎或感触外邪而致生诸病者，因其与产后诸病证治、因机相类，故亦将其列入产后病论治。

产后伤寒慎用汗法

太阳病，发热、恶风、汗出、脉缓者，为中风，以桂枝汤调和营血；恶寒、无汗、脉紧者，为伤寒，以麻黄汤解表发汗。然于产后发病伤寒者，汗之宜慎，若汗之无异于伤血。古有"汗血同源"之说，正如《女科经纶》所云："大抵产后大血空虚，汗之则筋惕肉瞤或郁冒昏迷……其害非轻。"故李老治疗产后伤寒不泥其证，必顾护其产后多虚的特点，无犯虚虚之戒。

附案：

武某，女，38 岁。门诊号：56032。

1962 年 7 月 24 日初诊：流产后 3 个月，正是夏季，但仍身穿棉衣，严守恶寒，少腹凉而不适，饮食无味，喜按，吃热饮食后舒服，苔薄白，脉紧。处方：

桂枝 7.5 克　生白芍 7.5 克　生姜 3 克　附子 3 克　大枣 4 个　炙甘草 4.5 克

二诊：服上药后恶寒大减，将棉衣换成毛衣。上方改附子为 4.5 克，再服 2 剂。

三诊：恶寒已除，少腹冷痛亦减大半。上方再服 2 剂。

按：本病为产后伤寒，表里俱寒之证。方中以桂枝汤调和营卫，解肌发表，附子既助桂枝扶卫阳发表，又温胃阳暖胞宫，达表里同治、药中病的之功。二诊增附子用药量以求药到病除。本案用药简练而效佳，值得后人借鉴。

产后恶露不绝　治宜养血和血

产后恶露持续 20 天以上仍淋沥不断者，称恶露不绝，为冲任受病，气血运行失常所致。因恶露为血所化，其为病或虚损或内有瘀血，故治宜养血和血为主。临证李老多据全身症状及脉症辨其虚实寒热，孰轻孰重，或重养血，或重活血，或养血、活血并重，但宜随证随人，灵活应用，使气血调和，冲任得固，旧血祛，新血生，进而病愈。

附案：

郝某，女，30 岁。门诊号：30905。

1960 年 6 月 15 日初诊：患者体质素弱，产后 72 天，恶露不止，下腹部胀痛，乳房胀痛，苔薄白，脉沉细。处方：

当归9克　川芎6克　炒白芍7.5克　阿胶4.5克　黑艾叶4.5克　香附4.5克　五灵脂4.5克　黑蒲黄4.5克　鸡内金4.5克　炙草3克

2剂，水煎服。

按：患者身体素弱，产时产后失血，虚损不足，冲任为病，故恶露不止。辨其全身症状，见下腹、乳房胀痛，为肝脉气滞血瘀。脉沉细为虚候。纵观其证，属虚重于实，故以养血为主，活血为辅。方用胶艾四物汤养血止血，失笑散活血止血，去地黄避其伤胃泥膈之弊，用香附调肝理气，内金消积，为未病先防，防其胃虚将积之虞。全方共奏养血和血之功，药虽简而功效全，有的放矢，重点突出。

产后腹痛　证多夹杂
寓攻于补　寓补于消

产后腹痛，多数医家以小腹疼痛为主症。李老宗《医宗金鉴》所训，认为本病病在上、中、下全腹，非局限于小腹也。证有虚实之分，正如《景岳全书·妇人规》中所论："产后腹痛，最当辨察虚实……拒按而手不可近者皆实病也，宜行之散之；若喜揉按或得食稍缓者皆属虚病，不可妄用推逐之剂。"然临证纯虚纯实者少，兼寒兼热、虚实夹杂者多。治当勿忘产后，亦勿拘于产后，虚者补之，实者攻之，攻则虑其虚，补则虑其实，当随证随人施治。

附案：

案一　张某，女，38岁。门诊号：35926。

1961年8月22日初诊：产后食欲不振已2个月，胃脘不适，恶心，不欲冷饮，舌苔薄白，脉沉迟缓。处方：

党参 7.5 克　生白术 7.5 克　茯苓 6 克　陈皮 7.5 克　半夏 7.5 克　砂仁 4.5 克　草蔻仁 4.5 克　鸡内金 6 克　生姜 3 片　炙草 3 克　广木香 6 克

2 剂，水煎服。

二诊：上方服后，前症大减，守原方继服 2 剂，痊愈。

按：患者产后 2 月，胃脘不适，属产褥期所发生之腹痛证，为产后气血俱耗，复伤于饮食，以致脾虚不运，从不欲冷饮一条可知为里寒，故本病证属虚寒，其病位在脾胃，故治以香砂六君子汤以健脾益气，佐以少量草蔻健脾温脾，生姜温胃止呕，加鸡内金取其既能消食化滞又兼祛瘀除积之功，充分发挥本方无论脏腑何处有积皆能消之功效，并照顾了产后多瘀之特点。

案二　杨某，女，30 岁。门诊号：16246。

1959 年 4 月 16 日初诊：患者小产后少腹长期隐痛，面色萎黄，自觉下午内热，头痛，头晕，舌苔薄白，脉细弦。处方：

丹参 15 克　生白芍 9 克　赤芍 9 克　归尾 6 克　柴胡 3 克　香附 4.5 克　五灵脂 6 克　生蒲黄 6 克　陈皮 7.5 克　半夏 7.5 克　甘草 4.5 克

水煎服，4 剂。

按：患者因故小产，胞络受损，瘀血内阻，不通则痛，故少腹疼痛；午后内热为久病瘀血已成干血之证；弦脉主肝、主痛；肝主气，血为气母，血瘀则气郁，头为诸阳之会，循经犯上故头晕头疼；面色萎黄一症为虚象，与众脉症不符。观之实证多，故治以活血止痛为主，疏肝理气为辅，待瘀滞祛而新血生，则颜面得荣，而此证尽除。加陈皮、半夏者，用以理气降逆，此所谓见肝之病，知其传脾，当先实脾之意，体现了未病先防的思想。

产后身痛当从虚治本

产后身痛为产后肢体疼痛、麻木、重着之病，因产后气血俱去筋脉，胞脉失于荣养，不荣而痛，或百节空虚之时感触风寒湿邪，留滞于经络关节，虚滞而病，其无论血虚、肾虚、外邪侵袭，皆本于气血不足。治病求于本，故凡治本病皆以补虚为主。正如《沈氏女科辑要笺正》中云："此证多血虚宜滋养，或有风寒湿三气夹杂之痹，则养血为主，稍参宣络。"李老认为，补虚之法可直补气血或补脾资化源，补肾益精血，可多途径入手，求殊途而同归。如血虚者，以归脾汤加减；风寒者，以四物直补其血，生芪、红花补气活血以生血，并用秦艽、防风、桂枝、桑枝等祛风药，体现了"治风先治血"的思想；肾虚者，肾经虚损，当辨其阴阳，阴虚有热者，六味地黄汤加枸杞、牛膝，肾阳虚者，八味地黄汤加骨碎补、补骨脂、续断、杜仲等。

附案：

案一　王某，女，31岁。门诊号：55054。

1963年4月11日初诊：患者2个月前小产后手足麻木，乏力，少腹痛，食欲不振，夜寐多梦，苔薄，脉沉细。处方：

党参7.5克　白术7.5克　炙黄芪6克　当归7.5克　茯神7.5克　远志6克　炒枣仁15克　广木香3克　元肉6克　桂枝4.5克　生白芍7.5克　炙草3克

二诊：服上方2剂后，饮食增加，夜寐改善，手足麻木、腹痛减轻。上方继服。

按：本病因小产失血，筋脉失于濡养，属血虚证。方用养血归脾健脾养血，加桂枝温通经脉，合生白芍，取其养血柔肝、利筋脉之意，又取其制桂之燥性之意。

案二　靳某，女，32岁。门诊号：37682。

1961年12月5日初诊：患者产后40天出汗受风，身痛如针刺3年，舌苔薄白，脉沉无力。处方：

丹参9克　当归9克　川芎6克　白芍7.5克　生芪4.5克　知母4.5克　羌活4.5克　独活4.5克　秦艽4.5克

3剂，水煎服。

二诊：服上方3剂后，身痛减轻。上方继服12剂，基本痊愈。

按：患者于产后40天汗出腠理开时感触风邪，邪伏经络不去，历时3年不愈，李老于此并不搜风剔邪，而以四物之归、芎、芍养血，黄芪益气以助血行，以达"血行风自灭"之功，知母制羌、独之猛，防其燥性伤阴。全方养血为主，稍佐丹参宣络，柔和祛风，顾护了产后的生理特性。

大柴胡汤治疗产褥热一得

一患者产后发烧，西医认为系产褥热，曾用退烧药及抗生素效果不著。诊之为阵发性寒热，舌苔厚黄，腹部拒按，4日未大便，系一典型的大柴胡汤证。因时在数伏之季，用增损大柴胡汤之意，在大柴胡汤原方中加入连翘、蝉蜕、僵蚕，因系产后，再加入当归、台参，1剂即减轻。此证虽为大柴胡汤证无疑，但因病人、季节等特殊原因，故在应用本方时既要考虑到产后体虚的一面，也要考虑胃肠有积滞，须通里攻下的一面，同时还要考虑季节气候的因素，因人（体质）、因季（气候）随症加味，<u>丝丝入扣</u>，所以能够应手而效。诊治疾病，无论哪一种情况，都应这样全面考虑。

妇 科 杂 病

热入血室证情复杂　治疗主线不离清热

热入血室最早见于仲景《伤寒论》，为中风、伤寒、阳明诸病之热邪随月经适来适断之机侵入血室而出现恶寒发热、寒热如疟、昼日明了、暮则谵语、胸胁小腹满痛的一系列症状。关于血室，古有胞宫、冲脉及冲任脉三种认识。李老遵《类经附翼·求正录》中"子宫者，……医家以冲任之脉盛于此，则血事以时下，故名之曰血室"之说，认为血室为子宫（胞宫），但又与冲脉、任脉、厥阴肝经相联系，因冲任二脉皆起于胞中，肝主藏血，故血室为肝所主。

"正气存内，邪不可干"。本病发病为肝失疏泄，冲任不调，胞宫功能失常，经气虚弱之时外邪乘虚而侵入胞宫，与血相结，瘀滞肝经、冲任、胞宫而致胸胁小腹满痛，滞于半表半里，少阳枢机不利，故有寒热往来如疟，上扰神明则谵语，热迫血行则经行量多，与血相结则淋沥不净或骤止。其临床表现复杂，以六经辨证为主，治疗大法不离清解邪热。

邪在半表半里之间，症见经水适断，寒热如疟，发作有时，以小柴胡汤加当归、生地、丹皮清热和解。

伤寒热入血分，扰乱神明，昼日明了，夜则谵语，经净而不自愈者，须凉血清热，不拘定方，审证论治，但泄其实，勿犯胃气及中上二焦。

阳明病，下血谵语，但头汗出，或用清热行血汤清热活血。药物有桃红各3克，丹皮、五灵脂、生地各6克，生甘草1.5克，炮甲珠、赤芍各3克。水煎服。以丹皮、生地、生甘草清热，桃红、灵脂、甲珠、赤芍活血以达热除血行、邪去血室安之效。李老治疗此病，在继承仲景小柴胡汤疏解少阳及针刺期门泻实二法基础上进行了发挥，即随证灵活施治，然不离清热，体现了宗古而不泥古的治学思路。

阴痒多系肝肾湿热

阴痒是妇女外阴、阴道瘙痒的证候。因肝脉绕阴器，肾开窍于二阴，故阴痒与肝肾二经密切相关。证从湿热，有因忽视卫生，直接感染病虫，有因肝经湿热下注，有因湿热阻滞于少阴经脉，肾经湿热生虫。治疗以清热化湿、杀虫止痒为主，并内外并治。

临证辨证，以病在何经、湿热孰重为主。病在肝经，湿重者，方用萆薢渗湿汤加知母、苍术、鹤虱、芜荑，热重者，用龙胆泻肝汤；病在肾经者，方用海藻泻肾丸加知母、黄柏。外用大蒜煎水熏洗等。

五型分治子宫脱垂

子宫脱垂多本虚标实之证，治必补益升提固脱，然急则治标，湿热或寒湿证明显者，必清利湿热或温化寒湿，内外并治。

1.气虚证：症见子宫下垂，劳则加剧，小腹坠，面色少华，少气肢倦，带下量多，舌淡，脉虚细。治宜补气升提。方用补中益气汤加青皮、栀子以舒肝解郁，防肝犯脾。带下量多，质清稀，加鹿角霜、海螵蛸温肾固督；腰酸胀者，加续断、杜仲、桑寄生固肾强腰；兼血虚者，加熟地、鹿角胶滋补营血。

2.肾虚证：症见子宫久脱不复，腰酸小腹坠，头晕耳鸣，性机能减退，舌淡，脉沉弱。治宜补肾固脱。方选六味地黄汤或大补元煎，酌加鹿角胶、紫河车、升麻补精升陷。

3.寒湿证：症见子宫脱垂，带下量多，色白，质清稀，口不干，小便不利，大便稀薄，舌体胖大，苔水滑，脉濡。治宜利水渗湿，温阳化气。方用五苓散加蜀椒、小茴、附子、丹参、川芎、红花，并反佐黄柏内服，助以温阳之味合活血之品以祛除寒湿。外用花椒、苦参、苍术、槐花、芒硝坐浴。外用飞矾180克，铜绿12克，五味子12克，雄黄1.5克，桃仁9克，制成蜜丸，12克重，雄黄为衣，纳入阴中。

4.湿热证：症见子宫脱出，红肿溃烂，黄水淋沥，阴门肿痛，发热口渴，尿黄赤而痛，舌红，苔黄腻，脉濡滑数。治宜清利湿热。方用龙胆泻肝汤内服，外用蛇床子洗方及猪脂油调藜芦末3克敷涂。

5.气阴两亏证：本病经久不愈，虚极将成痨者，症见子宫脱垂日久，经水不利，消瘦乏力，二便频数，脉虚大。治宜气阴双补。方用温经汤合肾气丸加龟板、鳖甲、蒺藜之类。

附案：

肖某，女，56岁。门诊号：31023。

1960 年 7 月 5 日初诊：产育 6 次，子宫脱垂，经期加重，腰困神倦，口干喜冷饮，大便干，舌苔薄白，脉细弱。处方：

生黄芪 30 克　知母 9 克　生白芍 9 克　当归 15 克　升麻 3 克　柴胡 1.5 克　生白术 6 克　党参 15 克　肉苁蓉 15 克　炙草 3 克

水煎服。

六味地黄丸 10 丸，五味子 30 克。每 3 克五味子煎水送服六味地黄丸 1 丸。

按：本病起于多产损伤胞络，加之年老体弱，肾元衰惫，肾阴虚而失于滋养胞脉胞络，经行气血下注，加重虚陷，故经期加重。脾为后天，补脾以资先天，故治以脾肾双补。方用补中益气汤合六味地黄丸，方中重用生芪，伍升麻、柴胡补中气，升下陷之气，知母、白芍佐六味滋阴清虚热，五味子补肾并敛收，肉苁蓉温阳，寓阳中求阴之意。全方脾肾双补，升提固涩并用。

妇人阴挺　气虚为本

子宫脱垂，属中医学"阴挺"范畴，为妇人阴中长期有物下坠，甚则挺出阴户之外者。《傅青主女科·带下》中述："盖带脉通于任督，任督病而带脉始病，带脉者所以约束胞脉之系也，带脉无力，则难以提系。"提示本病属任、督、带奇经失于约束而然，为中气、元气虚而失摄之证。

气虚者，为生产损伤，或素中气不足，兼劳力过度，或便秘努责，致脾虚气陷，冲任不固，失于提摄，脾土衰弱，则生化乏源，荣血不足，宗筋失养而弛张。肾主封藏，司二阴，胞络系于肾，房劳多产损伤胞络致肾亏，或先天不足，封藏失职，任带失固，或年老体弱，肾元衰惫，肾阴虚而失于涵养胞脉脉络。脾虚水湿不化，肾虚气化不足，湿聚于下，从阳化热，从阴化寒，或阴挺于外，磨擦损伤，邪气入侵而病湿热及寒湿二证，为疾病演变过程中的标证。

脏躁养心兼顾肝脾肾

脏有心、肝、脾、肺、肾五脏之说，李老宗《医宗金鉴》所云认为：脏者，心脏也，而心者，五脏六腑之大主，精神之所舍也。五志过极均能损伤心神。心主神明，生理功能正常则精神振奋，神志清楚，思维敏捷，对外界信息的反应灵敏正常；如心主神志的功能失常，太过则喜笑不止，不足则使人易悲。而脏躁之病为妇人精神忧郁，情志烦乱，无故悲伤，哭笑无常，频作呵欠，正为心主神志功能异常之故。然心主神明赖于心主血脉，血液是其物质基础，心气为其功能表现，故脏躁之证为忧愁思虑，情志郁结，损伤心气而然，治之必养心。

心主血，脾统血，脾为气血生化之源，脾之运化功能正常，化生血液充盛，则心有所主；肝藏血，主疏泄，若肝不藏血，疏泄失常，则心无所主；心属火，位居于上，肾属水，位居于下，肾水上济于心，则心气不亢。故治心之时必兼顾肝、肾、脾三脏。

《金匮要略》以甘麦大枣汤治本病，《妇人大全良方》则以淡竹茹汤治疗妊娠脏躁，李老临证则对二者均有发挥。甘麦大枣汤用之则常酌加枣仁、茯神安神，竹茹、陈皮理气除烦，生地、麦冬滋心肾之阴，白芍敛肝和脾，黑芝麻养肝肾。淡竹茹汤则不拘于妊期，但脏躁兼有痰者，症见神疲肢倦，心烦惊惕，内热口干，恶心干呕，脉虚细数者即可用之。药物组成有人参3~6克，茯苓3~6克，麦冬6~9克，半夏3~4.5克，竹茹4.5~9克，生姜1.5~3克，大枣2~3枚，甘草1.5~3克，达益心脾二脏，除痰和胃之功。

宫 外 孕

开中西结合治急腹症之先河
创宫外孕非手术疗法之壮举

宫外孕是妇产科急腹症之一，其发病急，演变快，如处理不及时或不得当，很容易危及患者生命。长期以来，宫外孕患者一经确诊即行手术治疗已成定论，手术治疗有其优越性，如直观、治疗周期短等，但同时给患者造成的创伤也较大，并对患者术后再孕造成负面影响。为了减轻患者的痛苦，更好地为患者服务，1958年，山西省中医研究所所长李翰卿老大夫同山西医学院第一附属医院妇产科合作，共同探讨中西医结合治疗宫外孕的新路子。

对于这件工作，李老非常重视，认真制订了"中西医配合治疗宫外孕的计划"。其中李老认为，中医方面必须在手术时亲眼看到手术部分的具体情况，必须调查全国治疗本病的方法和结果，把治疗过程的经验和教训实事求是地、有计划地加以记录和总结，必须在不断发现新的情况下，不断改正缺点，并不断创造新的治疗方法，必须在治疗当中把有效的部分和道理毫无保留地介绍给西医同志并使他们按法试用，以期达到西医学习中医更实际的目的，西医方面也必须同样抱着互相学习、互相帮助的态度，绝对避免各行其是，中西医之间必须定期或不定期地征求对方意见等。

李老是一名中医大夫，对西医解剖学及病理学并不是很熟悉，但他实事求是，谦虚好学，常将自己不懂的东西记录下来，以备询问。如李老在他的笔记本中曾写到：必须通过参考有关书籍或西医的具体介绍，了解西医对本病的理论认识和治疗经验。询问西医同志 1 个月的胚胎体积有多大，询问解剖学中有无输卵管的图形，和实物体积大小对比是否相同，卵巢去掉后身体有无异常表现，后穹隆放血能否把溢出的血一次放尽，最多数量有多少，疼痛是否是输卵管破裂的征兆……

通过对宫外孕患者的望闻问切以及对宫外孕解剖、病理认识的深入，李老在思考，中药是否能把在宫外的胚胎消灭掉？输卵管既然能输卵，说明它本身就有一种输送排泄的作用，但宫外的胚胎为什么输送不出去呢？胚胎既然附着在管壁上，不能自然输出，那么辅助一些药品是否可以帮助输送出去呢？随着对这些问题的逐一解答，李老逐步确定了中医治疗宫外孕的基本治疗法则——活血祛瘀法。

诊断分型遵西医

一、宫外孕的诊断

宫外孕的确诊主要依靠西医学制定的诊断标准，即根据病人的病史、症状和体征，配合原尿，或尿浓缩妊娠试验，或阴道排膜检查，作出确诊。随着中西医结合非手术疗法治疗宫外孕工作的深入开展，根据少腹痛的具体情况，中医也有了确诊的初步把握，但毕竟还须经过西医作出最后决定。李老指出，"这是中西医必须认真地结合起来的第一明证"。但诊断虚实寒热的轻重及兼证治疗的主次则必须采用中医方法。

在临床诊断中，应特别重视胚胎死活的判断，因为胚胎继续存活者，随时都有破裂的可能，危险性很大。山西医学院第一附属医院的同志根据临床实践，总结出以下几点诊断依据，但临床中还应综合观察，全面考虑，以便确诊：

（一）阴道出血：一般说来，如病人无阴道出血，应考虑胚胎尚存活，有阴道出血者，胚胎死亡的可能性较大。也有极少数病人，虽有少量阴道出血，但胚胎仍继续存活，应予注意。

（二）阴道排膜：除个别患者（约 0.2% 左右）外，凡有阴道排膜者，可考虑胚胎已死亡。

（三）自觉症状：如早孕反应持续存在，应考虑胚胎尚存活。如早孕反应消失，且有泌乳现象时，应考虑胚胎已死亡。

（四）尿妊娠试验：如连续两次尿妊娠试验均为阴性，可考虑胚胎已死亡。如尿妊娠试验持续阳性，说明胚胎继续存活的可能性很大。

（五）超声波探测：如显示包块中有活动的胎体或胎心反射，则说明胚胎存活。

二、临床分型

为了便于对病人观察、辨证、治疗和护理，根据病程的不同阶段，山西医学院第一附属医院初步将宫外孕分为未破损和已破损两大类，已破损类又分休克型、不稳定型及包块型。分型标准如下：

（一）未破损类：指宫外孕尚未发生流产或破裂者。

（二）已破损类

1.休克型：指宫外孕破损后引起急性大量腹腔内出血，来院后临床上有休克征象者。

2.不稳定型：指宫外孕破损后时间不长，病情尚不够稳定，有再次发生内出血的可能者。包括内出血量不多，无休克征象者，或内出血量较多，曾有过休克情况，经抢救后病情好转者。

3.包块型：指宫外孕破损时间较长，腹腔内血液已形成血肿包块者。

其中，未破损类最少。此类病人往往无特殊表现，临床上易疏忽而误诊，但随时有破损的可能，如处理不当，可危及生命，故需特别警惕。已破损类中不稳定型最多，临床表现似暂时平稳，但病情最易转化，如处理及时得当，病情向有利方面转化，可迅速平稳，较快治愈；反之，则病情可向不利方面转化，甚至陷于休克。故对此型亦需认真对待。休克型例数虽不多，但其病情较严重，随时都可能发生危险，故除应用中西医各种方法积极抢救外，尚需严密观察，必要时立即手术。

活血祛瘀治本证

辨证要点：宫外孕破损后，以突发性剧烈腹痛，不规则阴道出血，淋沥不断，血色暗红，腹腔内大量游动性血液或／

和凝血块，以及腹膜刺激症状等为主要表现。

本病的治疗首先根据以下各个方面认清本病的性质和治疗的方向：

1. 表现的症状：少腹部刺痛拒按。

2. 发病的时期：都在月经错后时期。

3. 手术后看到的病形：为有形实质。

4. 药物性能的启示：一切祛瘀药品均有活血通经止痛、破癥除瘕、消肿、催产堕胎等作用。

5. 临床实践的经验。

从以上特点不难看出，本病系瘀血内停少腹，气机阻滞所致的少腹血瘀的实证。治疗原则以活血祛瘀消癥为主。

宫外孕从实质上说肯定不是有瘀血的存在，但为什么用活血化瘀的方法能够达到治愈的目的呢？这是有理论根据的。从本病的发病情况来看：①痛有定位，疼痛的部位都有少腹；②疼痛都相当剧烈，而且兼有刺痛拒按之表现；③疼痛的时间都在月经过期不来或来而淋沥不畅时。

从以上特点可以看出，宫外孕符合少腹血瘀证之辨证特点，故施以活血祛瘀可以治之。

针对宫外孕患者的主症——经停后月余前后，少腹部疼痛拒按，甚则休克，阴道出血等，李老确定了祛瘀消癥止痛的治法，选用活络效灵丹加味为主，处方为丹参、归尾、生乳香、生没药、怀牛膝、苏木、桃仁。因当时当归药源奇缺，改为赤芍。乳香、没药二药不但流通经络之气血，诸凡脏腑中有气血凝滞，二药皆能流通之。乳没最宜生用，若炒用之则其流通之力顿减。但生者易致呕吐，而呕吐可使腹内压增高，从而加重出血，故去"生"字。后因一些患者仍然不能接受乳没之异味而致呕吐，故去乳没。经临床反复验证，最后形成由丹参、赤芍、桃仁组成的治疗宫外孕破损的主方，即宫外孕Ⅰ号方。但临床实践也证实，在病人能够接受乳没的前提下，不去乳没效果会更好。

宫外孕破损后，可以引起急性大量内出血，同时又有少量不规则阴道出血淋沥不断，此时应活血还是止血？中医理论认为，血在正常情况下，周流不息地循行于脉中，灌溉五脏六腑，濡养四肢百骸，一旦由于某种原因造成血液离经妄行而出现崩漏等出血证，此时若止血过急，易致留瘀，单纯固涩止血，每因固涩留瘀，故止血应治本，因血瘀而致血液离经妄行者，应以活血祛瘀为主，切勿一味着眼于止血，故有"见血休止血"之说。总之，必须做到审因论治，才能提高疗效。临床实践也证实，应用炭类止血，可导致病人腹腔内血液过早凝固，形成较大而硬的血肿包块，难以吸收，子宫内膜难以剥脱，阴道出血也不易停止；反之，以活血祛瘀的治则始终贯穿于治疗宫外孕病人的整个过程中，则腹腔内血液凝成的血肿包块常较软且易于吸收，效果比较好。至于阴道出血，等到子宫蜕膜完全排出，子宫内膜修复，血肿包块消失，出血自然会停止。

辨证论治疗兼证

宫外孕从病的性质上说是一种实证，但患宫外孕的患者有平素兼寒者，有兼热者，有兼肝气郁滞者，有兼盆腔炎者，还有兼脾胃虚弱、食欲不振者，也有兼肠结核、经常泄泻者，此外还有临时感冒、食滞或继发黄疸者，甚而有的引起内部同时出血形成严重的休克状态等，种种情况，不一而足。而中医的治法也不是一方一药，而是从全面考虑，辨证施治的。如何辨证施治？简明地说，也就是根据《内经》"虚则补之，实则泻之，寒者温之，热者清之""先治新病，后治旧病""急则治标，缓则治本"等理论，结合患者的客观实际灵活运用。下面就几种常见的宫外孕兼夹证论述如下：

一、腑实证

腑实证是宫外孕患者最多见的兼证，同时也是最重要的兼证，其临床表现为大便秘结，腹胀，胃脘不适，腹痛拒按等。病人兼腑实证，则腹痛加剧，不能安静休息，多次恶心呕吐可导致再出血，出现或加重休克。同时，由于胃肠功能障碍，营养不能及时补给，药物也不能很好地吸收利用。所以，及时解决腑实证很重要，也是治疗本病取得良效的关键。李老认为，此时必须用攻下法，由于患者有兼肠胃积滞寒性、热性及寒热错杂性的不同，治疗方法也各异。

（一）寒性祛瘀止痛之方

主治：宫外孕开始腹痛兼喜冷便秘之证。

药品：

赤芍　归尾　桃仁　芒硝　大黄（醋炒）　怀牛膝　元胡　香附　灵脂　蒲黄　麝香（后入）　没药

制法：共研细末，水泛为丸，绿豆大。

服法：每服9克，开水送下，每日1～2次。

或可结合应用大承气汤：大黄、芒硝各3～7.5克，枳实、厚朴各3～9克。大黄后下，芒硝分2包冲服。

（二）热性祛瘀止痛之方

主治：宫外孕开始腹痛兼喜热便秘之证。

药品：

赤芍　归尾　桃仁　芒硝　大黄（醋炒）　怀牛膝　元

胡　香附　灵脂　官桂　麝香　小茴　没药

制法：共为细末，水泛为丸，绿豆大。

服法：每服 9 克，开水送下，每日 1~2 次。

本方用大黄、芒硝等佐以较多量的温热药，下腹凉者加官桂，全身冷者加肉桂。

也可用《金匮要略》"九痛丸"：炮附子 9 克，高丽参、干姜、吴茱萸、狼毒（醋炒）、巴豆霜各 3 克。上药共研细末，炼蜜为丸，如豌豆大。用量可根据病人体质和病情决定，一次可服 3~10 丸，热开水送下，也可溶于热水中，通过胃肠减压管注入，然后停止胃肠减压 2 小时。

（三）寒热夹杂者用方

可用大黄、芒硝，佐以适量官桂或肉桂即可。

注意事项：宫外孕破损后有过大量内出血的病人，其身体情况与一般急腹症病人不同，特别是休克型病人，内出血较多，有虚脱现象者，用攻下药时不可过量。为了免伤正气，攻下药应中病即止，不可久用，兼用枳实、厚朴等破气药时更应注意。一般病人可连用两次攻下药，如效果不著，亦不可再用，应改服主方，隔 1~2 日后，再重复用 1~2 次，多可奏效。

二、气虚证

症见倦怠乏力，气短懒言，纳呆等。可于主方中加入党参 6~9 克。

三、气虚欲脱证

常见于休克型。应立即输液、给氧、输血补充血液循环量，配合中药积极抢救，同时给予宫外孕Ⅰ号方和攻下药内服，早期治疗或预防腑实证的发生。

常用处方：

丹参 15 克　赤芍 15 克　桃仁 9 克　枳实 6~9 克，厚朴 6~9 克　元胡 9 克　归尾 9 克

根据病人寒、热或寒热夹杂情况给攻下药疏通胃肠。血压不升或不稳定，虚脱征象严重者，加生脉散，即关东参 9~15 克，麦冬 15 克，五味子 15 克。或加独参汤，即关东参 9~15 克，另煎频服。四肢厥逆者加附子 6~9 克。大汗淋漓不止者加山萸肉 15~30 克。

应用人参可大补元气以固脱，益气以止血，扶正以祛邪，补虚以止痛，但由于宫外孕病人以实证为本，如虚证不重者，不必一律使用，如过用或滥用，常易引起腹胀中满，腹痛增剧，病情加重。

附案：

案一　季某，24 岁。病历号：300。1965 年 12 月 9 日 20 时入院。

当时已停经 40 天，阴道出血 1 天多。突发性剧烈腹痛 5 个多小时，昏厥 2 次，伴呕吐、出冷汗等。入院前 1 小时测血压为 60/0 毫米汞柱。入院时血压测不到，脉微欲绝，四肢、鼻尖发凉，腹微隆起，有轻度肌紧张与明显压痛、反跳痛，尤以胃脘部与左下腹部明显，两侧腹腋前线以下均为浊音，肠鸣音较弱。未叩移动浊音，亦未内诊。诊断为子宫外孕（左侧输卵管妊娠破裂）休克型。

具体治疗方法：

1. 输液，输血，吸氧。

2. 关东参 9 克，捣碎冲服。

3. 丹参 15 克，赤芍 6 克，半夏 6 克，元胡 6 克，桃仁

6克，附子3克，水煎服。

4.九痛丸6粒，热开水送下。

按：本案患者为少腹血瘀之实证，兼有急性血虚气脱之虚证、寒证与腑实证。治宜祛瘀活血，助阳扶正，同时用温下法疏通胃肠。方用附子大辛大热，回阳救逆，丹参、赤芍、元胡、桃仁祛瘀活血，半夏燥湿化痰，同时热水送服九种心痛丸，以预防腑实证的发生。

12月10日：零时以前血压波动于70~90/40~50毫米汞柱，以后血压维持在90~100/50~70毫米汞柱以上，稍平稳，脉渐有力。腹胀尤以胃脘部明显，液平面未发现上升，肠鸣音仍较弱，未排气，无排便。作胃肠减压，并给予中药：

东参15克　丹参15克　赤芍7.5克　元胡6克　桃仁6克　大黄（后下）4.5克　芒硝（冲服）3克　枳实6克　厚朴6克　肉桂9克

水煎服，以继续活血祛瘀补气并疏通胃肠。

按：患者血压渐趋平稳，以少腹血瘀证兼气虚、腑实证为主。治宜活血祛瘀补气并疏通胃肠。方中东参大补元气，丹参、赤芍、元胡、桃仁活血化瘀，大黄、芒硝、枳实、厚朴为大承气汤，可泻下通便，疏通胃肠，肉桂辛甘热，能温补命门之火，且温中有通，寒凝瘀滞之疼痛最为相宜。

12月11日：病人一般情况好，血压平稳，脉有力。昨日自胃管灌注中药并配合炒大葱腹部热敷之后，肠蠕动增强并有排气。今日用50%甘油灌肠后又有排便。腹痛腹胀渐好转。超声波探测显示腹腔内有液体平面。腹腔穿刺抽出6毫升不凝血，与末梢血对照有显著差异，镜检有花边状红细胞。化验检查：血红蛋白52克/升，尿胆素与胆红质均阴性，尿胆原可疑，黄疸指数2。停药。

12月12日：一般情况好，不活动时无腹痛，有饥饿感。阴道出血量很少。脉有力，舌苔薄白，腹部稍胀，有轻度压痛与反跳痛，移动性浊音阳性。服宫外孕Ⅰ号方加当归9克，陈皮6克。

12月14日：自觉左下腹部轻痛。检查：巩膜稍黄，腹部压痛和反跳痛不明显，移动性浊音阳性。内诊检查：外阴、阴道、宫颈无异常发现，宫体前位，正常大小，活动，无压痛，附件右侧可对合，左侧近宫体处可触及5厘米×6厘米大小扁包块，很软，有漂浮感，无压痛。化验检查：尿妊娠试验：原尿阴性，尿浓缩试验阳性。服宫外孕Ⅰ号方。

12月18日：无不适感，昨日已下床活动。尿深茶色，巩膜皮肤黄染明显，腹部移动性浊音阳性。内诊检查：附件左侧可触及3厘米×5厘米×3厘米大小包块，软，可活动，无压痛。化验检查：肝功能正常。黄疸指数等因溶血不能作。服宫外孕Ⅱ号方加茵陈15克。

按：患者病情稳定，以腹腔血肿包块为主症，治宜攻坚消积，方用宫外孕Ⅱ号方。因患者巩膜皮肤黄染，加茵陈以除湿退黄。

12月22日：皮肤巩膜黄染渐轻，脉有力，腹部移动性浊音消失。

12月25日：黄疸已消退，黄疸指数6。血红蛋白10.3克。内诊检查：宫体左上方可触及3厘米×4厘米×6厘米大小软包块。继续服宫外孕Ⅱ号方至包块消失。

1966年4月14日随访病人，无不适，月经规律。内诊检查：宫体前位，正常大小，活动，无压痛，附件双侧可对合，无压痛。

案二　赵某，26 岁。病历号：34。

主因停经 5 个多月，腹痛、阴道出血 1 个多月，2 天来加剧，于 1961 年 5 月 1 日入院。1960 年 11 月开始闭经，1961 年 2 月 5 日结婚，3 月 24 日开始有少量不规则阴道出血伴轻度腹痛，4 月 29 日有数次发作性较剧烈的腹痛，5 月 1 日腹痛加剧，伴眼黑及出冷汗。体格检查：血压 55/30 毫米汞柱，脉搏 80 次/分，细弱，腹部压痛，以下腹部明显，移动性浊音阳性。内诊检查：后穹隆饱满，宫颈有举痛，宫体前位，大小正常，活动，有压痛，附件双侧不易对合，有液体存在感和压痛。血红蛋白 9 克。

入院后给予输液、输血（200 毫升）、吸氧等抢救措施，血压维持在 70/50 毫米汞柱以上。3 小时后，血压稳定于 90/70 毫米汞柱。服宫外孕Ⅰ号方加减。4 天后移动性浊音消失。第 5 天查血红蛋白 5.6 克。8 天后再次腹痛，血压一度下降。17 天后内诊检查附件右侧可触及不具体包块，大小欠清。继续服宫外孕Ⅰ号方加减至包块完全消失。

出院后于 1963 年 1 月 10 日在我科足月顺产一男孩，母子均好。同年 6 月 12 日因右下腹痛 12 小时，诊断为急性阑尾炎，在我院外科手术。打开腹腔后无血液积存，肠管等也无粘连，右侧输卵管稍增粗，有轻微粘连，极易分离，壶腹部有米粒大小之瘢痕，左侧输卵管正常。

根据临床体会，李老认为，宫外孕单纯者，治疗期短而容易，有兼证者，治疗期长而较难。特别是兼虚之证者，治疗时间最久，因为该证是虚中夹实，既不能充分使用补药，又不能充分使用攻药。但关于兼证治疗的规律和关键已经有了初步的把握。此外，患者本人或家属如果强调使用手术治疗时我们绝不可勉强。

补虚消积治包块

宫外孕患者未破损或破损后腹腔内血液形成血肿包块，应以攻坚消积为治，经临床筛选，确立了由丹参、赤芍、桃仁、三棱、莪术组成的宫外孕Ⅱ号方，但包块型患者常兼虚证，且攻坚药久用易伤正气，临床又有寒热之不同，为此，李老立三方以应不同之需：

一、寒性补虚消积之方

主治：宫外孕善后包块兼喜冷之证。

药品：

水蛭 30 克　生口芪 75 克　三棱 15 克　莪术 15 克　当归 45 克　知母 18 克　生桃仁 24 克　麝香（另研，后入）0.3 克

制法：除麝香另研外，先将诸药共研细末，入麝香和匀，炼蜜为丸，梧子大。

服法：每服 3~4.5 克，早晚空心开水送下。

二、热性补虚消积之方

主治：宫外孕善后包块兼喜热之证。

药品：

水蛭 30 克　生口芪 30 克　三棱 15 克　莪术 15 克　当归 45 克　肉桂 18 克　桃仁 24 克　麝香（另研，后入）0.3 克

制法：除麝香外，先将诸药共研细末，入麝香和匀，炼蜜为丸，梧子大。

服法：每服 3~4.5 克，早晚空心开水送下。

三、平性补虚消积之方

主治：宫外孕善后包块体虚者。

药品：

水蛭 30 克　生口芪 75 克　三棱 15 克　莪术 15 克　当归 45 克　人参 30 克　生桃仁 24 克　麝香（另研，后入）0.3 克

制法：除麝香外，先将诸药共研细末，入麝香和匀，炼蜜为丸，梧子大。

服法：每服 3~4.5 克，早晚空心开水送下。

此外，对于包块表浅而体弱，不宜久用攻坚药者，可敷以外用膏药：血竭 9 克，樟脑 6 克，松香 9 克，银珠 9 克，麝香 0.06 克（另研）。前 4 味研为细末，水熬成糊状，候温入麝香，搅匀贴患处。

有故无殒　亦无殒也

宫外孕休克阶段，大胆应用硝、黄是救急的主要关键。因宫外孕本身是实证，实则泻之，非用疏通不可，如兼肠胃障碍便秘不通，则更相宜。曾治一宫外孕休克患者，初经山西医学院第一附属医院妇产科用人参救之，不见好转，邀余会诊后，急予硝、黄通泻，很快扭转。但要注意辅以人参，因本病虽实，实中多夹虚故也。同时要进一步分辨寒热及其多少，随证加减，方达周全。

阑 尾 炎

论治阑尾炎

李老认为，急性阑尾炎可按照张仲景的治法处理。《金匮要略》云："肠痈之为病，其身甲错，腹皮急，按之濡，如肿状，腹无积聚，身无热，脉数，此为肠内有痈脓，薏苡附子败酱散主之。""肿痈者，少腹肿痞，按之即痛如淋，小便自调，时时发热，自汗出，复恶寒，其脉迟紧者，脓未成，可下之，脉洪数者，脓已成，不可下也，大黄牡丹汤主之。"以上两条既说明了有脓、无脓的鉴别，又说明了治法。其中脉迟紧，一般认为属寒，但肠痈却是说明脓未成前的实热证；脉数属热，但在肠痈即是脓已成。腹诊中的有无压痛是分辨虚实的重要方法，如腹皮急，按之濡，如肿状，为脓已成，是热中夹有寒象，治疗时除重用清热解毒外，必须佐用温通之药。少腹肿痞，按之痛如淋，为脓未成，实热壅滞，治疗时除消痈解毒活血外，必佐导滞之品，否则壅滞之热毒不除，其病难愈。大黄牡丹汤中之大黄、芒硝，寒凉攻下，善除实热壅积之邪，桃仁、丹皮、冬瓜子、大黄活血解毒。气行则血行，若加枳实、银花效更佳。薏苡附子败酱散之薏米消痈排脓，败酱草解毒活血排脓，善治腹部之痈脓；附子行气血，散寒滞，助痈之消散。若再加银花、白芥子效更佳。若腹胀痛者，排脓散效果较好。其原方为枳实十六枚，芍药六分，桔梗二分，共杵为散，取鸡子黄一枚，以药散与鸡子黄相等，揉和令相得，饮和服之，临床用之多改为枳实15~30克，桔梗24~30克，赤芍15克，并加银花30克，白芥子3~6克。

慢性阑尾炎的问题有三：一瘀血，二气滞，三寒。临证时可根据瘀、滞、寒的比例多少用方。若瘀血为主者，宜活络效灵丹加味；肝郁气滞为主者，宜逍遥散加白芥子、干姜、五灵脂；寒凝血滞者，宜少腹逐瘀汤。如兼肠粘连者，亦可采用此种方法。

阑尾脓肿或引起腹膜炎者，银花120克，白芥子9克，甘草9克，是方有效。曾治一男性患者，腹大如鼓，先用中西药不效，经用上方后，从脐中排出黄稠脓汁一大痰盂之多，后果愈。

肠 梗 阻

寒实型肠梗阻治验

李老认为，肠梗阻总的来说是一个实证，其中有热实、寒实、瘀血、气滞四类。另外，还应注意气虚性肠梗阻和绞窄性肠梗阻。这个疾病因为是急症、重症，患者主诉就是腹痛，因此辨别其性质较难。一般来讲，可从发病历史、治疗经过上去考虑。如：生气后突然疼痛者，当考虑为气滞，吃冷性饮食后发病者，为寒实，过去有肠粘连史者必兼瘀血，素有不能吃冷性饮食者为寒实。如：一男性患者，突然腹痛大作，某院外科大夫诊为肠梗阻，予复方大承气汤治之无效。询其有不能吃冷性饮食史，诊为寒实证，予九痛丸12粒，愈。又如：一男性患者，72岁，突然腹痛不止，急至某院治疗，诊为肠梗阻。因其年高体弱，又患冠心病，恐其手术有困难，建议保守治疗。经询其素有不能吃冷性饮食史，又为年高体衰之躯，予九痛丸20粒，分2次服，愈。又如：一男孩，突患肠梗阻，医予萝卜芒硝汤治之不效，经察其为吃冰棒后引起，予小茴香、肉桂、丁香、木香、沉香各6克，愈。又如：一男性患者，80岁，患嵌顿疝引起的肠梗阻，诊为气虚失运，予厚朴24克，人参9克，半夏9克，炙甘草9克，愈。

胰 腺 炎

胰腺炎证治

李老认为，急性胰腺炎类属于中医的干霍乱、食积痛，大致有寒实、热实两种。热实证，治宜大柴胡汤加减。寒实证，治宜大黄附子汤加枳实、厚朴或一把抓，每次1包，或九痛丸，每次12~20粒。曾治一男性患者，急性胰腺炎，先用复方大柴胡汤十几剂不效，邀李老诊之，审脉弦紧，胃脘剧痛，拒按，诊为寒实证，予大黄3克，细辛3克，附子6克，枳实9克，厚朴9克，1剂取效，10剂疼痛消失。

慢性胰腺炎，胰腺囊肿，多为虚实寒热夹杂证，治疗时必须详辨寒、热、虚、实的比例。例如：脉沉弦或弦涩，舌苔薄白，胃脘胀痛，拒按者，为气滞多而寒实证少的停积证，治宜厚朴温中汤加少量大黄。此方重点在于苦温理气，稍佐通下。四肢厥冷，脉弦紧，胃脘疼痛，拒按，为虚寒多而实证少，治宜桂附理中汤合小承气汤温中健脾，导滞消积。脉虚大，胃脘疼痛，拒按，或仅有压痛，为中气虚衰多而兼寒积，治宜补中益气汤加枳实、厚朴、苍术、木香、干姜、大黄，补中益气，温中导滞。脉弦滑，胃脘有压痛，为热多而寒少证，治宜半夏泻心汤去党参，加枳实、白术、莱菔子，或枳实导滞丸加干姜。

败 血 症

西名败血之症　　中医两证相当
温病热入血室　　外科疔毒走黄

李老认为，脓毒为败血证类属于中医外科中的疔毒走黄和温病中的热入营血，一般用犀角地黄汤、清营汤有效。例如：一女性患者，乳腺炎合并败血症，持续高热不退，神昏，斑疹，先单独应用抗生素，并配用中药清热解毒剂无效，改用犀角地黄汤后即愈。但犀角地黄汤、清营汤并非全部有效，还应根据夹杂证的情况加以配伍。如：夹有脉大、口渴、汗出者，应配入生石膏、知母以清气分之热；大便秘结者，应加大黄、芒硝、元参；神昏，苔黄者，加安宫牛黄丸，每日 2 丸；痰多者，加竹沥 15 克；气营两燔者，改用清瘟败毒饮等。

此外，败血症还有所谓如温病热入下焦肝肾者，即如《温病条辨》所谓："邪在阳明久羁，或已下，或未下，身热面赤，口干舌燥，甚则齿黑唇裂，脉沉实者，仍可下之。脉虚大，手足心热，甚于手足背者，加减复脉汤主之。""温病误表，津液被劫，心中震震，舌强神昏，宜复脉法，复其津液，舌上津回则生。汗自出，中无所主者，救逆汤主之。""温病已汗而不得汗，已下而热不退，六七日以外，脉尚躁盛者，重与复脉汤。""温病误用升散，脉结代，甚者脉两至者，重与复脉，虽有他证，后治之。""热邪深入下焦，脉沉数，舌干齿黑，手指但觉蠕动，急防痉厥，二甲复脉汤主之。""下焦温病，热深厥甚，脉细促，心中憺憺大动，甚则心中痛者，三甲复脉汤主之。""热邪久羁，吸灼真阴，或因误表，或因妄攻，神倦瘛疭，脉气虚弱，舌绛苔少，时时欲脱者，大定风珠主之。"例如：曾治一末梢神经炎、泌尿系感染合并败血症患者，神志恍惚，汗多如洗，发热持续不退，时时手足瘛疭，或时谵语，面色㿠白，脉虚数而促，先用西药、中药清瘟败毒饮无效，改予三甲复脉汤加知母、黄柏，后果愈。

半 身 不 遂

半身不遂验案一则

何某，女，65岁。门诊号：31497。

1961年7月19日初诊：半身不遂3个多月，某院诊为脑血栓形成，住院治疗1个多月无效，后请中医以针灸、中药补阳还五汤加减治之仍无效，邀请李老治之。李老审其面呈忧郁之色，问之亦不愿多语，脉沉而弦，云：肝郁血滞，血不养筋，治宜养血活血，舒肝理气，逍遥散加减：

柴胡9克　当归9克　白芍9克　丝瓜络9克　桑枝9克　香附7.5克　郁金6克

7日后往诊，共服7剂，诸症大减，左侧肢体已能活动，并可翻身。继服1月而愈。

按：李老认为，补阳还五汤确是一个治疗半身不遂的好方，但其为补气活血方，若用之于肝郁气滞、筋脉失养者，则气血更加壅滞而筋脉不舒。经云：肝主筋。肝郁血滞，筋脉失养，故以舒肝养血活血而愈。

肝脓肿合并膈下脓肿

验案一则

张某，男，50岁。门诊号：77256。

1964年9月12日初诊：阿米巴肝脓肿合并膈下脓肿，持续高烧不退半年多，某院以西药治疗不效，审其脉弦滑数，胃脘有明显的不可触按之象。李老认为，脓肿应治之清热解毒之法，但根据经验看，凡抗生素有效者，应用清热解毒之剂亦效，无效者亦殊难取效，故不可但用清热解毒之法治之。此证应按其腹，寻其脉，若压痛明显者必予攻下，但攻下不可大下，大下则痛难除，脉滑数者应予化痰，弦者重在和解。处方：

柴胡18克　半夏12克　黄芩12克　枳实15克　赤芍15克　白芥子9克　瓜蒌30克　桔梗15克　蒲公英30克　银花30克　连翘30克　大黄3克

次日，患者家属告知，体温由39.8℃下降至38.5℃，腹痛大减，饮食稍增。乃嘱其继服2剂。3剂后，食欲大增，体温恢复正常。

按：膈下脓肿合并肝脓肿，若但予消痈，不予理气化痰，不去评脉辨证，实难取效。李老告诫云：内痈尤重于里治，不可不注意也。

诊余漫话

疑难之病　难在虚实寒热夹杂之间
解难之法　功在孰多孰少下药之中

　　李老认为，疑难疾病，即慢性、危重、难治性疾病，其难治的主要原因，是虚实寒热夹杂证的问题。任何疾病，从其性质来看，不外寒热虚实。单纯的寒证、热证、虚证、实证，以及实寒、实热、虚寒、虚热，不难辨治，但临床上往往是单纯者少而夹杂者多，疑难性疾病，更是如此，如寒中夹热，热中带寒，虚中夹实，实中带虚，还有上焦热而下焦寒，此脏实而彼脏虚等，都需要特别注意。既明兼夹，尚需进一步分析其量的对比，何多何少，何宾何主，都必须弄清，治疗方可有的放矢。因此，能否正确地处理夹杂证，往往是衡量一个医生技术高低的重要标志。

　　李老常说："一般来讲，慢性病、危重病夹杂证居多；

急性病、轻微病夹杂证少见；身体素质好的急性病患者夹杂证少；体质差或兼有慢性病的急性病患者夹杂证多。在夹杂证中，有表里夹杂，寒热夹杂，虚实夹杂，阴阳夹杂，脏病兼腑，腑病兼脏，或数脏之病同见，数腑之病共存，数经之病并发，数络之病齐现等。在衡量夹杂证时，尤应重视它们之间的比例关系。如在表里关系中，有表而夹里，里而夹表的不同；在寒热关系中，有寒中夹热，热中夹寒的不同；在虚实关系中，有实中夹虚，虚中夹实的不同；阴阳关系中，有阳虚中夹有阴之不足，阴虚中夹有阳之微亏的不同；及至脏腑关系中，有脏虚夹有腑之微实，腑实夹有脏之虚损的不同等。怎么鉴别呢？一般采用脉、色、腹、证相互对照之法，即，若表里证俱在时，症状的多少是区别表里多少的关键；虚实证俱在时，脉、色、腹诊相结合，是区别虚实孰多孰少的关键；至于数脏、数腑、数经、数络共存者，症状表现多者为多，症状少者，一般较少。脉象所代表的寒、热、虚、实，则是衡量夹有寒、热、虚、实的重要指标。若大实如羸状，或至虚有盛候，则必须借助腹诊加以辨别。"他还说："《伤寒论》中治疗痞满有二方，一为半夏泻心汤，一为黄连汤，从其所治证候表现上看，几乎完全相同，而处方组成却前者多一味黄芩，后者多一味桂枝，何以辨别？脉也。若见滑者，可用半夏泻心汤；弦涩不调者，则用黄连汤。""张仲景是辨夹杂证、治夹杂证的楷模，若想认识夹杂证，就得仔细钻研《伤寒论》和《金匮要略》。"

例如腹泻一证，夹杂情况最多，尤其是久泻不愈者，更应细心审查。李老每遇久泻不愈，兼见腹痛者，都强调应注意其夹实的一面，诊查其腹部必有压痛（常不甚明显，非细心体察之才不致漏诊），即以虚中夹实论治，常于补涩药中加入大黄以治之，疗效较好。但此证久病，每每虚多实少，故虽用大黄，量不宜过大，可随证情酌定。

又如便秘一证，常法虽为实者泻之，承气类为实证所宜，但临证首当审其虚实主次。如系产后便秘，或久病，或见于大病之后者，多为实中夹虚，不泻不行，泻又不可，法当攻补兼施，即泻药中辅以补药用之，或加人参，或加当归，宜润宜导，酌情选用。同时必须结合年龄、体质、脉象、兼症，以适当兼顾其虚才行。如临床对便秘之属虚寒者，或虚寒证夹实者，以温脾汤或理中汤加大黄，用量当据虚实多少而酌用之。

又如曾治一产后痔疮甚重，疼痛便血较剧之患者，由于属于产后虚中夹实之证，故重用黄芪，加乳香、没药、槐角炭、银花、地榆炭，又因具有便秘腑实之症，酌加硝、黄，数剂而愈。又曾治一急性肾炎患者，因其胃部有压痛，遂于利水方中加入枳实、莱菔子，数剂而愈。大凡泻证，泻前即痛，泻后痛止者，此为有夹实的现象，即应考虑补中寓泻。如系胃苓汤证，亦需少加大黄、枳实才行。

中医治病之关键，在于对各类矛盾性证候的用药上，这也是中医之优势所在。如寒热夹杂、虚实夹杂等都是。如阴虚兼痰之证，滋阴有碍痰之嫌，祛痰有伤阴之弊，用金水六君煎，在祛痰之二陈汤中加入当归、生地、元参之滋阴即可治之。又如湿疹兼泄泻，止泻则碍疹，治疹又碍泻，用滋阴宣解汤即两全其美。又如柴胡加芒硝汤，人参、芒硝同用；理中加大黄汤，干姜与大黄同用；诸泻心汤中干姜、人参与黄连、黄芩同用等。诸如此类，补泻同施、寒温并用之方法甚多。关键在于品验夹杂证的孰多孰少，孰轻孰重，并在用药剂量上给予合理体现，方能使夹杂矛盾之证候迎刃而解。

审证入微　精析夹杂比例
用药精当　计较一分一厘

　　李老认为，中医学术思想的指导核心是唯物辩证法，所以我们必须时时处处以唯物辩证法为指导思想去研究中医学术。他说："唯物辩证法有三个组成部分：一是对立统一，二是量变到质变，三是否定之否定。在这里面有实践第一的观点，有重调查研究的观点，有重视各种不同矛盾和找出主要矛盾的观点。中医学术的指导思想中也恰恰要求这些方面。所以我们必须有目的、有意识地将唯物辩证法应用于中医的研究和临床中去。"他在临床科学研究工作中经常告诫我们：临床检查疾病时一定要全面细致，要注意病史，注意客观指标的探查，决不可被假象所迷惑，要善于在纷乱的复杂证候表现中找出起决定作用的因素和各种复杂原因中的比例关系，找出哪些是标、哪些是本，哪些应缓、哪些应急的处理方法。他常常因为加减一味药物，加减药物的一分一厘，而审思再三，也常常因寻找病因病机的有无、多少而久思数日，务求找出其问题的所在而后快。他曾以一风湿性心脏病、心力衰竭日益加重的病例为例，说明有目的、有意识地应用唯物辩证法的重要性。他说："患者，女性，29 岁。风湿性心脏病，二尖瓣狭窄与闭锁不全，全心衰竭。经过中西药物治疗后，很快好转，但突然一天气短浮肿，呼吸困难加重，西医诊断为肺部感染，心力衰竭。急以抗生素、地高辛与中药真武汤加清热解毒药进行治疗，10 天后，不但诸症不减，反见更趋严重，乃邀余往治。审其诸证，乃真武汤证无疑，急予真武汤加减 2 剂，不效。再察脉证，均无特殊表

222

现，细审其周围环境，其病床适在房门之侧，乃悟：此乃受门缝之寒风也。急宜挪床，并在其侧放置屏风以御复感。同时在真武汤中加细辛、麻黄少许以散风寒，次日其病果然大减。"他常说：中医的一部发展史就是一部唯物辩证法应用于医学上的发展史，所以我们研究中医时就得从有目的、有意识地应用唯物辩证法上开始，并深化。至于《内经》之论气候、人事、地域与发病的关系，以及望诊、闻声在诊断方面的意义，《伤寒》《金匮》在腹诊、脉诊上的发现，以及如何应用腹诊、脉诊和证候对比去审证，张景岳、李时珍、王叔和如何审脉的意义，叶天士如何察舌、验齿、辨斑疹白㾦等，都是检查方法的深化，而在应用辩证法方面却是没有区别的。所以，我们无论在临床上还是在研究上都要遵循唯物辩证法这一指导思想。

早小微疾　尤当重视
千里之堤　溃于蚁穴

李老认为，人们往往重视大病、重病的研究，不去重视小病、轻病的治疗。例如，感冒、急性支气管炎等一类小病、轻病，常常由于医生不重视，治疗时随便凑上几味药，能不能很快治好不去管它，结果有的自然治愈了，有的则演变成了大病、重病。

李老强调指出：轻病、小病一般实证、表证较多，治疗起来比较容易，但是如果寒热不分，虚实不明，治疗起来又往往造成严重的后果。例如，把表证当成里证，采用清热攻里的方法进行治疗，则往往使表邪入里而表反不解；把表寒证当成表热证进行治疗，就会使表寒闭郁，里热反炽；把表热证当成表寒证进行治疗，就会使邪火更甚。至若气虚表寒，但予解表，必然损伤正气而表寒不解；阴虚表热，又用辛温发汗，则阴液受损而邪不除。又如，急性泄泻兼有里实积滞不化者，若见其泻而采用固涩收敛，必使邪气留恋，或者腹泻不止，或者转为久泻。痢疾，急性者固然湿热积滞者多，然仅知其热，仅知其为痢疾杆菌所致，而过用苦寒解毒，则往往使证变为虚寒久痢。急性支气管炎有风寒、风热、凉燥、热燥、痰饮之别，临床上若能区分论治，往往药到病除，若寒热不分，则往往形成留饮、燥咳而久久不愈。急性肾炎早期多为风邪外客，治宜解表疏风，但风有寒热之别，药有辛凉、辛温之异，有的医生不去注意这个问题，但予利尿，清热解毒，致使表邪不解，内传入里，或寒邪更甚，阳不化水，转为坏证，缠绵岁月。眼科疾病中的角膜炎，在急性阶段只要注意是风寒还是风热，就可很快治愈，但有的医生只知清热解毒，明目退翳，结果形成溃疡，其病难除。如此等等，不胜枚举。所以我们临床时必须注意轻病、小病。张仲景、吴鞠通之所以堪称大家，除其他方面外，最重要的一项是他们非常重视小病、轻病的治疗。

痼疾夹感新病　治标重于治本

李老认为，有很多疾病，特别是严重疾病的日益恶化，是与新的病因有关的。这些病因大致有四：一，外感六淫；二，饮食积滞；三，七情所伤；四，错误用药。如果临床中不注意这四种因素，单纯认为是固有疾病的恶化，往往取不到满意的效果。例如：一肺癌患者李某，突然左臂剧烈疼痛，家属及一些医生均认为是肺癌转移所致。邀李老会诊。

李老通过反复了解病史和脉象的分析，认为系风寒所致，与肺癌毫无关系，但又考虑到治疗肩凝的药物大都对肺癌的治疗无益，于是建议采用针灸治疗，结果很快痛止而愈。又如：一脑血栓形成后遗症的患者，李老先用补阳还五汤加减治疗，诸症均见好转，一日往诊，诸症均明显加剧，李老审视其脉症后云：此非痼疾之加剧，乃肝郁气滞之故耳。予逍遥散加减数剂，其症果减。为何用逍遥散？乃因其面色呈忧郁状，视其家属亦有不高兴状，且其两脉突见沉象，知其乃郁证所致也，故以逍遥散加减治之。

诊断疾病　注重客观体征
理法方药　步步深究细察

　　李老认为，毛主席强调的重调查研究、重仔细地全面地调查研究、重掌握第一手材料的观点是非常正确的。我们医生也应按照这一观点去处理问题。他说：在临床时我们应该充分地利用眼、耳、口、鼻、手去了解与疾病有关的所有问题，决不可将道听途说的内容作为认识问题、解决问题的依据。例如：有的患者把病情说得很重，有的则说得很轻，有的患者或家属以自己错误的医学常识述说病情等。曾治一患者，主诉高烧不退，胸透为肺炎，要求李老开一处方。李老检查其脉浮紧，头痛身痛，恶寒，口干，诊为表寒里热证，予大青龙汤一剂而愈。此证若不是亲自察脉、认证，一定会与前医相同开一剂麻杏石甘汤加银花、连翘等，那怎么能取效呢？李老曾讲：在灵丘行医时，得遇大量伤寒病患者，审之，与《伤寒论》所述之麻黄汤证无异，处以麻黄汤原方治之，无一例有效，于是我到药店亲自了解所用的药物，结果发现所用的麻黄都是陈久数年的，于是考虑麻黄是否新陈有异呢？我立刻到野外亲自采回新鲜麻黄应用，结果都一剂而愈。事实证明，诊断治疗疾病时，亲自检查，掌握第一手资料是非常必要的。

认证用药　善抓独特

李老认为，毛主席在《矛盾论》中说要善于抓特殊性，张景岳在《景岳全书》中告诉我们要善于抓独特，我们在临证用药时也应该抓独特二字。如胃脘痛要善于抓住饥饿痛属虚，食后痛属实，饮后痛属水饮，吃辛辣后痛属热，夜间痛属瘀血，生气后痛属肝郁气结，思考问题时痛属脾虚等特点去认证。在抓独特时有时很难区分哪些是独特的方面，抓这又像是那，抓那又像是这，怎么办呢？李老说："要善于在比较中求特殊。例如：沉细之脉，既可能说明是气滞，又可能是气血俱虚、阴阳俱虚，那么怎样认识它呢？就得求之于色和腹诊。如面色萎黄，腹部柔软，就说明沉细之脉是心脾不足，气血俱虚；如面色黑，腰困，就说明沉细之脉是肾之阴阳俱虚；如面色呈忧郁状，就说明沉细之脉是肝郁气滞。又如半身不遂，如脉一侧大，就考虑为气血俱虚；如两脉虚大而浮，面不赤，说明是气阴俱虚兼痰热阻滞等。临床用药要力求抓准，要善于按照证的特殊性，采用针对性强的方、药，凡是拿不准的药一律不予凑数，拿不准的方一律不予凑数，务求理、法、方、药完全相互吻合后才拿笔开方。"

疑难重症　首重腹诊

李老在诊断危重疾病和与腹部有关的疾病时非常重视腹诊。他说："腹诊是确定虚实、寒热、表里和病位的关键。"他认为，一般来讲，有压痛者，属实，喜按者，属虚。痞满而无压痛者，属气滞；剑突下小范围内有压痛者，为痰实；整个胃脘有压痛者，属胃中实滞不化；按胃脘而咳喘加剧者，属脾胃寒痰凝结；左胁下有压痛者，属肝寒；右胁下有压痛者，多实热或痰实；脐一旁疼痛而按之疼痛不剧者，为肝郁络瘀或肝郁寒滞；脐部疼痛，按之不剧烈者，属脾肾虚寒；脐部疼痛，时轻时重，或窜痛者，属蛔虫。小腹胀而不痛者，属下焦气滞，或在膀胱，或在大肠，或属肝肾；胀而有压痛者，多属气滞血瘀，或寒凝气结。少腹一侧或两侧疼痛者属肝，其中压痛者，多属气血瘀滞，或寒凝血滞；无压痛者属气滞。整个腹部均剧烈疼痛拒按多属痈、结胸、脏结，若疼痛不剧烈而按之较硬者，属水或瘀血凝结。此外，痛彻心胸者，属心脾；痛彻胁下者，属肝胆；痛彻腰部者，属肾。

李老强调，腹部为脾、胃、肝、肾等所居之所，是气血升降的枢纽所在，气不升降，非病则死，故危重疾病必须诊腹。他说："患者李某，患流行性乙型脑炎，高热昏迷5天，医以西药与中药清瘟败毒饮加减及安宫牛黄丸治之不效。细察其上腹硬痛，予大承气汤加减，一剂神清热退而解。又如：一休克患者，前用大剂独参汤与西药配合，血压一直不见上升，及至按其胃脘有压痛，予枳实、厚朴、二丑、人参而愈。事实证明，若不诊腹则不知虚实，不知表里，治之必然无效。所以危重疾病必须按腹。"

李老强调，腹诊时应注意八点：

一、发病和特殊反应物的部位：即胁下、脐旁、少腹两侧属肝；剑突下属肺、胃、心；胃脘属心、脾、胃；全腹属脾；小腹（关元穴附近）属肾、膀胱、冲任；脐中属脾肾。

二、疼痛：即喜按者属虚，拒按者属实，按之痛移者属气，喜温热者属寒，痛而胀者属气滞，痛而不胀者属瘀血、虚寒，痛而柔软者属虚，痛而腹肌紧张者属实，痛而起包块者属寒凝气结，痛而冷者属寒，痛而热者属热或瘀血。

三、包块：坚硬不移者属瘀血，柔软不移者属痰湿，时隐时现者属寒凝气滞。

四、胀满：胃脘满闷而外形不大者为痞，属寒热夹杂，外形胀大属气滞，有压痛者属实，按之如坚盘一块者属寒痰。全腹胀满属脾胃气滞。小腹自感胀满而外形不胀大者属瘀血。小腹胀大属下焦寒凝气滞。少腹一侧拘急微胀属肝气郁结。小腹满而小便不利属膀胱气滞。胁下、脐一侧胀满均属肝气郁结。腹满不减，减不足言属实；腹满时减时剧属寒湿或虚寒。下午至前半夜胀满属脾肾虚寒，昼夜均胀满属实热。生气后胀满加重属肝气郁结。刮风天腹胀满属风邪入里，阴天前腹胀晴天后好转属湿。

五、腹水：按之柔软者属气多水少，按之较硬者为气少水多。腹有青筋属瘀血。腹大而肌紧张、脐突、下大上小属肾。腹大不能自转侧，胁下痛属肝。身重少气不得卧，烦躁，属心。腹大，四肢沉重，属脾。腹胀大，按之紧者，难治。

六、腹肌紧张度：按之软而薄者属虚，紧硬而厚者属痰湿，索条或一片较硬属寒、瘀。小腹按之紧张属瘀血，上腹紧张多属气滞。

七、腹部冷热：按之发热属积、湿、痰、食积化热，冷者属寒。自感胃中灼热者为寒热夹杂，小腹灼热属肾虚湿热，胁下灼热属阴虚血瘀。

八、悸动：胃脘悸动属心或心脾虚，脐下悸动属水气奔豚。

辨别口感，犹重详察

口感主要包括口渴和口味两大部分，属于一种自我感觉，而由于病理原因所产生的口感，则对于诊断疾病具有很重要的价值。

一、口渴

口渴，是一个常见临床症状，可见于多种病证过程之中，同时口渴也是中医问诊中一项重要内容，同是口渴，因其渴的特点不同而主证不同。故临证辨治，处方用药，不能不加细察。

（一）口不渴，不欲饮水

可以见于以下几种情况：

1. 阴证：非阳证。

2. 寒证：多因感受寒邪，阳气耗伤，症见恶寒喜暖，肢冷蜷卧，脉迟紧。治宜理中汤。

3. 湿证：表湿证，必兼舌苔薄白而滑，脉浮濡缓，治宜桂枝加附子汤；里湿证（内有湿饮痰浊），必兼舌苔白厚而滑，脉沉缓弦细，治宜二陈汤。

4. 伤寒太阳病：未入阳明。

5. 温病邪在营分不在气分，舌虽干绛但口不甚渴：邪热由气入营，热腾营气上升，口反不渴，即使口渴，饮亦不多，且见入夜烦热，或躁动不安，斑疹隐隐，舌红绛等。治宜清营凉血，方选清营汤等。

（二）口渴饮水

可见于以下几种情况：

1. 阳证：非阴证。

2. 热证：热盛因热邪煎熬，津液不能上承，故口渴。治宜泻火救阴，如三黄之类。兼便秘者，急下存阴，如承气之类。

3. 燥证：因燥伤津液而致肺胃之水津不足，其人必频引水自救也。治宜润肺生津或清胃滋阴，方如沙参麦冬汤、玉女煎等。

4. 伤寒阳明病或温病热在气分：热甚口渴，兼见大热、大汗、脉洪大。对这类里热口渴症，当清其热则渴自止，如白虎汤类、雪梨浆等。

5. 蓄水证：伤寒蓄水证而见口渴者，乃阳虚有寒，水停不化，津气不能上升也，其症小便必不利，腹满有水。治宜温阳散寒化水，方用五苓散、真武汤之类。

6. 暑证：暑热深入少阴消渴者，饮水不止，乃暑热亢盛，伤及肾津也。宜连梅汤主之。

7. 伤寒厥阴病：宜乌梅丸主之。

8. 阴虚火旺：口渴引饮而不解渴，夜间为甚，且伴五心烦热，骨蒸潮热等。治宜养阴生津，方选六味地黄汤合增液汤。

9. 血虚证：血虚口渴者，为血虚热盛，水津不足也。治宜补血清热生津，方用圣愈汤加天门冬、天花粉，或当归补血汤加天花粉、苎麻根、玉竹、麦冬。

此外，口渴欲饮还是桂枝汤的禁忌证。

（三）口渴不欲饮或不多饮

多见于湿温。湿温为感受湿热病邪所致，有热则渴，有湿则不多饮，或喜热饮，且伴身热不扬或午后身热，胸脘痞闷，身重头蒙，便溏不爽等。治宜清热化湿并举，宜黄芩滑石汤或茯苓皮汤。

（四）口干但欲漱水不欲咽

常为邪在血分之指征。如瘀血口渴，系气为血阻，水津不能随气上布也，其人虽口渴，但欲漱水而不欲咽，其症必有瘀血之主症。治宜祛瘀，或祛瘀兼生津，兼清热，兼除寒等，方用血府逐瘀汤或小柴胡汤加丹皮、杏仁。瘀血兼热之口渴用桃仁承气汤；月经不调兼有瘀血，且上热下寒之口渴，用温经汤；跌打损伤瘀血之口渴便闭，用玉烛散。

（五）饮水下咽即吐

可见于：

1. 水逆证：水饮停聚，水津不能四布，必兼小便不利。治宜五苓散以温阳化饮。

2. 伏暑在肺：本该用温散，却误用温补，致肺气不能清肃下行。治宜泻白散合清燥救肺汤。

（六）渴喜热饮

可见于：

湿温：有热则渴，有湿则喜热饮（湿为阴邪，非温不化）。

此外，渴喜热饮还是黄芩汤的禁忌证，一切喜热性饮食的寒证泻痢，绝对禁忌使用黄芩汤。

（七）渴喜冷饮

这是有内热的表现。根据喜冷程度的轻重，饮水数量的多少，可以测知内热的轻重，因而可以决定用药的品种和剂量。在伤寒来说有三种类型：

1. 太阳病发热兼口渴者，为温病。

2. 太阳病咳嗽或气喘兼口渴者，为小青龙汤加石膏或去半夏加蒌根的证候。

3. 阳明病大热大汗大渴者，为白虎汤证。

二、口味

（一）口腻

口腻，是指口舌黏腻，滞涩不爽，味觉不佳，为湿证主症之一。但有寒热之别，寒湿者口腻较轻，口淡乏味，口中不渴，大便溏薄，舌淡苔白，脉濡而缓；湿热者口腻较重，口气秽浊，味觉或苦或甘，口渴不欲饮，大便黏滞不爽，小便黄赤，舌红苔黄，脉数。前者治宜芳香化湿，方用藿香正气散、平胃散；后者治宜清热化湿，方用三仁汤、藿朴夏苓汤。若湿聚成痰，蕴久化热，而致痰热阻滞，也可见到口舌黏腻，兼见口渴不欲饮，多有黄痰而不易咯出，胸膈满闷，舌红苔黄，脉滑数。治宜清热化痰，方选黄连温胆汤，或用清气化痰丸。

（二）口苦

苦为胆味，口苦多为肝胆郁热之征，多兼胸胁苦满。头痛眩晕、性急易怒等症。方用蒿芩清胆汤以清胆利湿，和胃化痰。

（三）口淡

口淡而微腻者，湿证也，方选三仁汤、藿朴夏苓汤。也可由脾胃虚弱所致，必兼体倦乏力，便溏，舌淡脉弱等。治宜益气健脾和胃，方选香砂六君子汤。

（四）口甜

口甜多为脾热症状，有实热、虚热之分。实热者多为脾胃热盛，症兼口渴引饮，多食易饥，大便干结，舌红苔燥，脉数有力，可予泻黄散以清胃泻火；虚热者为脾胃气阴两虚，以纳少、神疲乏力、舌红少苔、脉细数为主症，治宜补气滋阴，方选七味白术散加山药、石斛等。口甜也可见于湿温病湿证偏重者，其或口甜，或口淡，或口腻，不渴，或渴不欲饮，或渴喜热饮。治宜宣化湿浊，方宜三仁汤、藿朴夏苓汤。

练习诊脉应以缓脉为标准

缓脉，是不浮不沉、不大不小、不虚不实、不迟不数的一种正常脉象，也就是在无病时的一种脉象。初学练习诊脉的时候，必须先掌握缓脉，就是以缓脉作为标准进行对比。比此脉接近皮肤的就叫作浮，比此脉接近筋骨的就叫作沉，比此脉大的就叫作洪，比此脉小的就叫作微，比此脉有力的就叫作实，比此脉无力的就叫作虚，比此脉快的就叫作数，比此脉慢的就叫作迟，比此脉流动滑利的就叫作滑脉，比此脉流动涩滞的就叫作涩脉。

伤寒、温病细鉴别

伤寒有广义、狭义之分，广义的伤寒，为多种外感热病的总称，而狭义的伤寒，为外受寒邪，感而即发的病变。这里所说的伤寒是指狭义的伤寒而言。温病是多种外感急性热病的总称。二者同属外感而发，都有表证特征，但治法各异，临证需详审才易揣别。

1. 从发病原因来辨：伤寒是感受寒邪，温病则是感受温热病邪。

2. 从主要症状来辨：伤寒、温病初起时都有发热、恶寒、头痛的症候，但伤寒恶寒较重，发热较轻，甚者还有但寒不热者，其头痛的程度较重，往往兼有项强；温病发热较重，恶寒较轻，甚者也有但热不恶寒者，头痛的程度较轻，从来不兼项强。

3. 从舌、口、饮食、脉象、小便等方面来辨：伤寒初起一般舌质正常不变，舌苔或淡白而薄，或无苔而润，口不干不苦不渴，不喜冷性饮食，脉象浮紧或浮缓，小便多清利；温病初起有的舌质较红，有的舌苔黄白而燥，口或苦或干，或渴或喜冷性饮食，脉象多浮数或浮大，小便多黄赤。

关于阳虚

一、什么是阳

《内经》云："阳受气于天，以温皮肤分肉之间。"顾松园说："凡通体之温者阳气也。"章次公说："回阳之说为恢复体温。"根据以上之说，阳即体温。但李老认为阳指人体整个热力而言，非单纯指体温计测量之温度。

二、什么是阳虚

李老认为阳虚即人体热力不足。

234

三、阳虚的原因

（1）禀赋不足。

（2）饮食生冷过度（为脾胃阳虚之主要原因）。

（3）出汗过多（造成卫阳虚的主要原因）。

（4）服寒凉药品失当。

（5）房室过度（肾阳虚的主要原因）。

（6）阴虚：阴阳互根，阴虚日久，也必然引起阳虚。

（7）气虚（阳虚须补气的通理）。

（8）气候寒冷：衣服单薄（如冻死即亡阳之死）。

四、阳虚的种类

（1）肾阳虚。

（2）脾阳虚。

（3）心阳虚。

（4）肺阳虚。

（5）胃阳虚。

（6）卫阳虚。

（7）肝阳虚。

（8）表阳虚。

（9）里阳虚。

（10）真阳虚脱。

（11）阴盛格阳（于上，于外）。

（12）膀胱阳虚。

（13）亡阳。

五、阳虚的症状

（一）阳虚的全身症状

头部：①头痛（如阳虚头痛），头顶如冰。②面色赤（如戴阳证）。

鬓部：汗出鬓润至巅。

面部：色青，面白如刮，面赤（如涂丹），面部觉热。

目部：睛突，眼黑，倦视，目视无光，目中有光。

耳部：先鸣后聋。

鼻部：鼻衄。

口部：不渴，口吐沫，恶心欲吐，口虽渴而不欲饮，吐痰多清稀，吐血，呕吐。

舌部：舌胀，舌苔虽有必滑。

牙部：齿牙浮动。

咽喉：咽喉肿痞疼痛。

颈部：颈项如冰，颈项粗大。

胸胁：胸胁刺痛，胀满。

腹部：腹痛，膨胀，脐腹作痛，小腹如卵上下走痛，疝痛，肠绞痛，肠管麻痹，腹痛肠鸣，腹肌挛急。

背脊：背恶寒。

腰部：腰脊酸困腰痛。

前后阴：阴部发冷，精滑自出，无子，阳痿，遗精，子宫冷，阴囊水肿。

大小便：小便清白，小便不禁，小便清长，癃闭（膀胱麻痹），大便溏泻，下利，便秘，饮一溲一。

四肢：手足逆冷，脚气，腰膝酸困。

全身：体冷畏寒，周身青紫，自汗淋漓，多汗，易感冒，多寒，痘疮顶陷。

神识：沉默，神气不足，神疲气怯。

感觉：多寒，面部觉热。

睡眠：蜷卧，昼日烦躁不眠，夜而安静。

喜恶：喜热畏凉，恶寒，喜引衣，喜阳光，向火，喜热食。

脉象：脉沉小迟，微细，浮大无根，右尺部沉小迟。

呼吸：喘，气冷，咳嗽。

皮肤：肌肉粟起，浮肿，身热，按之筋骨之间反觉寒。

肌肉：肉瞤。

筋骨：筋惕。

血：吐血、衄血必有黑点。

肠胃：饮食稍冷即溏泻。

饮食：食欲减少，口不渴，或渴不欲饮，虽思凉性饮食，但索而不食（个别亦有索而食者，但舌必不燥）。

衣服：虽暑月，不离复衣（甚者着棉衣者）。

房事：性欲减退，房事后呻吟不已。

按：以上之证有阳虚之证（阳虚则寒），亦有阳虚火不归原，真寒假热，内寒外热，而出现吐衄面赤等假象者，所以不能单凭某一点即认为是阳虚，当以主症为依据（阳虚之证亦要考虑是否热之假象）。

（二）阳虚的主症

体温不足，恶寒（包括怕风寒和不喜冷性饮食两方面），手足冷，溺清，便溏，舌润，脉沉迟、微细、无力，阳痿早泄，腰膝酸软。

1. 头痛：多清晨痛，并兼有其他阳虚证候，头喜热物包裹之，遇阴遇寒即痛。

2. 目中有光：真阳外露之象。无论睁眠或闭眠，自己看到目中有光彩的样子。

3. 先鸣后聋：肾虚不能闭藏，阴气充塞于阳窍也，尺脉必弱，宜桂附地黄丸加磁石、菖蒲、苁蓉之类。

4. 恶心呕吐：为肾阳虚，阴火上冲，宜正元丹。

5. 口吐涎沫：如系阴虚者，口必渴。

6. 齿牙浮动：这是由于肾阳虚，虚火上逆所致（若服凉药必加重）。

7. 大便泄泻：多为黎明泻，或下利清谷，或溏便如鸭溏。

8. 大便秘：有寒结者，有肾阳虚兼肠结者。

9. 手足逆冷：时厥时温的不是阳虚，当细辨之。

10. 咳嗽：阳虚喘咳者极少。（凡是慢性虚寒咳嗽都是阳虚。）

11. 喘：阳虚喘者较少。阳虚气喘多属危候，因为它是真阳上脱的主症。

12. 饮一溲一：这是三消中的下消。

六、诊断

1. 必须了解阳虚的主症和一般症状。

2. 阳虚必须和阴虚各证互相对照衡量之。

3. 阳虚必须和气虚互相对照衡量之。因中医很多地方阳虚和气虚有关系，其实不同，故须加以鉴别。

七、机制

阳虚则气虚，阳虚则血也虚，不能运化精微以生气血。（阳与气的关系，气属阳，气有余即化火。）

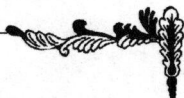

阳虚则阴也虚：阳生则阴长。

阳虚则生外寒：如经常怕冷，易感寒邪（抵抗力不足）。

阳虚则浊阴上干：浊阴之象弥漫，胸中易生喘嗽痰壅胸满。

阳虚水泛为痰：肾阳虚易形成痰饮。

阳虚则喜阳助：如早轻暮重之象。

阳虚则阴必走：为大吐大衄之病。

阳虚则元气不能自摄：阳上脱多喘。

脾阳虚则湿不化。

八、阳虚各证

1. 表阳虚（即卫阳虚）：主症：自汗恶寒（自汗为阳虚，汗之后恶冷）。常用方剂：黄芪六一散或玉屏风散加附子（气虚加人参），芍药甘草附子汤（汗后阴阳两虚）。

2. 心阳虚：心经之火虚也。原因：水饮克火，发汗太过，肝不生木，子虚不能益母。主症：心中觉寒凉，惊悸，六脉细弱，汗后叉手冒心，心悸欲得按。常用方剂：真武汤，苓桂术甘汤，桂枝甘草汤。

3. 肾阳虚：命门之火虚也。原因：先天不足，色欲过度，发汗太过，久病缠绵。前两种为主要原因。主症：腰膝酸软，阴部发冷，精滑自出，无子，小便不禁，肤肿，无苔，脉迟或浮大无根。常用方剂：桂附肾气丸，二加龙骨汤。

4. 肺阳虚：原因：外感风寒日久不愈，禀赋不足，形寒饮冷（生冷过度）。主症：咳嗽，气短，吐痰清稀，天稍冷、饮食稍冷即加重，但必须是日久不愈（春夏轻，秋冬重等），或具有阳虚之主症（不能与感寒之咳嗽混为一谈）。常用方

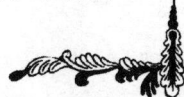

剂：保元汤，六君子汤加干姜五味，兼肾阳虚者，真武、肾气之类。

5.肝阳虚：肝火不足也。由于命门火不足、心火不足引起。主症：寒疝，脏寒魂怯，精神耗散，遗精惊悸。常用方剂：桂甘龙牡汤，当归四逆加吴萸生姜汤。

6.脾阳虚：服生冷过度，热性病用凉药过多。主症：水谷不化，大便溏，痰涎郁结，吐利厥冷。常用方剂：六君子汤加香砂，小建中汤，理中汤，补中益气汤。

九、阳虚主要方剂用法

1.参附汤：人参一两，炮附子五钱，生姜，大枣。治肾阳虚自汗，喘急肢冷。（《校注妇人良方》）

2.四逆加人参汤：炙甘草二两，干姜两半，附子一枚，人参一两。治肾阳虚自汗，喘急肢冷，兼有下利清谷，脉微欲绝者。

3.四逆汤：炙甘草二两，干姜两半，附子一枚。治下利清谷，肢冷，脉微细。

4.真武汤：人参、干姜、炙甘草各三两，白术一两，附子一枚。必兼小便不利或见浮肿、悸眩咳等症。

5.理中汤：人参、干姜、炙甘草、白术各三两。治脾胃阳虚，下利，腹满，无压痛。

6.吴茱萸汤：吴茱萸一升，人参三两，生姜六两，大枣十二枚。治胃中虚寒，食少欲呕，或胃腹作痛，吞酸嘈杂。

7.六味回阳饮：人参数钱至二两，炮附子、炮姜各两三钱，炙甘草一钱，熟地五钱至一两，当归身三钱。水煎服。治阳微将脱证。（《景岳全书·新方八阵》）

8.芪附汤：炙黄芪四钱，炮附子四钱，生姜十片。水煎

服。治卫阳虚自汗。(《赤水玄珠》)

9. 既济汤：熟地、山萸各一两，生山药、生龙骨、生牡蛎各六钱，茯苓、白芍各三钱，附子一钱。治阴阳两虚，喘促自汗，目睛上视，心摆摆如悬旗，或失精、遗尿、滑泄等。(《医学衷中参西录》)

10. 理饮汤：白术四钱，干姜五钱，桂枝尖、炙甘草、茯苓、白芍各三钱，附子一钱。治心肾阳虚，脾湿不升，胃郁不降，饮邪泛滥等。

11. 黑锡丹：治阳虚上浮，喘急欲脱，下元虚冷等。

12. 附子汤：附子二枚，茯苓三两，人参二两，白术四两，芍药三两。治阳虚寒湿内盛，肢体骨节疼痛等。

13. 敦复汤：党参、山萸、补骨脂（火中捣）各四钱，乌附子、核桃仁各三钱，生山药五钱，茯苓、生鸡内金各钱半。治脾肾阳虚，腰膝酸痛，黎明泄泻等。(《医学衷中参西录》)

14. 正元丹：治命门火衰，不能生土，吐利厥冷、胸满、面赤热、眩晕等阴火上冲诸症。

15. 小建中汤：桂枝三钱，炙甘草二钱，大枣十二枚，白芍六钱，生姜三钱，饴糖一两。治虚劳里急证，或虚劳阳虚发热之证。

关于阴虚

一、什么是阴虚

李老认为，所谓"阴"，并非空洞无物的名词，而是全身各种津液的总称。道经曰："涕、唾、精、津、汗、血、液，七般灵物总属阴。"李老认为，阴即是人体各组织中的水分。所谓虚者就是不足的意思。人体的水分，本是一定的，差不多占体重三分之二的样子。此种水分不断消耗，不断从饮食中补充，这就是正常现象，如果消耗得多，补充得少，日积月累，消耗到 10% 的时候，一切正常生理作用即要受到影响，就要发生一定的变化，从自觉方面或他觉方面看去，就会有和平常不一样的现象，此种现象，李老认为就是通常所说的阴虚证。所以肺津液不足的为肺阴虚，肾精不足的为肾阴虚，心津液不足的为心阴虚，肝津液不足的为肝阴虚，脾津液不足的为脾阴虚。通常所说的阴虚，只着重在肺、脾、肾三方面，至于心肝阴虚，因为重在血液，就把它归在血虚里边了。

二、阴虚的原因

李老认为有以下几点：

1. 先天不足：这是造成一切虚证的根源，特别是阴虚。

2. 久病不愈（如热性病，热久不退，或久咳，久泻，久痢，久疟等）：这是造成一切阴虚的原因。

3. 汗下失宜（如用发汗药或泻药次数过多者）：这也是造成一切阴虚的原因，但造成心脾肾三种阴虚的较多。

4. 房室不慎：这也是造成肾阴虚的主要原因。

5. 烟、酒、辛、辣过度：这是造成肺阴虚的主要原因，所谓火盛则阴虚。

6. 思想过度：这是造成心阴虚的主要原因。

7. 忿怒气郁，日久不解：这是造成肝阴虚的主要原因。

8. 劳倦过度：这是造成脾阴虚的主要原因。

总的来说，因酒色造成阴虚的最多。其故乃人们节欲者少，纵欲者多也。再者，单丝不会成线，无论思虑过度，或劳倦过度，任何一种如果不结合房劳过度，或先天不足，是不会很快形成阴虚证的，即使形成的话，也容易治疗，因为没有伤着根本的缘故。

三、阴虚会引起什么变化

总括起来约有下列 20 种：

1. 阴虚则生热。

这是因阴虚引起身热、骨蒸劳热、五心烦热、一切热证的解释。

2. 阴虚则血虚。这是因为津液亦是血液的主要组成部分。

3. 阴虚则血燥。

以上两条是阴虚引起的经少、经闭和一切血不足的干燥证的解释。

4. 阴虚则水虚。

5. 阴虚则津液不足。

以上两条是因阴虚引起的口干、口渴、鼻干、喉干等水分不足证的解释。

6. 阴虚则精虚。

这是因阴虚引起的精少、精稀、精不固等症的解释。

7. 阴虚则火盛。

8. 阴虚则火动。

9. 阴虚则火亢。

10. 阴虚则阳亢。

11. 阴虚则相火炽盛。

以上五条是阴虚引起一切火证现象的解释。如口苦喜冷、舌干喉燥等症是也。

12.阴虚火盛则煎熬津液而为痰。

13.阴虚火动则水泛为痰。

以上两条是因阴虚而引起痰证的解释。

14.阴虚火亢则煎迫血液越出诸窍。

这是阴虚引起各种出血证的解释。

15.阴虚则虚火上炎。

16.阴虚则虚阳上浮。

17.阴虚则虚阳上逆。

以上三条是因阴虚引起的面赤、唇红、颧红、干咳、呕吐等一切上焦虚热现象的解释。

18.阴虚则骨髓空虚，火陷骨中。

这是阴虚引起骨蒸皮寒证的解释。

19.阴虚则阳无所附。

20.阴虚则阳暴绝。

以上两条是阴虚引起的暴眩仆绝、喉无痰声、身无邪热等虚脱证的解释。

四、阴虚的症状

（一）阴虚的身体各部症状

头部：头晕，头疼。

面部：面赤颧红。

目部：目眩眼花，目赤。

耳部：耳鸣耳聋（阴虚火上升则耳聋）。

鼻部：鼻干，鼻塞，气出如火，鼻衄。

口部：口干，口渴，吐血，唾血，呕吐。

舌部：舌干，舌痛，舌衄。

齿牙部：齿牙不固，齿龋。

咽喉部：咽喉干痛，失音，喉烂。

胸腹部：胸满气逆，自觉内部发热，腹中满（仲淳说：脾虚中满，日静夜剧，脾阴虚也）。

腰背部：腰脊疼痛。

前阴部：溺血，小便淋闭或痛，男子梦遗滑精，女子月经不调，血枯经闭，梦交隐痛。

后阴部：便秘，便血，溏泻。

四肢部：腿胫酸痛，足心干热，足跟痛，手足心热，指甲干劳有枯燥之色。

毛发部：毛发脱落，毛发失调。

皮肤部：盗汗，皮肤燥涩。

筋骨部：骨蒸夜热，遍身筋骨酸痛，或疼痛如折。

饮食：饮食无味，善饥。

呼吸：气逆，气壅，气喘，痰嗽，干咳，咳血。

睡眠：失眠。

以上这些症状，如果没有正确的标准，难免就会指鹿为马，把阳虚、气虚、血虚、虚火等证误认为阴虚，因为不同的证，可能有相同的症状。我们必须从它的具体情况、它的经过和兼证等各方面互相对比，细心分析，才能正确辨证。

（二）阴虚的主症

1. 午后身热。

2. 五心烦热。

3. 脉虚细数。

4. 一般症状是日静夜剧或早轻晚重。

5. 自觉有火，喜吃凉的，但吃也不解决问题。

（三）阴虚的兼症

1. 肺阴虚

（1）咳嗽日久未愈。

（2）或吐浊痰白沫，或干咳无痰，或少痰，或痰中带血。

（3）或鼻中气出如火，或衄血。

（4）或胸满气逆，或一边不能睡，或气息喘急，或声嘶音哑。

2. 脾阴虚

（1）饮食减少。

（2）四肢困倦。

（3）肌肉消瘦。

（4）大便溏泻。

3. 肾阴虚

（1）腰脊腿胫酸痛。

（2）梦交失精。

（3）足心干热。

（4）脚跟作痛。

（5）小便淋闭。

（6）耳鸣耳聋。

（7）牙齿浮动。

（8）骨蒸内热。

注意：以上三种阴虚证，不是完全固定的，也不是截然分界的，总有互相穿插的情形，但我们可以根据各部分病势的轻重来决定治疗上的主次。

五、阴虚的诊断

关于这种病的诊断方法，和其他病一样，就是利用望、闻、问、切四诊和其他各种经验方法进行各项诊查。

1. 从主症方面去认识。这是一切病开始最主要的诊断法，因为任何病都有它固定的主症。

2. 从类似症状去对比。有了主症后为了避免错误，需要把类似主症的症状互相对比，这样比较更确当些。

例如：阴虚的主症，第一主症是午后身热，但我们不可一看到午后身热的现象即认为是阴虚，必须先和温病的"午后身热"对比一下，有无气候变化时常外感的现象，这样对比之后，就可能少犯错误了。从治疗方面分析，古人云："凉之不凉是无水也。"又："内热不解，屡清，清而火不退者，阴不足也。"又云："表邪不解，屡散，散而汗不出者，阴气不能达也。"又云："虚劳病，不能服参芪，所谓虚不受补者，血燥阴虚也。"从病的比例上去参考，顾氏云："阴虚者十之八九，阳虚者十之一二。"这个方法，只用在阳虚阴虚二病，在用任何方法均判断不清的时候，作为一种帮助，而不是泛用的。

六、阴虚的治法

阴虚的治法主要有三部分：

（一）肺阴虚的治法

1. 清肺润燥（清金润肺）：这是治肺阴虚的主要方法，如清金汤、八仙玉液等方。久服的时候，注意不要过于单纯，以防引起泄泻或减食等症。

2. 清肺滋肾：这是治肺阴虚兼肾阴虚的方法，如二冬二地同用的方子（固本丸等），或早用清肺药（如清金汤），晚用滋肾药（如六味地黄丸）等，但重点是在肺脏。肺阴虚到了最重的时候，无论肾阴虚的症状显与否，必须兼滋肾阴，因为肾是先天的根本，同时还须注意不要伤脾。

3.清肺补脾：这是治肺阴虚兼脾阴虚的方法，如加味清宁膏。两经兼治较困难，因肺喜润，脾喜燥，补脾则碍肺，补肺则碍脾，如润肺药过多，则食欲减少，或大便溏泻加重，补脾药太过，而燥咳等症又加。所以，治肺阴虚，无论有无脾虚现象，必须时时要注意预防引起脾虚。

（二）肾阴虚的治法

1.滋阴补肾（补水制火）：这是治肾阴虚有火的普通方法，如六味地黄丸、左归饮等方。阴虚一定是有火，阴愈虚而火愈盛，但这种火与实火不同，不能用苦寒药去治疗，因为·用苦寒，不但不能取效，有的反而加重了。所以，凡用苦寒药不能取效或反加重的火证，用此法最为相宜。

2.滋阴降火（滋阴潜阳）：这是治肾阴虚而火上逆，或稍兼实火现象的方法，如知柏地黄丸、大补阴丸或六味地黄丸加减等方。因为火盛没有不上逆的，也往往兼有实火，但较轻的只用补水制火的大法而火自熄了，较重的非用这个方法不能取效。

3.滋阴清肺：这是治肾阴虚兼肺阴虚的方法，如麦味地黄丸方。因为肾阴虚最易波及肺脏引起咳嗽等症。

4.滋肾理脾：这是治肾阴虚兼脾阴虚的方法。这两经阴虚兼见的时候，以治脾为主，不然的话，脾虚不能吸收，虽有灵丹妙药亦是不会取效的。所以治肾阴虚的时候，必须注意饮食。

（三）脾阴虚的治法

主要的治法，须要不燥不润的药品，因为脾喜燥恶润，阴虚喜润恶燥，这种病最难用药。李老据经验认为，最有效的莫如用山药、莲肉、扁豆、苡仁这一类的药品，或兼用百合、冬花、杷叶、麦冬，以治兼肺阴虚的证候，如加味清宁膏。或待泻止后，早晚和六味地黄丸间服，以治兼肾阴虚的证候。

总的来说，阴虚病宜用甘寒药，不宜用苦寒药，因为苦寒药性燥，反能伤阴；并须多煎久服，因为阴虚病药宜重浊，所以须多煎，阴虚无速补法，所以须久服。前人有主张用大剂补阴的，李老在实际中试之，认为不如用小剂频服久服，有利无弊。因为服滋阴药，最怕伤及脾阳，引起泄泻不食等症，大剂最容易犯这样的毛病。在治疗上，灸法是不可用的。仲景说过："火气虽微，内攻有力，焦骨伤筋，血难复也。"在用药上，升麻、紫苏最不可用。顾氏说过："阴虚误用，则阴火上逆，喘咳频增，吐衄交至。"

七、阴虚的方剂

李老常用的补阴方剂如下：

（一）治肺阴虚的方剂

1. 清金汤：治肺阴虚咳嗽，或多痰，或干咳，或痰红，或纯红。桑皮 7.5 克，地骨皮 6 克，麦冬 6 克，鲜百合 30 克，冬花 6 克，川贝 6 克，杏仁 6 克，炙杷叶 6 克，炙草 3 克。有血加白茅根 9 克，藕汁、童便各半茶盅，水煎服。

2. 八仙玉液：治肺阴虚咳嗽痰血。藕汁 2 杯，梨汁、甘蔗浆、芦根汁、白茅根煎浓汁各 1 杯，人乳、童便各 1 杯，生鸡子白 3 枚，和匀频服。如用苡仁、山药、麦冬各 30 克，白花百合 60 克，杷叶 10 片，煎浓汁 1 碗冲入玉液，再加川贝末、柿霜各 15 克，和匀频服更好。

3. 固本丸：治老人阴虚咳嗽便秘。天冬、麦冬、生地、熟地各 60 克，人参 30 克。共研末为蜜丸。每服 9 克，开水送下。此方中人参的作用是预防引起减食作泻。

4.加味清宁膏：治肺阴虚咳嗽痰血，兼食少泄多者。麦冬 120 克，鲜百合 300 克，款冬花 60 克，薄荷末 15 克，炙杷叶 150 克，橘红 15 克，川贝（研末）60 克，茯苓 30 克，苡仁 120 克，桂圆肉 60 克，炒白芍 60 克，炙草 15 克。除薄荷川贝外其他诸药用水熬成膏，将薄荷、川贝二药末加入，再入饴糖 360 克溶化搅匀。每服一茶匙，开水冲服。

（二）治肾阴虚的方剂

1.六味地黄丸：治肾阴虚一切证候。熟地 240 克，山萸肉 120 克，生山药 120 克，粉丹皮 90 克，茯苓 90 克，泽泻 90 克。共为细末，蜜丸梧桐子大，每服 9 克，开水送下。也可作汤服。加减法：发热作渴加生鳖甲、花粉、二冬，气壅加沉香、砂仁、麦冬，痰嗽加贝母、百合、麦冬，咽喉舌痛加生鸡子、元参、麦冬，齿缝牙龈出血加麦冬、童便，或再加人中白、麦冬，齿牙不固加人参、麦冬、五味子、鹿茸、猪髓、龙齿、牡蛎，腿胫酸疼加牛膝、杜仲、枸杞、龟板，血淋去山萸加二冬、牛膝、藕汁、甘草梢，阴茎时举、溺管胀痛，加知母、黄柏、甘草梢，尿血加人参、寸冬、五味子、白芍、莲须、藕汁、旱莲草，失音加麦冬、生鸡子，足心干热加二冬、牛膝、龟板。（说明：任何加减法，都不可能俱备，都不可能完全，也都不可固执不变。必须对证用药，方为合拍。）

2.左归饮：治证同六味丸，补阴力较优，即六味地黄丸去泽泻、丹皮，加枸杞、炙草。加减法：肺热而烦者加麦冬，肺热多嗽者加百合，血少者加当归，血滞而热者加丹皮，阴虚不宁者加女贞子，血热妄动者加生地，脾热易饥及多汗者加白芍，心热多燥者加元参，肾热骨蒸者加地骨皮，津枯热渴者加花粉，上实下虚者加牛膝。

3. 知柏地黄丸：治骨痿髓枯，劳热盗汗耳聋，阳易举，溺管痛，一切阴虚火盛火逆等证。即六味地黄丸加知母、黄柏。蜜丸每服 9 克，开水送下。

4. 大补阴丸：治一切阴虚火盛火逆等证。黄柏（盐炒）、知母（盐炒）、熟地、炙龟板共为细末，猪脊髓和，炼蜜为丸，如梧桐子大。每服 15 克，开水送下。

5. 麦味地黄丸：治阴虚久咳嗽或痰中带血丝。即六味地黄丸加麦冬、石斛、生山药、生于术、生扁豆、生苡仁、生莲肉、西洋参、麦冬、金石斛、炙草。用量随证酌加，水煎服。

八、阴虚的药品

现将李老常用的补阴药品述之如下：

（一）肺阴虚的药品择要

天冬：滋肺阴，润肺燥，清肺热。性寒滑，脾虚食少便溏者不宜用。

麦冬：滋肺阴，润肺燥，清肺热。便溏者也不可用，但同苡仁、山药、茯苓等同用不忌。

百合：咳嗽用之。白花鲜者更好。

炙杷叶：降气止咳嗽。气逆者可用。

桑皮：泻肺火。肺虚无火及风寒咳嗽者勿用。

川贝：有浊痰白沫者可用，清痰或无痰者不可用。

薄荷：散热清肺。稍兼风热者用之。

沙参：补肺阴。

梨：润肺清热。

五味子：敛肺气，敛肾气。咳久气耗，汗腺不固，或肾气上逆者都可用。

冬花：有咳嗽者可用。

柿霜：清热化痰。

白茅根：甘寒除内热，止血消瘀。

藕根：清热，止血消瘀。

童便：滋阴降火。有出血症者最宜，骨蒸服一般药不效者也效。阴虚无火，食不消化，肠不实者忌之。

知母：清肺滋肾。痰有臭味者可用。同黄柏能滋阴降火，但久服有引起泄泻的可能，所以脾虚食少便溏者都不可用。

人参：肺虚补肺之要药。但肺阴虚热盛者忌之。同二冬、二地用之可防止伤脾，食少泄泻之患脾肾虚者也可取用。

西洋参：性较寒，对于阴虚有热者比人参为优。

（二）肾阴虚的药品择要

熟地：补肾益阴。此为补肾阴的要药，对于精虚、髓虚、血虚都能治。但性稍温而滞，对于阴虚有热者，须与生地和其他滋阴药品同用。阴虚而兼痰多气郁胸满者，或不用，或与沉香、砂仁、麦冬、川贝等药同用。

生地：补阴凉血。有热者可用，食少泻多者不可用。

鳖甲：补阴潜阳。阴虚寒热往来，或骨蒸内热者，都可用。脾胃热，呕恶泄泻者，不宜用。

龟板：补阴潜阳，退骨蒸。肾虚无热者不用。

丹皮：五心烦热、骨蒸内热都可用。无汗者用之，清肝肾之虚热。

地骨皮：五心烦热、骨蒸内热都可用。有汗者用之，降肺中之伏火。

枸杞、杜仲：治肾虚腰痛。

猪腰子、猪脊髓：煎汤煎药，治腰脊疼痛。

莲须：精不固者用之。

紫河车：峻补精血。虚甚者可用。

女贞子：肾阴虚有热者宜之。久服可致腹痛作泻。

山萸肉：补阴药。对于精不固、汗不止、尿不禁者都可用。膀胱有热，小便不利者，不可用。

（三）脾阴虚的药品择要

生山药：补脾补肺补肾。阴虚溏泻不食者最宜。

茯苓：便溏尿少者可用。阴虚者不可多用，因渗利恐伤水分。

薏苡仁、莲肉、扁豆：泻者都可用。

生白术：补脾的正药。泄泻食少者最宜，但阴虚甚有嫌其燥者，或用于术，或以苡仁、石斛代之。

生白芍：有中满（夜剧昼静之满）、腹痛、出汗、泄痢、气不舒等症者可用。中寒腹痛泄泻，肠胃中觉冷者，不可用。

石斛：胃中或肌肉有虚热者宜之。

九、阴虚一切禁忌

在疗养当中，必须严守禁忌，否则影响治疗，兹择其要者如下：

1. 烟、酒要绝对忌。

2. 至于姜、葱、蒜，为了增进饮食，用少许调些味，病轻者偶然用之也可，但重病也须注意。

3. 一切辛辣性食物（辣椒、花椒、胡椒、芥花面）绝对忌。

4.一切生冷、滑肠或硬性食物，恐伤肠胃，必须忌。性欲，这是造成阴虚最主要的原因，须绝对禁忌，甚至不可有欲念。顾氏说过："欲心一动，相火翕然而起，虽不交会，精已暗耗。"甚者须绝欲3年。

5.恼怒伤肝，忧思伤脾，须时常注意。

6.劳动应注意减少。烦劳则气张于外，精绝于内，但轻微运动还是很需要的。

寒证小议

什么是"寒"？从人体上来说，寒就是热量不足的一种综合表现。什么是"寒证"？寒证就是人体热量不足导致的各种证候。从全身整体方面说，有表寒，有里寒，有阴邪直中之实寒，有阳虚所致之虚寒，有"火中内伏之寒"及"火郁似寒""虚阳外越"之"假寒"。在表寒之中，又有"风寒""寒湿""阴暑""凉燥""伤寒""冒寒"之分；在里寒之中，除了阳虚所生内寒、火中内伏之寒及火郁似寒、虚阳外越的假寒外，比较常见的就是由于饮食生冷，或服凉性药物过度，或居处高寒地区，衣被不能适体等而引起的五脏六腑之寒。

寒证的症状，表寒证可见全身肌肤肌肉恶风恶寒，发热，喜近衣被，头痛项强，身痛腰疼，骨节疼痛，舌上无苔，或舌苔淡白而薄润，口不干，不苦，不渴，不喜冷性饮食，或鼻鸣干呕，或咳喘吐稀痰，脉浮而紧；里寒证则见腹痛腹满，呕吐下利，四肢厥逆，喜热恶寒，不敢服冷性饮食，勉强服食，则腹症加剧，脉沉紧或沉迟，在一年之中，夏季病减，冬季病增，在一日之间，午前轻而午后加重。单

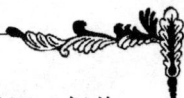

纯的表寒证或里寒证，实寒证或虚寒证，并不难辨识，但临床上寒热往往多以错杂的情况相间出现，因而寒热夹杂，孰多孰少，寒热真假，孰真孰伪，就成为考验医生辨证诊断水平，和影响患者疾病转归的关键。

如曾治一经西医诊断为副鼻窦炎的患者，穿刺有脓，头痛剧烈，鼻涕黄稠，口不干，不喜冷性食物，腹满，胁肋胀痛，舌淡苔薄，脉弦紧，为寒热夹杂，兼有气郁之证。给予逍遥散加银花、连翘、川芎、白芷、黄芩、干姜，1剂病减，3剂而愈。又如曾治一例咳嗽，就诊时病已迁延20多天，症见两胁胀满，痰多易咯出，咽干，口苦，但不喜饮，兼见头痛。诊为肝气郁结，上热下寒之寒热错杂证。治以寒温并用之法，给予桑皮、贝母、柴胡、香附、橘红、半夏、茯苓、杏仁、干姜、黄芩，以清肺，温脾化痰，解郁，平调其寒热。1剂即见好转。

对于寒热真假之辨，最为紧要。当症状表现似是而非，难以辨认时，应舍症取舌，观舌苔之干燥与否，口渴之喜冷与否。答案肯定，则为热证无疑，虽身兼寒证，是为假寒；若答案是否定的，则为寒证无疑。即如认一个人一样，无论其穿什么衣服，都能够认出来，这就说明已经抓住其本质特征了。诊断疾病也是一样，不能凭其现象的某一点，而是本质上的特点才行。曾治一例浑身大热、大渴患者，看似热证无疑，但细察其舌，见无苔而润，口虽渴但不喜冷饮，当时考虑其热象属假，阳虚内寒是真，遂给予真武之类药品而愈。

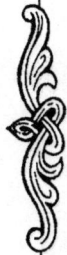

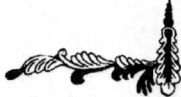

寒中包火与火中伏寒

李老以善治夹杂证而见长，特别是善于识别夹杂证中相反证之孰多孰少、孰主孰客，并能判断出比例，进行量化分析，然后据此对证下药，而一举获效。在寒热夹杂证中，他认为首先应区别寒中包火证与火中伏寒证之不同。寒中包火证，以寒证为主，火证往往不甚显著；火中伏寒之证，以火证为主，而寒证也往往不甚显著。在这种情况下，怎样知道是寒中包火或火中伏寒呢？李老认为，只有根据治疗经过，先行试探性治疗，以药测证，方能辨别清楚。盖寒中包火证，单用温药治疗不但不能取效，反而出现火证的表现；火中伏寒证单用寒凉泻火药治疗，也不能取效，反而出现寒证之表现。至于寒证热证十分明显的寒热夹杂之证，开始时寒热并用自然可以治愈，无须另立名称，徒乱人意。寒在肺中日久，变从火化，则当以火证治之，无须顾其寒。风寒咳血，多因外感日久，陈寒入肺，因寒动火，损伤血络，而致咳嗽日久不愈，形成寒中包火或火中伏寒之寒热错杂证。医者往往因辨不清以寒证为主之寒中包火证及以热证为主之火中伏寒证而乱投药，将寒热比例颠倒，终因误治酿成痨瘵，慎之慎之！

临床上，李老常以清除郁火之方治疗寒中包火之证，方如小柴胡汤加苏子、款冬花；以搜剔陈寒之方治疗火中伏寒之证，方如《千金》麦门冬汤（麦冬三钱，生地三钱，桔梗二钱，桑皮三钱，半夏二钱，紫菀三钱，竹茹三钱，麻黄一钱，五味子一钱，生姜三片，甘草一钱）。麦门冬汤虽寒热并用，但以清凉泻火为主，因风寒客于肺中而引火生痰，故用桔梗、桑皮、半夏、生姜以祛除痰饮，用生地、紫菀、竹茹、麦冬、五味子以清敛火气。然陈寒不除，则痰火旋去而旋生，故以辛温之麻黄一味，以搜剔陈寒。用甘草以调和诸药。诸药配伍，清敛之中寓以剔除陈寒，达到火气清而伏寒除、痰火去而不反复的目的。

血证论

我们通常将异常出血统称血证，李老则将血的一切病状统称血证，其中包括血热、血寒、血虚、血瘀、出血及血脱六种。六者皆出现有关血液（包括月经）方面的证候：血热者，为血液热度太过，有了热证症状，必见喜冷怕热，口干舌燥，嗜食冷性饮食；血寒者，血液的热度不足，有了寒证症状，必见喜热恶寒，恶冷性饮食；血虚者，为血中成分不足，亦称贫血，症见面色苍白，经量少色淡，舌淡苔少，脉细；血瘀者，为血中有块，有栓塞或血滞的证候，为血证中的实证，症见各处刺痛，月经有块，皮肤及舌上有瘀点、瘀斑等；出血者，为除了正常月经及伤寒病解之鼻衄外的一切出血；血脱者，为出血过多不止，脉微欲绝，或无脉，或脉大无伦之证。

论瘀血与五脏之关系

"瘀血"为中医特有的一种病理现象，有两层含义。其一，瘀血是多种疾病过程中因不同原因造成的一种病理产物；其二，由于瘀血之存在，影响脏腑功能，又可变生各种疾病。瘀血的形成不外外伤、气虚、阴虚、血虚、气滞、寒凝、热灼等原因。同时，血液之正常生成循行及瘀血的产生又与五脏有着密切的关系，可以总括为：血液生化于脾，总统于心，贮藏于肝，宣布于肺，施泄于肾。

1. **瘀血与肝的关系**

肝乃瘀血形成的关键所在。肝不疏泄，则气血郁遏于内，或横溢于外，所滞之处，皆可成瘀。或肝火炽盛，血被煎熬，也可凝结为瘀。《外科补要论》曰："跌打损伤之证，恶血留内，则不分十二经络，皆可以肝为主。临床上瘀血阻于肝，常可见癥积、鼓胀等症。"

2. **瘀血与心的关系**

心与瘀血关系亦大，血之往返循环，皆为心所主宰，而心之能主血，全赖心阳旺盛，心窍通利。倘若心阳不振，则搏动无力，致血行缓滞而积瘀；心窍不通，则血也壅滞为瘀。《灵枢·经脉》曰："手少阴（心）气绝则脉不通，脉不通则血不流，血不流则发色不泽，故其面黑如漆柴者，血先死。"反之，若心火过旺，营血为之煎熬，则会干结成瘀。瘀血阻于心，临床上常可见胸痹、真心痛、心悸等症。

3. **瘀血与脾的关系**

脾为生血、统血之脏，与瘀血之消长存亡有着更为密切的关系。唐容川言："食入于胃，脾经化汁，上奉于心，心火得之，变化而赤，是谓血。故治血者，以治脾为主。"又，血生于心火，而下藏于肝，气生于肾水，而上主于肺，其间运上下者脾也。故脾为气血运行之枢纽，若脾病不能运化水谷精微，上奉心火，则血难以生，血少难以畅行脉间，而成瘀血。脾虚气弱，不能运行上下，灌溉四旁，则阳自升而阴自降，于是清浊相混，隧道壅塞，气留血滞，郁而不行，万病丛生之源也。《素问·太阴阳明论》："脾不能为胃行其津液，四肢不得禀水谷气，气日以衰，脉道不利。"瘀血阻滞于中焦脾胃，临床常见胃脘痛、腹痛、呕血、便血等症。

4. 瘀血与肺的关系

肺者，司呼吸而主气之脏也，气行则血行，故肺又有行血之功能。《灵枢·经脉别论》曰："食入于胃，浊气归心，淫精于脉，脉气流经，经气归于肺，肺朝百脉，输精于皮毛，毛脉合精，气行于腑。"这说明诸经之血，皆通过肺，并在肺气之鼓动下，才能循行机体。若肺气虚弱，或郁遏不宣，则百脉不能朝肺，肺亦不能将血宣布于全身，终致脉道壅塞而为瘀血。"

5. 瘀血与肾的关系

人每忽视肾与瘀血的关系，孰知祛瘀之关键在一肾乎，盖血之施泄在肾，司二便者，亦肾也，人有旧血死血，皆通过肾之作用而从经水或二便排出。傅青主说："夫经本乎肾，而其流五脏六腑之血皆能归之。"以肾能施泄血液，故新血能源源不断而来，旧血滔滔而去，而能环周不息，奉养生身。倘肾失施泄，旧血无路可出，新血不得通行，壅塞于脉络之间而成瘀。且体内有瘀，亦需由肾排除，故古今医家皆以通利大小肠为祛瘀之要务。如张仲景主张用下法逐瘀，谓通利散行，利下及溺水赤勿怪，即瘀血也。沈金鳌曰："恶血在内，先要清心行血，通利大小肠。"肾阳不足，阴寒内盛，可令血凝为瘀；肾气亏损，肾阴不足，虚火内炽，灼血为瘀。是故瘀血之成，可由于肾，瘀血之去，更赖于肾也。

四肢厥冷有阳虚与失血之别

杂证四肢厥冷，多为脾肾阳虚，阳气不能达于四末所致，方用四逆汤治之。

失血证四肢厥冷，多是热邪内陷之假寒证，其症身冷如冰，目昏神暗，脉伏不见，或冷一阵、热一阵，或厥数日、热数日。厥多热少者，是阳极似阴之证也，厥少热多者，是伏热犹得发泄，热尚浅也。因为厥阴肝经内寄胆火，病则火伏阴中，而为厥，火出阳分而为热。发热固是火甚，发厥则火伏于内而热更盛矣。治则先宜治其伏火，使火得发，转厥为热。方用清化汤合升降散攻其伏热，或当归龙荟丸攻之。转热后更清其热，其病可愈，方用五蒸丸清之。清后热不退者，再用大补阴丸、地黄汤以滋阴善后。

热入血室论

热入血室一证根据文献记载和实践证明确实是男女都有的证候，但限于有些地区习惯认为血室就是子宫，如果对男子此证也叫热入血室的话，就会造成很大的笑话，因此李老在当时改为"热入膀胱"。这虽然是无关治疗的一件小事，但对于学者来说，也是不可忽略的环节。

《伤寒论》第145条云："妇人伤寒，发热，经水适来，昼日明了，暮则谵语，如见鬼状者，此为热入血室，无犯胃气及上二焦，必自愈。"无犯胃气及上二焦是告诫医者不要将此证误认为上焦的谵语证（即今日所谓"邪入心包"之证）及中焦阳明病的谵语证而用上中二焦的治法，应该按照下焦热入血室治疗，或用竹叶玉女煎以清热，或用加减桃仁承气汤以破结。所谓"必自愈"者，乃言这样治疗就会痊愈，并非不治自愈。李老曾遇一男子用桃仁承气加减治愈。

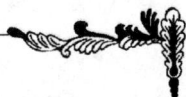

汗法小议

汗法是指运用辛温或辛凉药物促使人体发汗，使邪气从汗而解，从而解除表证的一种治法，又叫解表法。汗法在临床应用中，要掌握一个"度"的问题，以遍身絷絷微汗者为佳，假使汗出不能遍身，或大汗淋漓，皆非所宜，因为前者汗出不彻，则病邪不解，后者汗出太多，易使正气耗伤，严重的导致亡阳。另外，在汗法的应用中，会碰到一些问题，应该具体问题具体分析。

一、当汗而汗不出是什么缘故

除药不对证当然不能出汗外，凡药已对证而汗不出者其原因有以下几点：

（一）药的质量

1. 品种不纯。

2. 采集失时：如桂枝是肉桂的嫩枝，应于春季割取，若秋冬采集，则药效大减。

3. 炮制失当：如荆芥用于发汗解表宜生用，而制炭后则长于止血。麻黄生用发汗力强，而蜜炙后其发汗力缓而长于润肺平喘。

4. 日久变质：包括霉烂虫蛀等而失效。

（二）药的数量

病重药轻。

（三）煎法失当

煎时过久，药性挥发。汗法所用药物性质均较轻灵，久煎则药效减少。

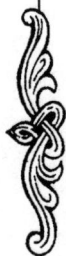

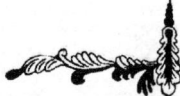

按：现代药理证明，汗法所用药物挥发油含量丰富，不耐高温，久煎则挥发。

（四）服法违反常规

1. 药液过冷：汗法所用药液宜温服。

2. 服药后未加温覆或临门当风而卧。

3. 服药后误服生冷或其他应忌食物，如油腻等物。

（五）对患者具体情况了解不够彻底

1. 温病阴分不足（阴虚），用辛凉解表药发汗则不能得汗。

2. 久患疮疡。

二、汗出而表不解是什么缘故

表证是指恶寒发热、头痛身痛等症状，如果汗出后表证解则为寒邪，汗出表不解，非风则湿。（参见《温病条辨》中焦篇第六十六条。）

三、当汗不汗有什么害处

当汗是指有表证，而此时未用汗法解表，则邪不能去，表不得解。

四、不当汗而汗有什么害处

不当汗有以下几种原因：

1. 邪不在表。

2. 亡血。

3. 疮疡。

4. 素体阴虚。

以上情况本身即有阴分受伤，本不应发汗，若汗之，则

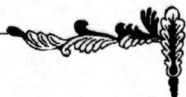

更伤阴液。

上面谈到汗法是以发汗为手段来达到解除表证的目的，那么有汗、无汗在临床上又有什么意义呢？

一般来说，这两种现象是正常的生理现象，但在某种情况下就成为诊断治疗的依据，因此成为主要的症状。例如：太阳病有汗就用桂枝汤，无汗就用麻黄汤；有汗就叫作中风，无汗就叫作伤寒。又如：阳明经病有汗就宜用白虎汤，无汗就不宜用白虎汤；夏月多汗、冬月无汗都是正常现象，反之就是病象。

滋阴法的禁忌证

滋阴法是利用甘寒滋润的药品滋补津液的方法。因为温为阳邪，最易耗伤津液，故滋阴法在温病治疗中为常用方法，但需要注意的是，在以下四种情况出现时，滋阴法是不宜应用的：

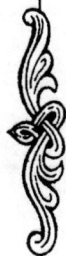

1. 湿邪未尽、阴液未伤者不可用，用之则湿邪留恋，病深难解。

2. 病在气分，虽高热而津液未伤者不可用，用之则引邪深入营血，而使病情加剧。

3. 温邪乍入营分，气分之邪未尽者不可用，因为此时当透营泄热，转出气分而解，早投滋阴反致病邪难透。

4. 阳虚病人绝不可用，恐阳气愈虚，阴阳离决，引起脱变也。

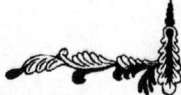

补子益母

李翰卿先生认为天王补心丹（人参、当归、炒枣仁、五味子、远志、丹参、茯神、柏子仁、天冬、麦冬、生地、元参、桔梗、朱砂）系补心气、养心血、生津清热、镇心安神之方，主治忧愁思虑伤心及劳心过度，心血不足，神志不宁，健忘怔忡，心跳善惊，虚烦不寐，大便不利，小便短赤，舌干口渴，口舌生疮等。在其加减法一栏之末，李老有一条重要的按语：

"本方在任何情况下都宜加炙草三至五钱以补中，因脾胃为后天之本，又为心之子，补子也可益母也。"

下法在伤寒和温病中的不同应用

下法，是中医治疗八法之一，具有荡涤肠胃的作用，可以使停留于肠胃的宿食、燥屎、冷积、瘀血、结痰、停水等从下窍而出。然而在伤寒和温病中，下法的应用又各具特点，分辨清楚才能应用得当。

伤寒的下法具有以下特点：

1. 伤寒下不嫌迟，早下恐表邪内陷，所以有一分表证，仍宜表之，故下不嫌迟。

2. 伤寒是下其结滞，故多用枳朴之品（但也有不用者，如调胃承气汤证）。

3. 伤寒用下法必待表证全解而后用之。

4. 伤寒上焦有邪不可下。

5. 伤寒一下即止，需连下者甚少。

264

6.伤寒为阴邪，未尝传腑化热，最虑邪气下陷，故有早下之戒。

对照而言，温病的下法具有以下特点：

1.温病下不嫌早。

2.温病是下其郁热，故忌用苦燥，如枳朴之类，而用硝黄。（也有兼用者，但比较少些。使用大小承气汤者较少，使用调胃承气汤者较多。）

3.温病无论表邪罢与不罢，但见里证，即可攻下。

4.温病只要具备可下之证，虽上焦有邪也可下。

5.温病往往再三用下，甚者有多至一二十剂者。

6.温为阳邪，火必克金，故先犯肺，火性炎上，难得下行，用下法，移其热由腑出，正是病的去路。

临证用药　重视调理脾胃

李老治病对脾胃十分重视。他说："脾胃为后天之本，气血生化之源，灌溉五脏六腑。"又说脾胃健运与否，不仅关系到人体的健康，而且关系到生命的存亡。因此在临床用药方面重视脾胃对提高临床疗效有着重要意义。李老对脾胃的治疗，一般分为益气、养阴、升举、温中、清热、理气、祛湿、攻下、消导等治疗方法，每法均有主方和兼证用药。

如脾胃正气虚者，善用四君子汤为主方；脾胃阴虚者，善用养胃汤为主方；脾阳不足者，善用理中汤为主方；中气不足者，善用补中益气汤为主方；肝脾不和者，善用舒肝和胃丸为主方；脾胃实热者，善用大黄黄连泻心汤为主方；腑实证，热实者，善用三承气汤；腑实证，寒实者，善用温脾汤；攻补兼施善用增液承气汤；脾胃食滞证，轻者善用保和丸，重者善用木香槟榔丸等。

应用泻下之剂　贵在有胆有识

泻下之剂多由通导大便、泻下积滞及攻逐水饮等作用峻烈的药物所组成。泻下之法属"八法"中的"下法"，凡里实之证，包括气滞、瘀血、积饮、食滞、便秘、虫积诸多有形之邪所引起的一些危急重症，如外科的许多急腹症，妇产科的宫外孕等，如应用得当，常常有起死回生，救性命于顷刻之间，扶危难于既倒之时的奇效神功。但看证不准，用不得法，则又有伐伤正气，甚至危及患者性命之危险。因此，应用泻下特别是峻下之剂，应当慎重，即所谓要有胆有识。有胆即辨证明确，特别是一些里实较重，病势较急者，应果断决策，峻攻急下，且剂量不宜过小，大黄之类宜重用；有识即看证准确，同时要特别注意禁忌症的有无，以防误下。识是胆的前提，有识才能有胆。李老一生十分注重和善用泻下剂，现将其应用承气类方的临床经验总结为下述两条：

1. 使用标准

临床上同时出现发热、大便秘结在 2 天以上，或虽有大便，但质硬而干燥，腹部灼热板滞，按之微有疼痛，舌苔干燥而黄，根部较厚，即可大胆使用。

2. 用药关键

（1）剂量不宜过小。一般泻下药，用量不宜少于 9 克，其中大黄更宜重用。不必顾虑便泻不止，因邪热下泄之后，其泻必能自止。

（2）可以配合润下药。如李老常以朴硝、蒌仁同时应用，其效更佳。

（3）可与解毒药同用。如表邪未解或热毒在膈上如乳蛾、疒腮、烂喉丹痧等均可加用清热解毒之品，如公英、地丁、银花、连翘等。

（4）可与清热泄热药同用。如高热神昏谵语者，宜去厚朴之类温燥之弊，配用石膏、知母、生地、黄连、黄芩、黄柏等。

（5）可与滋阴生津药同用。如大热伤阴，津亏而燥者，应与生地、麦冬、元参、石斛等同用。

（6）泻下之后宜续服和胃之剂。使用泻下剂后，便下热臭者，为药已中病，可再服 1~2 剂，以防热结未清而复骤；如便下清稀而无热臭或热臭不重者，恐误下，即宜停用，并续服和胃之剂以顾护胃气。

（7）注意承气证之假象。虽有上述之证，但伴有腹胀，肠鸣音亢进者，为承气证之假象，宜慎用，不可不察。

组方用药　严密灵巧

李老认为，组方的好坏对临床疗效的影响很大，所以临症处方时一定要注意。他说："每一个方都应该是一个有秩序的个体，不是一个乱杂烩。每处一个方都应该知道它的主治证，都应该知道里面药物的主治、性味、归经，哪个药物的特性最明显，哪些药物的特性不明显，哪些药物相互配合时可以产生什么新的作用，哪几个药物配合时是前人制定的什么方剂，其主治证是什么，哪几个药物的功用雷同，哪几个药物的功用大异，以及数个药物组成方剂时的寒或热、升降浮沉、补泻开合的总趋势，特别是药物的特殊影响。即如剂型的改变对整个治疗的影响也应加以考虑。"他认为，要想做到这一点必须在以下两个方面下功夫：一是熟读药物学，在读药物学时切忌死背，要多在比较中下功夫，找出众多的相同点和相异点。二是多读方书，把众医家主治相同、组成相同、主治相同而用药不同及药物相同而剂型不同的方剂进行纵横比较，找出它们的共性和特性，如此这般地努力数年就可达到心中有数。所以曾有人问道：李所长，你为什么开数钱之方即能取效？李老说："我每开一方都要方求对证，药求对证，配伍求对证，剂型求对证，药量求对证耳。"同时，李老强调说："要想做到处方精练有效，必须在处方时做到方中有方，方中有药，药中有方，药中有药。"

"方中有方" 李老认为，通常情况下，一方系由一味或多味药物组成，尤其是经方，每方组成殊为严密。例如大青龙汤一方中，实际包含有麻黄汤、麻杏石甘汤与桂枝甘草汤三方，但其主治却与三方均不同。因此，经方中的药味不宜随意增减，否则就会导致原方主治的重大改变，甚至根本变成他方。

"方中有药" 李老举例说："温经回阳救误的桂枝去芍药加附子汤（桂枝三两，附子一枚，甘草二两，生姜三两，大枣十二枚）和散风寒补阳胜湿的桂枝附子汤（桂枝四两，附子三枚，甘草二两，生姜三两，大枣二枚），二方从药的品种上看是相同的，从药的剂量上看却不相同，因此方名各异，作用自然也不同。"至于临床误用，李老认为："若前方用于后证，绝不会有显著效果，因为桂、附用量减少，甘、枣补缓之性相对增加，而风湿相搏之证，宜于温散，不宜补缓也；若后方用于前证，反会发生害处，因为桂枝散性过甚，不利于阳虚恶寒之体。"

"药中有方" 李老曾说："有寒热往来之症，不一定完全用柴胡，但用柴胡时必须以寒热往来为主症。如桃仁承气汤之用于热入血室，可以把桂枝改为柴胡效果很好。"还需注意的是，药味少并不意味着药力就弱。李老曾指出："干姜附子汤去四逆汤之甘草，其力甚猛，比四逆汤为峻，回阳力强。如增加药味，反牵制其力，减低功效。"

"药中有药" 李老说："真武汤是治疗心力衰竭、肺心病的有效方剂，但是用之能否有效，关键在于本病是否是水饮上凌心肺。具体应用此方时还须注意每味药所起的作用，如方中的生姜，由于它辛温入肺、胃，能助白术、茯苓化饮，但因辛温上浮，不纳肾气者绝非所宜，故应去生姜。又，本证脉多见细数、促，说明不但阳虚，而且阴竭，因此宜加人参以补气益阴，且人参、附子、白术、茯苓、白芍相配，名附子汤，具有治疗少阴病，身体痛，手足寒之功，亦与本证合拍。但加人参之补，又易壅滞水饮之邪，故宜加厚朴、杏仁，且厚朴、杏仁、人参相配，不但定喘，而且消胀助脾。"

由此可见，"方中有方，方中有药，药中有方，药中有药"是李老在方剂加减应用中对药味、药量、药效三者之间关系的高度概括。因此，在选方用药时应从临证出发，该守则守，该变则变。正如李老所说："执成方而治病，如拆旧房盖新房，不经大匠之手经营如何得宜。所以，用方切忌依样画葫芦，古方并不能尽合今病……如有一方面不符，即须加减适宜才行，不论伤寒、杂证都一样。总之，用方必须对证，我每在临床上也常用古人原方，也常师古人用方的精神而化裁应用，都能收到同样的效果，即是这个道理。"

师古方重在师其法

执古方成方而治病，犹如拆旧房以盖新房，非经大匠之手经营如何得宜？李老认为，古方不能尽合今病，用古方、成方最忌依样绘葫芦。如用仲景之经方，从临证实践中品验，只要脉证病机完全符合，用之即有效验，此时加减不是治错就是画蛇添足，但方证只要有一方面不符，即须加减适宜才行，不论伤寒、杂病都是一样。学习古方须掌握其精神法则，不一定非用它的原药原量。如麻杏石甘汤是什么作用，什么情况下可用？临床遇有该证时，即可灵活应用。李老常用的石膏阿斯匹林汤即遵此方之意。又如需要辛温发汗，不一定非用麻黄汤，用柴姜汤、胡椒汤亦未尝不可。用古方治今病，要抓重点，领会方剂精神，师其意，随证加减，做到面面周到，方能用之有效。例如治腹胀，川朴为君，兼虚者加人参，兼呕者加姜夏，即师法厚姜半甘参之意也。如系实胀加枳实、大黄，即承气之意，寒者加干姜，寒热者加柴胡，腹痛者加芍药，寒热夹杂者，往往干姜、黄连寒热并用，仿泻心汤、黄连汤之意。只要掌握精神，随证加减，皆能取效。总之，用古方成方治病，贵在师其法而非拘泥其方药，无论是固守原方，还是加减化裁，均应做到方由证定，药随法出，方能病药相符，效如桴鼓。

关于方义与加减法

方义指出了每个方剂的主要治疗方向，如果正确地掌握了这个方向，除对于主治范围内的病证能够收到良好的效果外，就是主治范围以外的疾病，往往触类引申也会取得一定疗效；如果离开了这个方向，治病就会张冠李戴，不但对于主治范围外的疾病不可想象，就是主治范围内的证候也是毫无把握。

加减法有两种用意。一种是为了帮助学者解决主治范围以外比较常见的病证。在初学临床的时候，一旦遇到主治范围以外的证候往往会无法下手。因为任何疾病都不是截然分开的，或多或少总有互相牵连的地方，所主治范围以外的证候经常见到。有了这一栏即可按图索骥，按证用药，相当便利。一种是为了帮助学者解决许多不常见的证候，因为人的病变是无穷的，绝不可能把所有的都写出来，有了这一条的启发，可以触类引申或举一反三，得到适当的解决。

以上这一段关于"方义与加减法"的医话，写在"李翰卿资料50"的封皮上。该资料记载有26首温病方剂，每首方剂按方义、主治、药品、加减法、制法或煎服法、禁忌、用药大意等项收载。其中方义居首，说明李翰卿先生有着清醒的方剂学治学思想，这一点在其手稿《伤寒论113方临床使用经验》一书中展现得最为淋漓尽至，学者可以从中细细体味。而对于加减法的重视是李老审查证候、尤重夹杂的中医诊病学学术思想的体现。由于是在主方对证的基础上重视夹杂，所以李老的学术思想才显得既有原则性又有灵活性。

四物汤的临床应用

四物汤源于宋代《太平惠民和剂局方》，功能补血调经，为治疗各种血虚证之基础方或主方。

【历史经验集要】

《局方》：治一切血虚、血热、血燥诸证。

柯韵伯：是方乃肝经调血之专剂，非心经生血之主方。此方能补有形之血于平时，不能生无形之血于仓卒。如遇血崩、血晕等证，四物不能骤补而反助其滑脱。

唐容川：四物为生血和血之通剂。调血者，食四物不能为功。

徐灵胎：此血病之主方。

陈修园：治一切血证。皆纯滞之品，不能治血之源头……必善得加减之法方效。

黄宫绣：营中之血，非此不能生。

《医宗金鉴》：妇人血病主四物。言本方是妇人经产一切血病通用之方。

【药品】

当归9～15克　熟地9～15克　川芎4.5～7.5克　白芍9～15克

【加减法】

血虚者，加人参、黄芪（名圣愈汤）。

血结血瘀者，宜去白芍加赤芍，去当归加归尾，或加桃仁、红花等。

血闭或血不行者，或再加大黄、芒硝。

血寒者，加肉桂、附子。

血热实者，去熟地，加生地或再加黄芩、黄连。

出血者，宜去川芎，或加三七，或加各种炭药。

血虚兼恶寒身热无汗者，宜合麻黄汤。

血虚兼恶风身热有汗者，宜合桂枝汤。

血虚兼少阳寒热往来者，宜合小柴胡汤。

血虚兼阳明里热证者，宜合用调胃承气汤。

血多无热者，加阿胶、艾叶。

血多有热者，加黄芩、白术。

血多有块，色紫稠黏者，乃内有瘀血也，加桃仁、红花。

【作用】

补血调血。

【主治】

一切营血虚滞，妇人经水不调，脐腹作痛，及崩中漏下血块硬等。

【禁忌证】

吐血、衄血家，咳喘家，呕恶家，凡是阴虚血热者，均忌归、芎，因归、芎性温故也。泄泻者，忌当归，因其性油润滑肠故也。血脱血晕忌用四物，恐其助滑脱也。平素脾胃阳虚，食少便溏者，忌用地黄、芍药，因二药俱属阴药，恐其碍阳也。

三泻心汤使用宜忌

半夏泻心汤、生姜泻心汤与甘草泻心汤，组成大致相同，或仅有一药之别，或只药量有异，虽辛开苦降，调治寒热，调和肠胃之旨不变，但主治确各有侧重，临证使用，不能不辨。使用生姜泻心汤时，临床见症以心下痞硬、干噫食臭、胁下有水气、腹中雷鸣、下利为特征。且必须是以舌苔黄浊、二便清利、无下坠之征的上热下寒之证最为适宜。偏寒偏热者均不宜用。半夏、甘草两泻心汤，虽前者重在呕吐，后者重在下利，但亦同样必须具有上热下寒之证，才能应用无误。

丝丝入扣用"逍遥"

逍遥散出自《太平惠民和剂局方》，主治肝郁血虚证，证诸临床多有效验，历代医家也多有发挥。李老根据自己多年经验，反复揣摩，总结出逍遥散的使用方法，内容丰富，条理清晰，颇有临床指导意义。

【方义】

此系治因受不顺意的刺激，郁郁不乐，迁延日久，不能痊愈，且影响了消化和吸收的机能及血液循环的常度和充分供给，从而引起一切病变之方也。逍遥散证就是古人所谓"肝郁脾虚"或"肝火旺，肝血伤"的证候。

【主症】

1. 必须有感受不顺意刺激的事实（有经常感受刺激的，有一时一事感受刺激过甚，无法释解，迁延日久的）。

2. 必须有长时期郁郁不乐的表现，如不苟言笑，多哭善怒，长嘘短叹等。

3. 必须有胸满（也有兼痛的，轻者自觉胸中不舒，往往在诊脉时有太息的现象）、胁痛（左边痛的最多，也有两边都痛，或右边痛的）、寒热（有早凉暮热的，也有早不发凉，但午后一度发热的，这一症状必须注意"阴虚"的兼证）的症状。

4. 必须有左手脉沉（最多是关尺部分，也有六脉俱沉的）的脉象。

说明：以上四条症状，轻重多少虽有不同，但缺者很少。

【副症】

1. 头面部的症状：头晕，头痛（其痛多在左半边，两半边痛的也有，但都是慢性的、有时间性的），颊部发赤。

2. 耳目部的症状：耳鸣，耳痒痛，目眩，眼花，两目干涩，目暗。

3. 鼻部的症状：鼻孔干燥。

4. 咽喉口舌部的症状：咽干，喉痛，口苦，口酸，口燥，口渴，恶心欲吐，呕吐，吞酸。

5. 颈项乳部的症状：瘰疬，乳岩。

6. 全身及四肢部的症状：手足心发热，五心烦热，肢体发疼（血不荣筋），骨蒸潮热。

7. 腹部的症状：小腹重坠或闷胀，腹中满痛，胃部嘈杂不舒。

8. 饮食方面的症状：食少，喜冷性饮食，喜饮，但喝得不多。

9. 大小便方面的症状：大便燥，大便溏，小便不利或涩痛，尿道肿痛出脓。

10. 睡眠方面的症状：嗜睡，失眠。

11. 皮肤方面的症状：皮肤瘙痒，皮肤干燥。

12. 呼吸方面的症状：干咳。

13. 月经方面的症状：月经赶前、错后、前后错杂，崩漏，经闭，青带，赤带，白带。

【禁忌证】

凡不是由于不顺意的刺激所引起的病证，都不得使用本方。即使是因受不顺意刺激引起的病证，如果不是郁结日久，以致形成如主症栏所表现的一切症状，而是因暴怒形成的猝厥或吐血，以及阴虚、肝阳上逆等证，也不得使用本方。

【慎重证】

头晕、头痛、午后发热等症，都需要慎重。因为这几种症状多兼阴虚或火盛，这种病如用柴胡稍多，即会加重。

【药品】

生白芍9～30克　当归6～15克　生白术6～9克　云茯苓3～9克　薄荷1.5～3克　甘草3～4.5克　柴胡1.5～4.5克煨姜引。

【服法】

用水煎服，或做成水丸子用开水或姜水送服。

【用药大意】

白芍：和肝养血，滋阴清热，是本方的主药。除产后和肠胃虚者可炒用或少用外，一般多是生用大量，对崩漏有时用醋炒白芍。

当归：补血，性滑润而温，大便燥者可多用，溏者配合苓术用之，血热者可佐生地或其他滋阴之品，如元参、麦冬等，或用二地、丹参代之。

白术：补脾，便溏脾虚者可多用，但不宜炒。便燥者不宜用，或以石斛、苡仁、生山药代之，或用乳制。

茯苓：利水渗湿，心悸不安者，有痰饮或小便不利，或大便溏者，都可用。心悸或代以茯神，或可加麦冬以助其清心降火，便溏可配合白术。大便燥者不用。

柴胡：升达肝胆的郁热，有寒热胸满胁痛等症者必用。有外感者可用，阴虚肝阳上逆者禁用。所以头晕头痛等症必须注意这一点，在疑似之间，可少用之。如兼便燥者，配合酒军用之亦可。

薄荷：解热，有头痛发热者可用，但不宜多。

煨姜：取其守中，不致辛散上僭，有外感或呕吐症可生用。

甘草：兼泻兼缓，除呕吐或中满者可以不用或少用外，一般的证候都可用。脾虚者须炙用。

【加减择要】

1. 偏头痛者，加川芎、防风、白芷、半夏、玉竹，便燥者，加酒军。

2. 眩晕者，加天麻、菊花，或合二陈汤，更加防风、玉竹，便秘者也须加酒军。

3. 耳鸣耳聋者，酌加蔓荆子、菖蒲、葱管之类，火盛者兼服当归龙荟丸。

4. 口苦鼻干颊赤内热甚者，加黄芩或丹、栀、麦、地，重者兼服当归龙荟丸。

5. 吐衄者，纵有寒热柴胡不宜多用，因为多用往往会有引起大出血的危险。热轻者可酌加生地、贡胶、蒲黄、茅根之类，热甚者可酌合泻心汤之类。

6. 眼干涩者，兼服六味地黄丸或杞菊地黄丸或归芍地黄丸等。

7. 咽干喉痛者，可加元参、生地、麦冬等滋阴药品，柴胡不可多用。

8. 呕吐者酌加陈皮、半夏、黄连、砂仁、生赭石等药。

9. 吞酸吐酸者，加吴萸、黄连，或间服左金丸。

10. 瘰疬乳岩等症，可酌加连翘、银花、香附、夏枯草、乳香、没药等药，瘰疬可间服消瘰丸。

11. 气滞甚胸胁满者，酌加香附、广木香、沉香、枳壳等药。

12. 干咳者多系火郁证，最难治，先服本方加蜜制陈皮以发之，继服补阴清肺等药，如冬、地一类。

13. 左胁痛者，可加香附、青皮、乳香、没药，痛甚者加川楝子、元胡，痛久脉虚，服疏气药，痛更甚者必须加生口芪，右胁痛者加片姜黄。

14. 小腹部胀痛者，可加香附、元胡、乳香、没药等药。

15. 大便秘结者，除兼头痛、头晕及肠中热结等症，可加大黄，燥甚酌加元胡粉外，一般得多用疏气润燥药，如香附、木香、当归、苁蓉等，并减去芩、术。

16. 手足心热者，加丹皮、地骨皮。

17. 骨蒸潮热者，柴胡换为银柴胡，更加地骨皮、青蒿、生鳖甲等药，也可加丹、栀、知、柏等药。

18. 皮肤瘙痒等症，可加何首乌、白蒺藜之类。

19. 月经超前者，加清热药，如丹皮、栀子等；错后者，加疏气药，如香附、木香、元胡等；错杂者，加补养气血药，如参、芪等；经闭者，加桃仁、红花、香附等药；崩漏者，去茯苓，加生地、丹皮、三七、黑荆芥，傅氏名平肝开郁止血汤；白带，加生山药、龙骨、牡蛎等；青带，去当归、白术，加茵陈、栀子、陈皮，傅氏名加味逍遥散。

说明：以上这些加减法不是固定的，只不过列举了一些方向而已。如要丝丝入扣的话，必须一方面分析各种症状的需要，另一方面体会各种药品的效能，对证施治，才可能达到比较完善的地步。

【常用的辅助方剂】

1. 归脾汤或归脾丸：这是治兼心脾两虚证的辅助方剂。如惊悸、怔忡、失眠、少食等症，在本方加减扣不住的时候，用之最宜，早晚间服。

2. 六味地黄丸：兼肾阴虚，而不便在方中加熟地时多用之，有的早晚间服，有的用在本方收功之时，都是按照病的需要为标准。

3. 舒肝丸：是对于肚腹胀痛的辅助方子，在本方疏气力量不能胜任时用之，也是间服为宜。

4. 左金丸：这是用于兼左胁痛及吞酸、吐酸的辅助方剂，但不宜多服，恐苦寒伤胃。

阳和汤治疗骨关节结核

李老认为，骨关节结核基本上是一个虚证，因此，治疗时应该着重于补，或补阴补阳，或补气补血，阳和汤即是一个较好的方剂。

阳和汤适用于局部平坦、皮色不变或局部紫暗而冷，或流清水，无发热，无盗汗，脉不数的骨关节结核，不适用于阳证或半阴半阳证，如面色㿠白，面颊时有嫩红，自汗盗汗，身热者，绝不可用。阳和汤应用时一定要注意每味药之间的比例。例如：熟地可用至30克以上，麻黄仅可用0.6~1.5克，否则伤气伤血，其病必剧。若气血俱虚者，宜改用托里定痛汤加黄芪，十全大补汤加白芥子、白芷。若面色㿠白，汗多，脉虚数者，宜改用补气养阴法。方药：黄芪15克，当归6克，麦冬9克，石斛9克，赤芍9克。若脓色转黄稠，脉滑数者，加银花9克，连翘9克。

细辛的用法用量

细辛，味辛性温，入肺经、肝经、肾经。功能散寒止痛，镇咳祛痰，温肺化饮，通鼻窍而止泪。主治外感寒邪或寒邪入里或寒而兼湿引起的头痛、面痛、齿痛、身痛，以及咳嗽时发、鼻窍不通、不闻香臭、迎风流泪等症。其主要功能有二，一个是散寒，一个是止痛。散寒，指在表之寒邪，或由表入里之寒邪，而非阳虚所生之内寒；止痛，是指由风寒、风湿引起的头、面、身、腹、齿诸痛而言。由于细辛善于使在表特别是由表入里的寒邪外达，因此，应将其划归辛温解表药类。

在细辛的用量上，古人素有"细辛不过钱"之说，讲义亦规定用量为 1.5~3 克。但临床每遇有寒邪入里过甚的特殊情况时，可以酌情增加至 4.5~9 克。临床运用，虽然阴虚、热甚的疾病属于禁忌范围，但也不是绝对的，在里热与表寒相兼出现时，可以大胆使用。如对于阴虚或热盛兼有表寒之头身疼痛，牙痛者，可配合滋阴及清热药用之，如六味地黄汤加细辛，治肾阴虚兼风寒头痛，生石膏与细辛同用，治内火外寒之风火牙痛。另外，细辛常与附子配伍应用，这是仲景方中治疗寒邪入里过甚，邪伏于阴分的常用药对。如麻黄附子细辛汤中，辛、附与解表药麻黄同用，意在助阳，散寒解表；大黄附子汤，为细辛、附子同大黄配伍，大黄寒下，细辛温散，且有大剂附子温阳相助，用治阴寒内伏、阳气闭郁不通之冷积便秘，效如桴鼓。正如《成方便读·卷一》张秉成所言："治胁下偏痛，发热，其脉弦紧，此阴寒成聚，偏着一处，虽有发热，亦是阳气被郁所致，是以非温不能散其寒，非下不能去其积，故以细辛、附子之辛热善走者搜散之，而后大黄得以行其秋也。"

附子论

虞抟称："附子禀雄壮之质，有斩关夺将之气，能引补气药行十二经以追复散失之元阳，引补血药入血分以滋养不足之真阴，引发散药开腠理以驱逐在表之风寒，引温暖药达下焦以祛除在里之冷湿。"吴绶说：附子"有退阴回阳之力，起死回生之功"。《中药学讲义》称："（附子）为补元阳之主药，其力能升能降，能内达能外散，凡凝寒痼冷之结于脏腑，着于筋骨，痹于经络血脉者，皆能开通之。而温通之中，又大具收敛之力，故治汗多亡阳，肠冷泄泻，下焦阳虚阴走，精寒自遗。论者谓善补命门相火，而服之能使心脉跳动加速，是于君相二火皆能大有补益也。"张景岳称："（附子）气味辛甘，腌者大咸，性大热，阳中之阳也，有毒。畏人参、黄芪、甘草、黑豆、绿豆、犀角、童便、乌韭、防风。其性浮中有沉，走而不守，因其善走诸经，故曰与酒同功。能除表里沉寒厥逆寒噤，暖五脏回阳气，除呕秽反胃，噎膈，心腹疼痛，腹满，泻利，肢体拘挛，寒邪湿气，胃寒蛔虫，寒痰寒疝，风湿麻痹，阴疽痈毒，久漏阴疮，格阳喉痹，阳虚二便不通，及妇人经寒不调，小儿慢惊等证，大能引火归原，制伏虚热，善助参芪成功，尤赞地术建效，无论表里证，但脉细无神，气虚无热者，所当急用。"总之，附子对心阳虚或沉寒痼冷的胸脘疼痛、心悸多寐或不眠，脾胃虚寒的脘腹冷痛、泄泻、食欲不振，阳虚水饮不化的水肿、吞咽不利，肾阳不足的腰痛腰冷，以及亡阳厥逆，都有较好的疗效。

其一，从回阳救逆看，对心脾肾的阳衰欲亡者有卓效，可以说是中药中回阳救逆的最好药物。其与干姜、炙甘草配伍，治疗脾肾阳衰的四肢厥冷，泄泻如稀水或失禁，脉微欲绝者；若舌苔黄，或兼口苦者，为阴盛格阳之象，可再配寒凉之药，如附子理中汤加黄连或猪胆汁；若兼大汗出者，为气脱，宜加人参。前人治疗亡阳厥脱时用四逆汤、参附汤的主要区别是汗出与否，泄泻有无，即汗多者必用人参，泄泻者必配干姜，若汗、泻并见，则人参、干姜同时配用。

其二，从温心肾来看，由于心和肾有阴亦有阳，阳虚者阴亦不足，故补心或肾之阳时，必佐以补阴之品。正如《素问》所说："壮火之气衰，少火之气壮；壮火食气，气食少火，壮火散气，少火生气。"其如真武汤之用白芍，八味地黄丸之用地黄就是如此。另外，在本证应用附子时宜小量为佳，大者用 4.5 克，小者仅 1 克即可。

其三，从温脾肾来看，由于脾胃属土，虚寒时容易生湿，心肾属火，火能生土，所以脾虚寒时多用附子，如附子理中汤。由于脾肾虚寒容易生湿，所以脾肾虚寒者不像心肾阳虚时必须配合一定量的养阴药。附子理中汤以具有指趾厥冷、脉沉细迟缓的胃脘冷痛，或胃脘、胸胁疼痛者效果为最好；若脉见虚大，虚阳外越者，因附子有走有守，能内达外散，温中而敛阳，故大量用之常有很好效果。

其四，从温阳利水看，附子本身没有利尿的作用，但对脾肾阳虚或心肾阳虚的水肿却有好的效果。若单纯从通阳利水的作用看，附子的作用不如肉桂，但在脾肾阳虚、心肾阳虚、肾水凌心、肾水凌肺证的浮肿、心悸、咳喘、四肢厥冷、脉沉细微的治疗上附子又优于肉桂。若单纯肾阳亏损所致的水肿，肉桂、附子配合补肾阳常能提高利水的疗效。

其五，从除寒止痛来看，附子不但温脾肾心，且能温肝，所以，治疗寒实证，脉紧胁痛者，用大黄附子汤，胃脘冷痛、脐腹冷痛、疝痛、寒厥心痛者亦用附子。又因附子偏重于入肾，所以癖痛、胃痛、腹痛等用附子时以兼有肾阳虚者的效果最好，至若单纯由于肝寒所致疝痛、腹痛则不如小茴香、吴茱萸，单纯胃寒所致诸症则不如干姜。

其六，从除寒蠲痹看，在寒湿客于肌肉、关节的麻木、疼痛上，附子虽然不如川乌、草乌的作用强，但它比川乌、草乌的毒性小，比其他任何药物的作用都好，所以《伤寒论》中的桂枝附子汤、白术附子汤、甘草附子汤都用的是附子。从经验看，附子对痹证脉弦大而紧或沉细迟缓、指趾厥冷者效果最好，但对兼有口苦、苔黄、尿黄赤者要慎重应用，否则容易出现中毒反应，若非用不可时，必须配入一定的寒凉药。如《金匮要略》中的桂枝芍药知母汤就是这方面的例子。

以上是附子的主要适应证，此外，应用附子时，还经常遇见以下问题：

其一，是用于抢救危重证候时的用量问题。经验证实，在心力衰竭应用附子时宜小量，亡阳而二便失禁、肢厥时宜大量。这是因为，心力衰竭时，症见脉细数、脉促，乃为阳虚为主，阴亦亏损，多用附子则伤阴，多用养阴则伤阳；亡阳证时，症见肢厥、脉微、二便失禁，乃沉寒痼冷之象，故宜大量雄烈之附子以回阳救逆。其小量一般为1克，大量一般为10~15克。

其二，是中毒问题。附子应用后会不会中毒，常常受以下三个条件的影响。一是药量和煎煮的时间：一般是药量越大毒性越大，煎煮的时间越短毒性越大，反之，药量越小毒性越小，煎煮的时间越长毒性越小。所以，为了减少其毒性常常煎煮 1 小时以上。二是证的性质：一般来讲，脉大而弦紧或沉细迟缓的沉寒痼冷证，虽用大剂亦很少发生中毒反应，而热证、阴虚证、血虚有热证，则虽用少量亦容易发生中毒反应。三是季节：一般春季阳气升发，应用附子时容易发生中毒反应，而冬季阳气收藏时，虽用量较大亦很少出现中毒反应。

其三，是治疗噎膈问题。《伤寒论》第 40 条云："若噎者，去麻黄，加附子一枚，炮。"开附子治疗噎膈之先河。尤在泾《伤寒贯珠集》云："噎者，寒积积于中者，附子温能散寒，辛能破饮，故加之。"从经验来看，其所治之噎大多具有胃脘痞满、遇冷加重、脉沉细或弦大而紧等，其后再验之临床，以近代医学所述之食道贲门失弛缓症为多见。

其四，是治疗慢惊风的问题。附子所治之风既不是热极生风，也不是阴虚风动，而是脾败木贼之风，如泻下如水或二便失禁，肢厥，脉微欲绝，舌苔薄白时所出现之风。这种风虽然多见于小儿的慢脾风，然亦可见于肺炎、乙脑等病中，临证时不可不予注意。

其五，是升血压和使脉搏加快的问题。这个问题要辩证地去看。由于附子能补阳益火，回阳救逆，所以对脉沉细迟微的心跳过缓和寒邪直中的腹痛、心痛、脉迟缓确有增快心跳的作用，但对于阴阳俱虚或阳虚的脉数、脉促，如心力衰竭的脉数、脉促，则不但不使脉搏加速而且可以减慢。对于肢厥、脉微、血压下降的休克和肝火上冲、阴虚阳亢、肝风内动的高血压常常可以使血压上升，而对于虚阳上浮，上盛下虚，症见足冷、脉微或虚大无根的高血压，非但不会使血压上升，反会使血压下降。

其六，是催吐和止吐的问题。有的书中说附子能催吐，而有的又说其能止吐，到底是催吐，还是止吐，这要看证的性质。其对热证的吐常可使呕吐加重，胃热者常常引起呕吐；至若寒饮不化和虚阳上浮、阴盛格阳所致之呕吐，则常有止吐之效。

大黄论

李老认为，大黄不但对具有便秘的各种实热证（如阳明腑实的高热，神昏谵语，大便秘结，或大便数日不行，腹满胀痛，或下利清水，热结旁流，或便秘不通，舌苔黄燥，狂怒乱跑，或痈肿疔疮）、火热上冲证（如吐血衄血，头晕头痛，耳痛眼痛，牙痛鼻病，口疮，斑疹）有效，而且对瘀血证（如跌打损伤、癥瘕积聚、痛经经闭、崩漏）、湿热蕴结证（如湿疮、黄疸、淋痛、痢疾）及各种积滞证等均有卓效。

其一，在攻下通便方面：①大黄的三个作用——寒、燥、泻，即是说大黄对实热、湿热的便秘比较适宜。②大黄的产地和炮制方法，即西军的泻下通便泻火作用较川军强，而燥湿作用较川军弱；酒军、熟军的泻下作用较生大黄弱，而善清头部之火热。③煎煮时间，即水煎在半小时以下者泻下作用强，40分钟以上者泻下作用减弱。④用量大小，即用量大时泻下作用强，小剂量时泻下作用较弱。⑤配伍，即配合行气药、润燥软坚药时泻下作用强，不配伍时泻下作用弱。⑥正气的盛衰，津液不足或血虚的便秘，常常在应用大黄的第一剂后，大便即通，其后不久大便又趋秘结，此时若再反复应用大黄，其泻下作用则日渐下降，甚或使便秘更加严重，这是由于大黄虽能攻下，但却伤津伤血所致，此时必须配合或改用增液润便或养血润便方可使大便得通。气虚或阳虚的大便秘结，因大黄苦寒攻伐，大伤元气，不但不能使大便通泰，而且常常使秘结更甚。⑦寒实便秘，虽用大黄 3 克，亦可使大便泻下 1~3 次，并在泻下之前往往兼见腹痛，而实热结滞的便秘，最少用 9 克，甚或用 15~30 克才有效。⑧逐瘀破血，由于大黄逐瘀破血，所以妊娠期间一定要慎重应用，否则容易发生堕胎。

其二，在消导积滞方面：胃肠积滞，大便溏泻或便秘者，大黄有很好的治疗效果。一般来讲，在消导积滞时用量宜小，一般以 1.5~3 克为佳，若量大则消积的作用小而攻下的作用增强。若胃脘胀痛，拒按，尿赤，苔黄，便秘者，应配合枳实、厚朴各 6~9 克；胃脘胀痛，拒按，苔白，尿清，大便稀溏或时秘时溏者，应配入枳实 6 克，干姜 1.5~3 克，脾虚者再加焦白术 6 克；久痢、久泄，大便溏而不爽或里急后重，或便兼黏液，胃脘痞满，遇冷加重者，加党参、白术、枳实、木香各 3~6 克，干姜 1.5~3 克，山药 15~30 克。服药后可能不久即出现腹痛泄泻 1~2 次。1 剂药后，即停药 2~7 天，使正气稍事恢复再用。

其三，在清热泻火方面：肝胃实火所致的头晕头痛、眼病、耳痛、牙痛、口疮、吐血衄血，非用大黄不易取效，其效的大小常与用量、用法有关。便秘较轻时，大黄用量若大则虽腹痛泄泻而证不减，用量过小时大便不通亦难取卓效。一般来讲，仅有轻微便秘者，宜用酒军、熟军或清宁丸，且其量以 3 克为宜；便秘严重者，宜用生大黄 3~6 克，甚者可用 9~12 克，若仍大便不通可再加芒硝 3~6 克。总之，以便通微溏为佳，不可令大泻下。高热发斑，大黄的用量最为要紧，攻下太甚往往使斑邪内陷，攻下不足则邪毒不易祛除，因此用量以恰到好处为佳。一般来讲，根据便秘的轻重，以3~9克为宜。

其四，在祛瘀活血方面：本药祛瘀生新，逐瘀活血，为治疗瘀血兼便秘的良药。特别是对兼便秘的瘀肿、癥瘕积聚、出血证效果最佳。在应用时以便通微溏为度，不可使大泻下，否则仅泻肠胃之实，伤正气，而瘀血不除。因为瘀血为沉痼之害，只可缓图，不可猛攻。若兼寒者，可根据瘀血所在部位的不同，加不同的温经活血药，否则仅用大黄之苦寒，往往引起腹部剧痛泄泻，而瘀血不除。

其五，在燥湿清热方面：本药清热燥湿，内服或外用，对各种湿疮、黄疸、淋证等都有很好的作用。但因本品苦寒而泻下，过用伤脾败胃而湿邪难除，因此仅可应用于热重于湿兼便秘的湿热证。用量也只能在3~6克左右，用药以出现大便每日1~2次为度。

其六，在泻火定惊方面：若高热便秘，谵语惊搐，或便秘，面目红赤，狂躁不安的精神病，非大剂大黄不能泻其实，一般以10~15克以上为宜，并应根据他证的特点，分别采用犀连承气汤、白虎承气汤、大承气汤、牛黄承气汤、大陷胸汤等。

另外，应用大黄时，常常遇见以下几种情况：

其一，是应用大黄的泻下方剂，以第一剂第一煎的泻下作用最强，第二剂的泻下作用则较差，若反复应用时泻下的作用更弱。这是由于大黄具有泻下作用的同时，还有收涩作用的缘故，再加之便秘之证除实热外，往往还兼有气滞，药后气行而大便通，再用则气伤而运化之权降低，因此反复应用经常出现泻下作用降低的现象，此时若停药2天则往往使泻下的作用增强。

其二，应用具有大黄的泻下方剂时，为什么有的有腹痛，有的没有腹痛，有的用很小量的大黄则大便通，有的用量很大而仍大便不通？这是由于人的体质因素造成的。一般来讲，单纯实热证的便秘不出现腹痛，而且用量很大才能泻下，而虚寒者则经常出现腹痛，且用小量即可引起泄泻。

其三，是有的孕妇虽用小量大黄即出现堕胎，有的虽用10～15克也不堕胎，这是由于前者为虚寒之质，后者为实热壅滞之故。

其四，是反复应用具有大黄的方剂仍然便秘不通时一般应改用其他没有大黄的方剂为妥。若属津液不足者应滋阴养液，血虚者应养血润燥，阳虚者应温阳通便。

师古而不泥古
——读书笔记一则

李老勤求古训，治学严谨，在繁忙的医疗工作之余，遍览古代医籍。但李老学习古人学术思想并非毫无条件地全盘接受，而是一个"扬弃"的过程，常常结合自己的临床经验去伪存真，并善于从无字中求之，这一点从他在阅读薛雪《湿热病篇》时所作的读书笔记中可见一斑。今将李老阅读原文时所批注的按语摘录于下，以资借鉴：

原文（二十九）："湿热证，四五日，忽大汗出，手足冷，脉细如丝，或绝，口渴，茎痛，而起坐自如，神清语亮，乃汗出过多，卫外之阳暂亡，湿热之邪仍结，一时表里不通，脉故伏，非真阴外脱也，宜五苓散去术加滑石、酒炒川连、生地、芪皮等味。"

按：大汗出，手足冷，脉细如丝，或绝或伏，虽神清语亮，也系真阳外脱之证，从何认为是卫阳暂亡呢？口渴茎痛出现在大汗之后，安知非液涸津伤之证，从何认为是湿热之邪仍结呢？即便真如所说，试问五苓散用桂枝有何用处？我认为本证的治法宜用真武汤去生姜，加滑石、麦冬、草梢等药方能有效。

原文（三十）："湿热证，发痉神昏，独足冷阴缩，下体外受客寒，仍宜从湿热治，只用辛温之品煎汤熏洗。"

按：此法不一定有大效，但也不会有坏处，因为病在疑似之际就先用一种外治法或轻剂以试治之，效者可证明这方面诊断的正确性，不效者可肯定另一方面的治疗标准。例如本法如果见效的话，可以肯定是兼受客寒，否则肯定是邪犯心肝之重证，须要从速防治，但防治的方法应严加注意。

原文（三十一）："湿热证，初起壮热口渴，脘闷懊憹，眼欲闭，时谵语，浊邪蒙闭上焦，宜涌泄，用枳壳、桔梗、淡豆豉、生山栀，无汗者加葛根。"

按：根据壮热口渴、懊憹谵语等症是热盛于湿的表现，所云浊邪不够相符。栀子豉汤是清热之剂，不是涌吐之剂，已从实践证明，涌字应改为清字。

原文（三十二）："湿热证，经水适来，壮热口渴，谵语神昏，胸腹痛，或舌无苔，脉滑数，邪陷营分，宜大剂犀角、紫草、茜根、贯众、连翘、鲜菖蒲、银花露等味。"

按：原书认为必用重剂乃可奏功，到底重到什么程度才算重剂，殊难掌握。我认为根据患者具体情况，临时酌定才是正当方法。有人认为茜根不如丹皮、赤芍，我认为可作临时参考，不要把它固定起来。

原文（三十三）："湿热证，上下失血或汗血，毒邪深入营分，走窜欲泄，宜大剂犀角、生地、赤芍、丹皮、连翘、紫草、茜根、银花等味。"

按：善后宜参芪补气，芍地养血，或更加牡蛎咸寒之品以清热止汗。此系暑热不夹湿证，因暑热之气极易伤营也。此证本系危证，因毒从汗泄，故能少缓其势。

原文（三十五）："湿热证，口渴苔黄起刺，脉弦缓，囊缩舌硬，谵语，昏不知人，两手搐搦，津枯邪滞，宜鲜生地、芦根、生首乌、鲜稻根等味。若脉有力，大便不通，大黄亦可加入。"

按：这是增液承气汤证、加减白虎汤证之类，临床可根据腹诊及脉象之有力无力斟酌用之，自能取效。

原文（三十六）："湿热证，发痉撮空，神昏笑妄，舌苔干黄起刺或转黑色，大便不通者，热邪闭结胃腑，宜用承气汤下之。"

按：本证应以腹部拒按为主，否则宜重用白虎，不宜用承气也。曾治一证，舌苔干黄起刺，大便闭结，但腹不拒按，用白虎汤治愈。

原文（三十七）："湿热证，壮热口渴，自汗身重，胸痞，脉洪大而长者，此太阴之湿与阳明之热相合，宜白虎加苍术汤。"

按：身热口渴自汗为热，身重胸痞为湿，此热多湿少之证。胸痞也可少加厚朴。

原文（三十九）："暑月热伤元气，其证气短倦怠，口渴多汗，肺虚而咳者，宜人参、麦冬、五味子等味。"

按：此系伤暑后津液被伤之证，脉必虚弱，欲绝，热必有太盛，否则须防收住邪气，误人性命。

原文（四十）："暑月乘凉饮冷，阳气为阴寒所遏，皮肤蒸热，凛凛畏寒，头痛头重，自汗烦渴或腹痛吐泻者，宜香薷、厚朴、扁豆等味。"

按：自汗应作无汗，否则不宜使用香薷发汗之品。腹痛吐泻系因饮冷所致，其病势也不宜太甚，否则服用此方会引起亡阳之患，注意！

原文（四十一）："湿热内滞太阴，郁久成为滞下，其证胸痞腹痛，下坠窘迫，脓血稠黏，里结后重，脉软数者，宜厚朴、黄芩、神曲、广皮、木香、槟榔、柴胡、煨葛根、银花炭、荆芥炭等味。"

按：痢疾开始兼表热者，柴、葛为最好的药品，往往表证一解，痢疾告愈者不胜枚举。而痢疾后期，阴虚有热之证或没有表证之痢疾则蛮升无益。又，银花生用重用非常有效，予根据寿甫之说用之已久，但炭剂并无尝试过，不知效果如何。芍药对湿热正盛之时可放胆用之，不必顾虑，这是毫无流弊的。

原文（四十二）："痢久伤阳，脉虚滑脱者，治宜补气固脱，方用真人养脏汤。"

按：此证日久滑脱，大多数宜补气不宜补阳，因为此证阳虚寒证较少，热证较多，非真正有寒证，热性药不宜轻用。

原文（四十四）："暑湿内袭，腹痛吐利，胸痞脉缓者，湿浊内阻太阴，宜缩脾饮。"

按：汪氏脉缓宜温之说不够确当，当从全面体会方能无误。

原文（四十五）："暑月饮冷过多，寒湿内留，其证上吐下泻，水谷不分，肢冷脉伏，治宜温热之剂，调脾胃利气散寒，方用大顺散。"

按：仲景理中汤可作参考，但须注意确如其分，因为夏月寒湿之证，温补太过，往往转为痢疾。

原文（四十六）："湿邪伤脾，寒邪伤肾，虚阳外越，其证腹痛下利，胸痞烦躁，口渴，脉数大按之豁然而空，治宜热因寒用，即热药冷服，方用冷香饮子。"

按：虚阳外越之证必须根据孟英之辨证方法方能无误。

《伤寒论·少阴篇》前二十九节解说评按

《伤寒论·少阴篇》从 281 节起至 325 节止，共 45 节。在李翰卿遗留的资料里，有少阴篇前 29 节的临床解说按评。为了忠实反映李老的治学方法和学术思想，特将这份不完整的资料如实整理抄录如下，而不作补充续写。

281.少阴之为病，脉微细，但欲寐也。

【解说】

少阴：是十二经中的心肾二经，即手少阴心经，足少阴肾经。仲景治疗伤寒按六经分病，只称少阴，不分手足，似乎双方并重，但临床上足经病证较多，所以古人有伤寒传足不传手之说。

少阴之为病：是说什么是少阴病。

脉微细：脉，是寸口桡骨动脉。微，是微小，由于气虚。细，是纤细，由于血虚。

但欲寐：是神识开始昏迷，有欲睡的状态。由于正气不足，被邪所困。

【评按】

这是认识少阴病最主要的两种症状。古人所以叫作少阴的提纲。

282. 少阴病，欲吐不吐，心烦，但欲寐，五六日自利而渴者，属少阴也。虚故引水自救。若小便色白者，少阴病形悉具。小便白者，以下焦虚有寒，不能制水，故令色白也。

【解说】

欲吐不吐：寒邪波及胃部的症状。

心烦：是心中麻烦，乃欲吐时的一种自觉症状。余乡称欲吐症状为心烦，正是这个意思。与热证心烦不同之处是没有口苦舌干、口渴喜饮、小便赤等症。

自利而渴：利是大便粪稀；自利是没有任何引起下利的外界因素而自然形成的下利证。这种下利由于肾阳虚而有寒，大肠中的水分不能完全吸收故下利。下焦的水分既不能充分吸收，上焦的津液因而不能敷布，故口渴。仲景引水自救之说，正是说明这种口渴不是热证。

小便色白：也是阳虚有寒主症之一。仲景之解释清楚，不必重复。

【评按】

本节的重点有二：第一，补充提纲中阳虚症状之不足；第二，提出类似热证之口渴证让人加以区别。

283. 病人脉阴阳俱紧，反汗出者，亡阳也。此属少阴，法当咽痛而复吐利。

【解说】

脉阴阳俱紧：紧，是脉象如转索状。阴阳指尺寸而言。这是"寒邪直中少阴"主症之一，是沉脉中的阴阳俱紧，与太阳篇第3节浮脉中的阴阳俱紧完全不同。

反汗出：言不应当出汗而出汗，是阴寒太甚，阳虚不能卫外所致。

亡阳：是阳气虚到极点的名词。

此属少阴：是说明亡阳证为少阴经阳气将绝独有的证候，其他部分之阳虚有寒，都不可以亡阳称之。

咽痛：虚阳上浮所致。

吐利：阳虚外脱之故。

284. 少阴病，咳而下利，谵语者，被火气劫故也。小便必难，以强责少阴汗也。

【解说】

咳而下利：是肾阳虚水气不化，上冲于肺则咳，下走于肠则利。

谵语：寒水证本不能骤发谵语，今忽有谵语者，是由于被火气劫，发汗，心神亢越之故，不是热证。

小便难：也不是热证而是津伤，故仲景自注云"以强责少阴汗也"。

【评按】

本节之谵语一证，是火乱神明或是心神亢越，从字面上是不易认识清楚的，必须在临床上细心体会方能确定。

285. 少阴病，脉细沉数，病为在里，不可发汗。

【解说】

脉细沉数：细为血虚，沉为在里，数与沉细并见为血虚有热之里证。

病为在里不可发汗：凡有表证者，或表寒直中阴经者，或表里证相兼者，这样或多或少均有发汗之法；凡是里证，无论虚寒虚热，均无发汗之道理，所以说病为在里不可发汗。

【评按】

第52节云"脉浮而数者，可发汗，宜麻黄汤"。可见数脉并不忌汗，但数而浮，病在表者，方可汗之。若数而沉细，病在里者，绝没有发汗之必要。因为本节是从表里上着眼，而不是从寒热上着眼。

286. 少阴病，脉微，不可发汗，亡阳故也。阳已虚，尺脉弱涩者，复不可下之。

【解说】

脉微：为阳气虚。

尺脉弱涩：为阴血少。

【评按】

真正的少阴病，在伤寒多是真阳虚，在温病便多是真阴虚，根本没有使用汗下的治法。麻黄附子二方是兼太阳之证，三承气汤证是阳极似阴的类似证，都不是纯粹的少阴证，决不可援以为例，以混淆少阴病的治法。

287. 少阴病，脉紧，至七八日自下利，脉暴微，手足反温，脉紧反去者，为欲解也。虽烦，下利，必自愈。

【解说】

脉紧：是里寒证的脉象。

自下利：好像病势由寒转虚形成下焦虚脱之证。

脉暴微，紧反去：也好像是由寒转虚的脉象。

手足温，虽烦：只有这两种症状才是阳气回、阴寒退的主要现象。

【评按】

少阴虚寒之证能否治愈，主要以阳气之复与不复，阴寒之退与不退为标准。本节如果根据前三症来看根本没有自愈的希望，只有加上后二证才是阳回阴退的具体表现，才是病愈的真正标准。但"必自愈"三字，我认为不应该把它肯定起来，不用药等待自愈，仍应该根据症状做适当的处理，方不致误犯功败垂成之戒。

288.少阴病，下利，若利自止，恶寒而蜷卧，手足温者，可治。

【解说】

下利：是少阴病阳虚证。

利自止：有两种机制，一是阳气来复，一是阴尽阳绝。前者手足温暖，后者手足厥冷。本节之利自止是属于前者，所以手足温。

恶寒而蜷卧：蜷卧是四肢蜷曲而卧，是恶寒较甚的表现。

【评按】

本节可治之机也是阳气较胜之故。

289.少阴病，恶寒而蜷，时自烦，欲去衣被者，可治。

【解说】

恶寒而蜷：是阳虚阴盛之证。

时自烦，欲去衣被：是阳气有来复之机。

【评按】

本病可治的关键也是阳气有来复之机的缘故。

290.少阴中风，脉阳微阴浮者，为欲愈。

【评按】

本节只言阳寸微，阴尺浮，并无其他症状，试问根据什么认为是少阴中风？病名尚不能肯定，又如何知道欲愈之脉？

编者按：上述评按是李老用红笔圈改后的字样。第一稿"病名"云云作"少阴中风有轻有重，难道任何中风这种脉象都是欲愈之脉？注家随文敷衍，有什么用处？"

291. 少阴病欲解时，从子至寅上。

【评按】

六经欲愈的时间，只可作为服药时的有利条件，就是在这个时间前 3 小时把药服下去，可能增加一些治愈的希望，但真正的效果究竟还在药之对证与否，时间是不能肯定的。

292. 少阴病，吐利，手足不逆冷，反发热者，不死。脉不至者，灸少阴七壮。

【解说】

少阴病吐利：是阴盛阳虚的寒证。

手足不逆冷，反发热者：是阳回阴退之热证，所以这两种症状并见绝不是死证。

脉不至：是吐泻交作之时，正气暴虚，脉象一时不能接续（急性霍乱证者经常发现）。

灸少阴七壮：即少阴经之太溪穴，在内踝后跟骨动脉陷中，七壮即艾炷七个以通阳复脉。

【评按】

本证内服温药外用灸法并行不悖，很有好处。陶氏用好酒姜汁半盏内服法也可试用。

293. 少阴病，八九日，一身手足尽热者，以热在膀胱，必便血也。

【解说】

少阴病：此病应当脉微细数。

一身手足尽热：是少阴心经血虚有热。

热在膀胱：是心热由小肠而及于膀胱也。

便血：指小便血，这也是热伤阴络之证。

【评按】

过去书中多有寒邪变热之说，根据实践，除伤寒阳明证一方面由于患者素有内热，一方面由于伤了津液，这样是可能寒化为热的，至于少阴寒证主要由于阳虚所致，纵有发热之证，不是阴盛于内，格阳于外，或阴盛于下，格阳于上的假热，便是开始时期的太阳兼证，而真正阴寒变为阳热之证，从来没遇过。可能我的经验不多，也未可知，希望全国前辈多多指教为盼。

至于治疗之法，柯氏所用之黄连阿胶汤最宜，但苦燥之药应当少用，因为此证多属于阴虚之热，如果是真正实热，绝不可以少阴名之。

294.少阴病，但厥无汗，而强发之，必动其血，未知从何道出，或从口鼻，或从目出者，是名下厥上竭，为难治。

【解说】

但厥无汗：少阴病阳气衰微，不能温煦四肢，故手足厥冷，更不能蒸发津液而为汗，故无汗。这是少阴病的正常现象。

而强发之：少阴病除兼太阳发热证可以温阳微汗外，决不可强用发汗之法治之。

必动其血：如果强发其汗必然会形成各部出血证，因为汗为血之液，发汗药多辛温之品，所以不得其汗必动其血。

下厥上竭：下厥是指阳亡于下的厥证而言，上竭是指阴竭于上的出血而言。

难治：下厥当用热药，上竭当用凉药，相反相妨故为难治。

【评按】

各病的治法都必须根据古人多年来的经验，有成方者必须结合具体症状选用成方，有成法者也必须结合具体症状选用成法，既无成方又无成法者也可以触类引申以研究新的治法，这样即便不见效也绝无害处。如果无原则地随便用药，鲜有不损人者。本节强发汗之法，正是随便乱用药的典型事例，学者应当引以为戒。

295. 少阴病，恶寒身蜷而利，手足厥冷者，不治。

【解说】

恶寒：阳气不足之证。

身蜷而利：阳虚寒甚之证。

手足逆冷：真阳已败之证。

不治：是因纯阴无阳之故。

【评按】

舒驰远说：此证尚未汗出息高，急投四逆加人参或可不死。我认为年龄体质及发现阴寒证的时间都有关系，在用药上宁重勿轻，并宜频频服之，使脉象逐渐恢复，以防止脉暴出的危险。

296. 少阴病，吐利躁烦，四逆者死。

【解说】

吐利：是肠胃寒盛之证。

躁烦：躁系手足躁扰不安，为阳气欲离，属肾；烦系心中烦乱不耐嘈杂，为阳气无依。余详本证。

四逆：是手冷过肘，足冷过膝，乃阳亡之证。

【评按】

此系阳虚欲脱之候，故属死证，但在未死之前仍宜设法挽救，不可坐以待毙。要尽医者之责任，但必须预先告知病者亲属，以免误会。

297. 少阴病，下利止而头眩，时时自冒者死。

【解说】

下利止：是阴竭于下，不是阳气有回复之机。

头眩：阴竭于下，阳无所附，浮越于上，故头眩。

时时自冒：冒是神识昏冒，由于阳浮于上，神气散乱之故。

【评按】

本节之死，是由于阴竭于下，阳脱于上之故。

298.少阴病，四逆恶寒而身蜷，脉不至，不烦而躁者死。

【解说】

四逆：手冷过肘、足冷过膝的阴盛阳亡之证。

恶寒身蜷：是怕冷得厉害，身体蜷缩为一团。

脉不至：由于阴寒过盛，血脉不能畅行四肢，所谓真阳败绝之证。

不烦而躁：阳盛则烦，阴盛则躁，不烦而躁者，有阴无阳也。

【评按】

本节之死是有阴无阳之故。

299.少阴病，六七日，息高者死。

【解说】

息高：是仅能呼气而不吸气之证，乃肾气下绝，肺气上脱之故。

【评按】

本节致死之由是肾中生气已绝的缘故。

300.少阴病，脉微细沉，但欲卧，汗出不烦，自欲吐，至五六日自利，复烦躁不得卧寐者死。

【解说】

脉微细沉：是少阴病之本脉。

但欲卧：是少阴病之本证，但较寐证轻。

汗出不烦：汗出是阳气外亡，不烦是内无热象。

自欲吐：是阴寒上逆。

至五六日自利：日期迁延较多，病势有所发展，故由吐而利。

复烦躁：是加上心中烦乱、手足躁扰不安之证。

不得卧寐：是因烦躁而发展为不能卧、不能睡之证。

【评按】

本证初起及时治疗是可以治愈的，但因迁延日久，病势发展又速，致阴盛阳脱，正不胜邪，虽有良医也是无可奈何。古人说："病要早治。"正是指此证而言。

301.少阴病，始得之，反发热，脉沉者，麻黄细辛附子汤主之。

【解说】

始得之：是开始发现的少阴病。

反发热：少阴病开始时本不应该有发热证，今反有之。

脉沉者：是脉微细而兼沉，不然如何知是少阴病。

【评按】

本病系"寒邪直中少阴之证"，这是从"始得之"三字体会出来的。根据实践，凡是一开始即发现三阴经之证，除了过食生冷之外，都属于寒邪直中之证。

再者，本病还应该兼有恶寒和不喜冷性饮食等症，这样对于本方的用法方不致有误，否则便属于少阴热证，误用之危亡立至。

302.少阴病，得之二三日，麻黄附子甘草汤微发汗。以二三日无里证，故微发汗也。

【解说】

得之二三日：这是不用细辛而用甘草之关键，因为始得者宜于速治，稍久者宜于缓治。

微发汗：表寒轻之证都宜微汗。

无里证：凡阳虚本是里证，所谓无里证者，是说明有比较突出的发热、恶寒、无汗之表证也。

【评按】

本节之病要和上节之病互相体会方能运用适宜，免致错误。

303. 少阴病，得之二三日以上，心中烦，不得卧，黄连阿胶汤主之。

【解说】

二三日以上：这是从时间上让人辨别是否阴虚有热的一种方法。过去我对这句话是不太注意的，往往一见心烦不卧就用此方。有一次我自己患本病很重，自己不能处方，中西药用了好多，效果均不太大。最后，一个朋友坚持主张服用此方，数剂后，其病完全告愈。过了1年，又患此证，开始即服此药，2剂毫不见效。我的体质本来较弱，年龄75岁，从来不能服泻药，当时脉证如前，所不同者，自己还能考虑。因病难以忍受，放胆服增液承气，一剂其证霍然而愈。因此认为仲景"以上"二字是防止有虚中夹实之证存在。也从此更认识到辨证和实践的重要性。

编者按：上述表述是李老用红笔重新改定的。其原稿亦有参考价值，录以备考："过去我对于这一句话很不注意，有时对于'少阴病'三字也有些忽略，只是遇到心中烦、不得卧之证，便运用本方治疗，服过后效果不够满意，有一次是用栀子豉汤取效的，有一次是用增液承气汤取效的，最后一次用各种药都没有效，经过半月多时间，仍用本方才取到效果。因此在'二三日以上'的一句话上才有所注意。当然我们对于任何病的认识都是从全面去分析和理解的，但关系不够显著的部分，也应该加以体会，不可有所忽视。"

心中烦，不得卧：烦是心中麻烦，最怕一切喧哗嘈杂的声音和暖气，但又不能多吃生冷。不得卧是经常在地上走动不能躺卧，一躺下便觉心烦更甚，还得马上起来走动，白天还好，晚间真是盼不到天明，服镇静药只能在走动最疲乏的时候勉强睡一二小时，一醒就得起来走动，自己不能考虑处方，真有像发神经病的样子，难受万分。

【评按】

此证在我的体质，多发于感冒反复数次之后，开始一遇此证便用此方效果不大，经过多日后，再服之，则效果相当满意。

304. 少阴病，得之一二日，口中和，其背恶寒者，当灸之，附子汤主之。

【解说】

得之一二日：是病初得之时。

口中和：即口不干，不苦，不渴，即没有里热证。

背恶寒：是阳虚证，阳虚故恶寒。

当灸之：灸是温经扶阳的外治法。当灸膈关二穴以除太阳之寒（膈关在太阳经第二行，平第七胸椎棘突下，去脊中三寸，各灸五壮），关元一穴以助元阳之气（关元在任脉，脐下三寸，可灸百壮）。

附子汤：是温阳补气、健脾利水、和肝养血之方。

【评按】

本节应与下节联合体会方有具体的理解。

305. 少阴病，身体痛，手足寒，骨节痛，脉沉者，附子汤主之。

【解说】

身体痛：是阳气不能正常运行于全身。

手足寒：是阳气不能行于四肢。

骨节痛：是阳气不能顺利行于关节，致寒湿有所瘀滞。

脉沉：是病在里的主症之一。

【评按】

本节前三证必须根据脉的浮沉辨清太阳和少阴，才能取到正确的治法。因为这三种症状是太阳、少阴共有之症，一有差误，变证是非常危险的。

306. 少阴病，下利便脓血者，桃花汤主之。

【解说】

下利便脓血：这是没有里急后重热证现象的虚寒滑脱的痢疾，所以叫作少阴证。

【评按】

此证大部分是治疗失当，服凉性药过多，日久不愈所致。一般虚寒绝不会形成大便脓血之症。

307. 少阴病，二三日至四五日，腹痛，小便不利，下利不止，便脓血者，桃花汤主之。

【解说】

少阴病：这也是虚寒之证。

二三日至四五日：这是随便举的日期，并没有深意。

腹痛：是虚寒证。

小便不利，下利不止：这是因下利不止引起的小便不利。余曾见一陈姓患者，每日大便六十余次，小便一点没有，诸医用利小便药毫不见效。余用真人养脏汤冲赤石脂面三钱（9克），大便减少，小便自利。

便脓血：这也是没有里急后重的滑脱证，当时不能大声说话，一说话即大便自出。

【评按】

本病之虚寒实热根据有无滑脱及里急后重等症而能辨别清楚。小便不利及下利不止二症，治疗上比较突出。至于腹痛一症，不论有无关系不大。

308. 少阴病，下利便脓血者，可刺。

【评按】

下利便脓血可刺之证，我的经验认为都是实证，绝不是虚寒滑脱之证。

柯氏云：便脓血也有热入血室刺期门之证。我也经过，确实有效。

常器之云：可刺足少阴幽门、交信。郭雍说可灸。（幽门二穴在鸠尾下一寸，巨阙穴两旁各五分陷中，治泻利脓血，刺五分，灸五壮；交信二穴在内踝后上二寸，复溜在筋前，交信在筋后，治泻利赤白，刺四分，留五呼，灸三壮。）以上二说，我没有实践过，不敢随便说，但灸法适用于虚证，实证绝不相宜。

309. 少阴病，吐利，手足逆冷，烦躁欲死者，吴茱萸汤主之。

【解说】

吐利：是寒邪侵犯肠胃。

手足逆冷：阳气不达于四肢的轻证。

烦躁欲死：是阳被阴拒，非阳亡阴绝之证。

吴茱萸汤：温中散寒，降逆止呕，补中。

【评按】

本病最重要的症候，就是烦躁一症。特别要从各方面注意是否为阳亡阴绝之证，因为阳亡阴绝之证不是吴茱萸汤所能治的。

编者按：以上是"李翰卿资料260"中保存的关于《伤寒论·少阴篇》前29节条文的内容。从第303条解说中提及75岁时自己的病案一则可知该文写于1965年以后（1965年李老实岁73，然山西地方风俗习惯，论说年龄时多按虚岁计，虚岁较实际年龄大1或2岁）。另据笔者考证，该病案中坚持主张李老服用黄连阿胶汤的"一个朋友"是本院名医张子琳（1894—1983）大夫。

年谱

李翰卿字华轩，又名希缙。

1892 年出生于山西省灵丘县上沙坡村。

幼时在当地私塾读书并随舅父张玉玺学医，其舅父为当地名医。据云李 15 岁时已能单独开方应诊。

年轻时曾在家乡任国文教员。

1919 年被本县推荐到山西省立医学传习所（川至医专前身）应试，并以第一名的成绩被录取。于该处毕业后曾任旧山西陆军（傅作义部队）军医、军医长等职。

1922 年应邀到太原"复成堂"行医。

其后，先后任李翰卿诊所医师、"太原红十字会施诊所"医务主任、"太原红十字医院"副院长、体乾堂医师，兼太原国医公会执委。其间因其医德高尚，善治危急重证，而被广大群众誉为山西四大名医之一。

1946 年任"太原中央考试处"襄试委员。

1949 年太原解放后李翰卿将自己珍藏多年的万有文库一

部，计1942册图书捐赠给国家，山西公学图书室在6月19日的《山西日报》上刊登鸣谢启事。同年下半年，太原成立了"中医研究会"，李翰卿被推举为会长。

1950年任山西省总工会职工医院、太原市工人疗养院第二医院医师、医务主任、副院长。

1952年"中医研究会"改组为"太原市卫生工作者协会"，李翰卿任中医会长。

1954年任"太原中医学会"会长。同年起历任山西省第一、二、三届人民代表大会代表。

1955年山西省人民委员会制定了"1956～1967年山西医药科学研究工作规划"，李翰卿任山西医药科学研究委员会副主任委员。

1956年8月加入中国共产党。同年山西省中国医学研究所成立，李翰卿任所长及党总支委员。同年任中华医学会山西分会副理事长。

1958年在党校学习时结识了山西医学院第一附属医院妇产科主任于载畿大夫，并从此与于载畿开始了治疗宫外孕的探索，此后又与于载畿、药朝昕、宋瑞荷等人共同组成中西医结合治疗宫外孕研究小组，深入展开了非手术疗法治疗宫外孕的研究与合作。

1959年任"山西省科学技术协会"委员（《山西日报》1959年7月3日刊登）。同年8月起历任山西省政协第二、三届常委、委员。

1959年1月李翰卿所著《伤寒一百一十三方使用法》内部印刷，该书是李翰卿"病证方药医学体系"实践的第一步。在当时作为山西省西医离职学习中医班的参考资料小范围流传。

1960 年在李翰卿指导下安植基、安邦煜、平全意等进一步充实整理《伤寒一百一十三方使用法》为《伤寒论一百一十三方临床使用经验》，其手稿今存山西省中医药研究院中医基础理论研究所。

自 1961 年起计划撰写一本中医治疗疾病的实用临床手册性质的书，积累资料甚丰，几经辗转至今尚有 277 册资料保存在山西省中医药研究院中医基础理论研究所。

1963 年 9 月接待了北京中医学院刘渡舟教师率队的毕业班实习生一行 20 余人。

1965 年国家科委、卫生部组织以全国著名妇产科专家林巧稚教授为首的专家组对"非手术治疗宫外孕"科研成果进行了鉴定，鉴定为"卫生部级科研成果"，被誉为妇产科领域中西医结合的典范，并拍成科教电影片放映。

1968 年文革期间，所长之职被免，但"老所长"的称呼却在老百姓口中一直流传到今天。

1970 年 11 月在京参加"全国中西医结合卫生会议"期间，突然患脑溢血住北京医院。住院期间周总理、钱信忠等党和国家领导人亲自过问其病情。

1971~1972 年在太原举办了两期全国中西医结合非手术治疗宫外孕学习班，病重期间由朱进忠介绍了李老妇科的治疗经验。

1972 年 7 月 4 日病逝，享年 80 岁。

附录

《伤寒论一百一十三方临床
使用经验》精要

整理说明

《伤寒论一百一十三方临床使用经验》乃李翰卿先生遗著。现有 1959 年油印本（韩玉辉原藏）和 1960 年手稿本存世。

1959 年 1 月的油印本书名为《伤寒一百一十三方使用法》。其编排体例为：前言；其 113 方谨依《伤寒论》原书之序，未作分类编排；细目有方义、药品、加减法、煎法服法、用药大意、主治经验摘要、主症、禁忌症、应参考的方剂等 9 项。论述简明醒神。

　　1960 年的手稿本由安植基、安邦煜和平全意等人协助李老整理抄录而成，此稿曾经李翰卿亲笔修改，并有李映淮（李翰卿之子）贴加的按语和陈重光整理的标记。其编排体例为：编写说明；将 113 方分为 12 类重新编排；细目有方义、主治、药品、加减法、煎法服法、用药大意、禁忌证、类似方剂参考、历代用药经验摘要等 9 项。论述较前翔实。

　　此次整理是在先得到 1960 年手稿本，后发现 1959 年油印本的情况下进行的，因此在基本保持手稿本原貌的基础上又参考油印本作了进一步完善。此外另有一些增删调整，详细说明如下：

　　1. 此次整理李映淮按语、陈重光批注多所删略。

　　2. 此次整理略去"历代用药经验摘要"一栏，因此栏多系仲景原文之重复。

　　3. 此次整理参照《金匮玉函经》卷七卷八的内容对手稿方序再次调整。之所以作上述调整，一是因为 1960 年手稿本的分类排序还略显粗放，并非定稿，二是因为整理者水平有限，不能完全把握李老原意，故取《金匮玉函经》方序作为编排依据。

　　4. 此次整理，因删裁调整者较多，故定其名曰《伤寒论一百一十三方临床使用经验》精要。

　　5. 药物计量单位维持原貌，即以两、钱等计，不换算作克。

　　再次感谢韩履祺大夫无偿提供其家三代（韩玉辉、韩必明、韩履祺）共同珍藏的 1959 年油印本资料。

整理者

2000 年 8 月 20 日

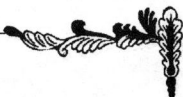

编写说明

一、此编系本人根据仲景《伤寒论》编写的病、证、方、药四部分中的方剂部分。本人多年来在临床实践中体会到,《伤寒论》诸方,不但用药精简,法度严明,而且对学者明确地指出了符合实际的辨证纲领,果能善于掌握和应用,效果是非常显著的。

二、此编编写的目的主要有三点:①帮助学者容易领会古方运用的精神,避免受到后人"古方难用"说法的影响。②抛砖引玉,就正大方,以改正个人对伤寒方认识的缺点和错误,以便共同发掘中医学宝藏的潜在力量。③贯彻党的中医政策和百花齐放、百家争鸣的精神,以便中西医早日走向合流,更好地满足广大人民群众的迫切需要。

三、本编分类:依据方剂类型,分为桂枝汤类、麻黄汤类等共十二类,使读者不但便于查阅,而且便于集中体会用药的具体法则。(整理者按:此次重新编排方序有所调整。)

四、本编每一方下分为方义、主治、药品、加减法、煎服法、用药大意、禁忌证、类似方剂参考等栏目,其用意如下:

"方义" 系说明本方对各种疾病的主要作用;

"主治" 系说明主治疾病和具体症状,并根据实践指出在使用时必须注意的关键现象,以便易于掌握,并避免发生错误。

"药物" 列出原方的组成药品,并根据经验定出一般使用范围,以便临床斟酌采用。

"加减法" 以原有的加减药品为限,有的略加解释和用

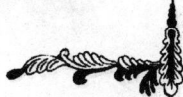

量，以便临床易于引申。

"煎服法"　本栏介绍一般用水的数量和服法的大概轮廓，不可能做到十分精确。

"用药大意"　本栏只根据各种药品的共同作用分类集中在一起，说明各类药物的治疗方向，一般不涉及其他不同之处。各药详细部分另详《药物编》。

"禁忌证"　本栏只举出与主治疾病相反的关键证，是为了从反面进一步审查应用方剂是否正确，以避免看法片面的错误。

"类似方剂参考"　本栏是为了加强用方的准确性，只介绍两种情况：一系有关禁忌证的类似方剂，一系有关主治证或轻或重的类似方剂。

李翰卿于 1960 年

桂枝汤方第一

【方义】

此太阳病解肌和荣卫之主方。所谓解肌，亦属于辛温发汗范围内的一种方法。不过这种发汗是在有汗时进行的，所以不叫作发汗而叫作解肌。从"和荣卫"三字体会，说明这种方法有时候不完全以出汗为目的。

【主治】

（1）太阳病中风，头痛，项强，恶风寒，汗出，脉浮缓。

（2）时发热，自汗出。

（3）常自汗出。

（4）身疼痛。

（5）气上冲。

以上五证，都是荣卫不和的证候，凡见一证，即可使用本方。但必须兼有舌无苔或苔淡白而薄、不喜冷性饮食、咽喉不干燥、小便清白等症方为妥善。

【药品】

桂枝二至三钱　生杭芍二至三钱　炙草一至二钱　生姜一至三钱　大枣二至四枚

【加减法】

（1）兼背强者，加葛根（即桂枝加葛根汤）。

（2）兼气喘者，加厚朴、杏仁（即桂枝加厚朴杏仁汤）。

（3）发汗过多，桂枝证仍在，恶风，小便难，四肢微急，难以屈伸者，加附子（即桂枝加附子汤）。

（4）兼腹痛，不拒按者，倍加芍药（即桂枝加芍药汤）。

（5）兼腹痛，拒按者，倍加芍药，更加大黄（即桂枝加大黄汤）。

（6）桂枝证误下后，兼脉促胸满者，去芍药（即桂枝去芍药汤）。

（7）桂枝证误下后，兼胸满，脉微，恶寒者，去芍药加附子（即桂枝去芍药加附子汤）。

【煎服法】

水三茶杯，煎至多半茶杯，去滓温服。服后少停一二分钟，饮热稀粥一碗，以助药力。并用被子温覆取汗，以遍体湿润为度。不可如水淋漓，恐汗出过多，不但病不能除，且容易重感风寒。若一服病已愈，不必再服。如不愈，仍可照前法服之。此药必须早午晚连续服用，时间不可拉长。每服一次，必须检查病情有无变化，最要紧的是必须注意口渴与不渴，或喜冷性饮食与否。如果有口渴，或喜冷现象，可以马上把药停止，或配合石膏一类的寒性药品，以免误犯阳盛之戒。如病情没有变化，可以继续服用，虽二三剂也可。除此以外，注意避风，饮食方面可吃些有营养的流动性食物。忌食生冷、油腻、酒肉、五辛、臭恶等不易消化或带刺激性的食物，以免影响疗效。

【用药大意】

桂枝发汗解肌，芍药活血敛汗，二药配合起来，有解肌和荣卫的作用。但二药仍嫌力量不足，故加生姜助桂枝以散邪，加大枣、甘草调胃气以补正。更服热粥以助之，覆被以温之，使患者得微汗，邪祛而正不伤。此诚治中风表虚有汗，调和荣卫之主方。

【禁忌证】

（1）口渴喜冷。

（2）酒客及湿热证的身热汗出。

（3）小便数，心烦，脚挛急。

（4）鼻衄。

（5）脉浮紧，无汗。

口渴喜冷是最主要的禁忌证，古人所谓"桂枝下咽，阳盛则毙"的"阳盛"二字，正是指这些证候而言。我的经验，不但有口渴喜冷之症不可用，就是有口干咽燥之症，也不可用，因为这些症状都是有热的现象。除此以外，季节的春夏，我国地区的南方，都应该慎重考虑，因为这些季节和地区热性病较多，或转变为热证较为容易。至于酒客及湿热证，都不是太阳风寒之病，故不用。小便数，心烦，脚挛急，属于阴阳两虚的太阳证。鼻衄不是阴虚，便是内热，所以也不能用。此外，表实无汗之证，绝不可用。

【类似方剂参考】

（1）麻黄汤：此治太阳证无汗之方。

（2）九味羌活汤：此治四时感冒，兼有湿热，有汗加桂枝，无汗加麻黄之方。

（3）神术散：此治内伤冷饮，外感寒邪，有汗用白术，无汗用苍术之方。

以上是主治第一项病证参考之方。

（4）白虎汤：此治阳明病，发热，汗出，兼口渴饮冷之方。

（5）雷少逸清热保津法：此治温病发热，有汗之方。

以上是主治第二项病证参考之方。

（6）参附汤：此治肾阳不足自汗之方。

（7）芪附汤：此治卫阳不足自汗之方。

（8）术附汤：此治脾阳不足自汗之方。

以上是主治第三项病证参考之方。

（9）桂枝加芍药生姜人参新加汤：此治汗后身疼痛之方。

（10）桂枝附子汤：此治阳虚，风寒湿身体疼痛之方。

（11）桂枝附子汤去桂加白术汤（白术附子汤）：此治阳虚、寒湿身体疼痛之方。

（12）甘草附子汤：此治风寒湿骨节疼痛，偏于寒湿之方。

（13）附子汤：此治少阴病，身体疼痛，脉沉而微细之方。

以上是主治第四项病证参考之方。

（14）桂枝加桂汤：此治寒性奔豚气上冲之方。

（15）烧裈散：此治男女劳复气上冲之方。

（16）乌梅丸：此治厥阴证，上热下寒，气上冲之方。

以上是主治第五项病证参考之方。

桂枝麻黄各半汤方第二

【方义】

此治风寒客于肌表，其症较轻，为日较久，辛温发汗之轻剂。

【主治】

太阳病，微发热恶寒，一日二三度发，脉较微，有欲汗的趋势。兼面有热色，或身痒等症。没有口渴喜冷的内热现象。

【药品】

桂枝一钱至钱半　生杭芍一钱至钱半　生姜五分至一钱　炙草五至六分　麻黄一钱至钱半　大枣一至二枚　杏仁一钱至钱半

【煎服法】

水一至二茶杯，煎至半茶杯，去滓温服。

【用药大意】

桂枝汤解肌肉中风寒，麻黄汤散皮肤中风寒。因前此未汗，故不得不汗，但日数颇久，病势也轻，所以小发其汗。

【禁忌证】

（1）寒热似疟，病势较重，脉较有力，适用重剂治疗者，不宜用。恐药轻不能胜任。

（2）兼有口渴、喜冷等内热现象者忌之。恐以火益火。犯阳盛之戒。

（3）由于汗后形成寒热如疟者，不宜用。因此方麻黄用量较多，恐发汗太过也。

【类似方剂参考】

（1）麻黄汤：此治病势较重，辛温发汗之重剂。

（2）桂枝二越婢一汤：此治风寒在肌表，兼口渴喜冷内热证，辛凉小发汗剂。

（3）桂枝二麻黄一汤：此治汗后形成寒热如疟，麻黄用量较少，辛温小发汗剂。

桂枝二麻黄一汤方第三

【方义】

此治汗后风寒仍在肌表的轻证，辛温性的小发汗剂。

【主治】

太阳病，发汗后，轻度的发热恶寒，如疟状，一日二三度发，脉较微，没有口渴、喜冷等内热现象。

【药品】

桂枝一钱至钱半　生杭芍一钱至钱半　麻黄五至七分　生姜五分至一钱　杏仁五至七分　炙草五至七分　大枣一至二枚

【煎服法】

水一至二茶杯，煎至半茶杯，去滓温服。

【用药大意】

桂枝汤解肌肉中风寒，麻黄汤散皮肤中风寒。但在汗出之后，虽有表证，也不宜过用发散之药，恐汗多伤津亡阳也，所以麻黄用量比较少些。

【禁忌证】

（1）寒热如疟，脉虽微弱，但未经发汗者，不宜用。因麻黄用量较小，恐不能胜任也。

（2）兼有口渴、喜冷等症者，不宜用。恐误犯阳盛之戒也。

【类似方剂参考】

（1）桂枝麻黄各半汤：此治寒热如疟，病势较轻，未经发汗，辛温小发汗之剂。

（2）桂枝二越婢一汤：此治风寒在肌表，兼有内热，其症较轻浅，辛凉小发汗之剂。

桂枝二越婢一汤方第四

【方义】

此治风寒在肌表，兼有内热，症状较轻浅，辛凉小发汗之剂。

【主治】

太阳病，轻度发热恶寒，热多寒少，脉不甚浮数，而较微弱，但必须兼有口渴、喜冷等内热现象。

【药品】

桂枝一钱至钱半　生杭芍一钱至钱半　炙草五分至一钱麻黄五分至一钱　生姜八分至一钱　大枣一至二枚　石膏钱半至二钱

【煎服法】

水一至二茶杯，煎至半茶杯，去滓温服。

【用药大意】

桂枝汤解肌，越婢汤发散表邪兼清内热。

【禁忌证】

（1）寒热病势较重，脉较有力，兼有内热者不宜服。恐药轻不能胜任。

（2）没有口渴喜冷等内热证者，忌之。因石膏没有使用的必要。

（3）单发热不恶寒，虽有口渴喜冷症，也不宜服。因阳明经病，不宜用桂枝。

【类似方剂参考】

（1）大青龙汤：此是发汗兼清内热之重剂。

（2）桂枝麻黄各半汤：温性小发汗剂，发汗药较多些，是没有内热症之方。

（3）桂枝二麻黄一汤：温性小发汗剂，发汗药较少些，是没有内热症之方。

（4）白虎汤：此清阳明经热之方。

桂枝加桂汤方第五

【方义】

此温经补阳，散寒降逆，治寒性奔豚病之方。

【主治】

奔豚病，气从少腹上冲，心腹疼痛，喜热畏寒，或兼桂枝汤发热恶风寒的表证现象。

【药品】

桂枝二至三钱　生杭芍二至三钱　炙草一至二钱　生姜一至二钱　大枣二至四枚　肉桂钱半至二钱半

【煎服法】

水三茶杯，煎至半茶杯，去滓温服。

【用药大意】

桂枝、生姜散寒降逆，芍药、肉桂止痛温经，甘草、大枣缓急和中。

【禁忌证】

兼热证者忌之。

【类似方剂参考】

奔豚汤：此治热性奔豚病之方。

桂枝加附子汤方第六

【方义】

此解肌兼温经回阳之方。

【主治】

太阳病，发汗过多，汗漏不止，恶风小便难，四肢拘急，难以屈伸之证。但必须注意要兼有恶风寒较重、脉较微、发热、不喜冷性饮食等症。

【药品】

桂枝二至三钱　生杭芍二至三钱　炙草一至二钱　生姜一至二钱　大枣二至四枚　附子一至三钱

【煎服法】

水三茶杯，煎至多半茶杯，去滓温服。

【用药大意】

桂枝汤解肌和营卫，加附子以温经回阳。

【禁忌证】

不发热者，喜冷性饮食者（不可使用桂枝汤），脉搏不微，恶风寒不甚或不恶风寒者（不可使用附子），均忌之。

【类似方剂参考】

（1）芍药甘草附子汤：此治汗后恶寒较甚而不发热，回阳兼敛阴之方。

（2）附子汤：此治有身疼痛没有发热之方。

桂枝加厚朴杏仁汤方第七

【方义】

此辛温解肌，调和荣卫，降气润肺，定喘之方。

【主治】

太阳病，有汗兼气喘证，且没有下利、口渴、喜冷等现象。

【药品】

桂枝二至三钱　生杭芍二至三钱　炙草一至二钱　生姜一至三钱　大枣二至四枚　厚朴一至二钱　杏仁一至二钱

【煎服法】

水二茶杯，煎至多半茶杯，去滓温服。

【用药大意】

桂枝汤治太阳有汗之证，加厚朴以宽胸降气，杏仁润肺定喘。

【禁忌证】

（1）太阳无汗之喘证忌之。（参考麻黄汤。）

（2）太阳有汗之喘证，兼有喜冷现象者也忌之。（参考麻杏石甘汤。）

（3）发热有汗之喘证，兼下利者忌之。（参考葛根芩连汤。）

（4）太阳病，下后气喘，太阳证已罢者忌之。

（5）下后，利不止，而大喘者，乃上夺下争之危候，忌用本汤。

桂枝去芍药汤方第八

【方义】

此辛温散寒，救误之方。

【主治】

太阳病误用攻下药后，胸部发满，脉象急促，恶风寒发热之桂枝证尚在者。

按：未经误用攻下药，如遇此证时，也可使用本方。

【药品】

桂枝二至三钱　炙草一至二钱　生姜二至三钱　大枣二至四枚

【加减法】

兼脉微，恶寒较甚者，加附子一至三钱，名桂枝去芍药加附子汤。

【煎服法】

用水二茶杯，煎至半茶杯，去滓温服，取微汗，余如桂枝法调养。

【用药大意】

桂枝、生姜散寒，大枣、炙草补中。去芍药是因为这种胸满，宜升不宜降，宜散不宜敛，宜温不宜寒故也。

【禁忌证】

有口苦、喜饮、喜冷等热证者忌之。

【类似方剂参考】

（1）桂枝去芍药加附子汤：此治太阳病误下后表证未罢，阳气被伤较甚，除胸满外兼脉微、恶寒之方。

（2）小柴胡汤：此治少阳病胸满兼有寒热往来证之方。

（3）大陷胸丸：此治下后形成结胸证，表证已解，胸部满而兼痛之方。

桂枝去芍药加附子汤方第九

【方义】

此温经回阳，救误之方。

【主治】

桂枝证误下后，胸满，脉微，恶寒，桂枝证尚在者。

【药品】

桂枝二至三钱　炙草一至二钱　生姜二至三钱　大枣二至四枚　附子一至三钱

【加减法】

没有脉微恶寒证，去附子，名桂枝去芍药汤。

【煎服法】

水二茶杯，煎至半茶杯，去滓温服，取微似有汗。忌生冷。

【用药大意】

附子回阳，治恶寒脉微之证；桂枝去芍药治太阳病有汗胸满之证。

【禁忌证】

凡有口苦、喜冷、喜饮等热证者忌之；脉不微，恶寒不甚者，也须慎重。

【类似方剂参考】

（1）桂枝去芍药汤：此治桂枝证误下后，阳气被伤较轻，形成胸满之方。

（2）四逆汤：此治阳虚脉微、恶寒、四肢厥逆之方。

桂枝去桂加茯苓白术汤方第十

【方义】

此治太阳病，改解表为利小便之方，乃太阳病治疗之变法。

【主治】

太阳病，头项强痛，发热，无汗，胸下满微痛，小便不利。但必须在汗下后不效时方可用之。因为任何疾病，都是先用正法，后用变法。

【药品】

生杭芍三至五钱　炙草一至二钱　生姜一至二钱　大枣
二至四枚　茯苓三至五钱　白术二至三钱

【加减法】

有喜热现象者，去芍药留桂枝。

【煎服法】

水二茶杯，煎至半茶杯，去滓温服。小便利即愈。

【用药大意】

芍药开阴结而利小便；茯苓、白术健脾利湿；生姜宣散
水气；枣、草以和于中。

【禁忌证】

未经汗下者，不宜用。因为在开始时期病机不易肯定。

【类似方剂参考】

使用本方应先体会小便癃闭证有用麻黄开外窍的治法，
这样才能体会到汗和小便的关系，才能体会到太阳膀胱的作
用，才能体会到小便不利可用发汗法治愈，才能体会到发汗
不解之证可以利小便。

桂枝去芍药加蜀漆龙骨牡蛎救逆汤方第十一

【方义】

此补心阳，散寒邪，镇惊祛痰之方。

【主治】

伤寒误以火迫出汗后，阳气飞越，惊狂不安。但必须具
有身热、恶风寒的表寒证和不喜冷性饮食、口不渴等阳虚
现象。

【药品】

桂枝一钱至钱半　炙草一钱至钱半　生姜一钱至钱

半　蜀漆一至二钱　大枣二至四枚　牡蛎二至五钱　龙骨二至五钱

【煎服法】

水二茶杯，煎至半茶杯，去滓温服。

【用药大意】

桂枝、炙草以补心阳；芍药性寒，不利于心阳之虚，故去之；姜、枣调和营卫，以解未净之外邪；蜀漆祛痰；龙、牡镇静，以疗心神不安的惊狂。

【禁忌证】

喜冷畏热，有里热证者忌之。

【类似方剂参考】

桂枝甘草龙骨牡蛎汤：此治心阳被伤，外邪已净，温性镇静之方。

桂枝加芍药生姜人参新加汤方第十二

【方义】

此系补虚、温散寒邪之方，治疗汗后气虚，津液被伤，外邪未净之证。也是治疗身疼痛的另一种方法。

【主治】

发汗后，身疼痛，脉沉迟。但须注意以下三点：

（1）必须兼有喜温恶寒之现象（这是使用桂枝汤方的主要症状）。

（2）必须没有喜冷性饮食的症状（热性药对内热证是不适宜的）。

（3）脉必沉迟无力方可大胆用参。

【药品】

桂枝二至三钱　生杭芍三至四钱　生姜三至四钱　炙草

一至二钱　人参二至三钱　大枣二至四枚

【煎服法】

水三茶杯，煎至半茶杯，去滓温服。人参另炖兑服也可。

【用药大意】

人参、大枣、炙草补中益气以生津液；芍药、桂枝、生姜调营卫，止身痛，以清余邪。

【禁忌证】

喜冷性饮食者忌之；不恶寒反恶热者忌之。

【类似方剂参考】

（1）芍药甘草附子汤：这是治汗后反恶寒之方。

（2）附子汤：此回阳补气，利水养阴，治身疼痛之方。

桂枝加芍药汤方第十三

【方义】

此乃散寒、止痛之方。

【主治】

太阴病，腹痛或兼表寒，或不兼表寒。但必须具有腹不拒按、不喜冷性饮食、误食冷性饮食其痛即剧、脉沉而迟等症。

【药品】

桂枝二至三钱　生杭芍四至六钱　生姜二至三钱　炙草一至二钱　大枣二至四枚

【加减法】

腹痛拒按者，加大黄，名桂枝加大黄汤。

【煎服法】

水三茶杯，煎至半茶杯，去滓温服。

【用药大意】

桂枝汤辛温解肌，温中却寒，倍加芍药，以治不拒按的腹痛。

【禁忌证】

（1）腹痛喜冷有热证者忌之。

（2）腹痛拒按有实证者忌之。

【类似方剂参考】

（1）桂枝加大黄汤：此治寒性腹痛拒按之方。

（2）小建中汤：此治寒性腹痛不拒按，但补性较重之方。

桂枝加大黄汤方第十四

【方义】

此散寒止痛，兼去积之方。此方系温下方的开始，也系治疗表寒里实证的一种类型。

【主治】

太阴寒邪腹痛，或兼表寒，或不兼表寒。但必须具有腹部拒按、大便不利、喜热性饮食、脉沉迟有力等症。

【药品】

桂枝二至三钱　生杭芍四至六钱　生姜二至三钱　炙草一至二钱　大枣二至四枚　大黄二至三钱

【加减法】

腹痛不拒按者，去大黄，名桂枝加芍药汤。

按：无恶风寒之表证者，应将桂枝换为肉桂，因肉桂温里之作用较桂枝更强也。

【煎服法】

水三茶杯，煎至半茶杯，空心服之。忌食难消化的食物。

【用药大意】

桂枝汤加芍药温散肌表之寒邪，兼止腹痛；大黄荡涤肠胃，排泄肠中积食。

【禁忌证】

腹不拒按，或大便利，脉弱者，忌之；喜冷性饮食者亦忌之。因为前者系腹痛之虚证，不适用大黄之攻下；后者系热证，不宜用桂枝、生姜之温热。

【类似方剂参考】

（1）桂枝加芍药汤：此治腹痛不拒按之方。

（2）温脾汤：此亦系温下之剂，但温性药较多。

（3）理中加大黄汤：此亦系温下之剂，但补性药较胜。

桂枝人参汤方第十五

【方义】

此温补肠胃兼散表寒，乃表里虚寒正治之方。

【主治】

太阳病，误下后，胃脘痞满，下利，兼有身热恶寒之表证。但必须具有脉沉迟而虚和不喜冷性饮食等现象。

【药品】

桂枝一至二钱　炙草一至二钱　人参一至三钱　生白术二至三钱　干姜二至三钱

【煎服法】

水三茶杯，先煎后四味，煎至一茶杯时，再入桂枝，再煎至半茶杯，去滓温服。

【用药大意】

后四味药名人参汤，即理中汤，以治肠胃虚寒之痞满下利；桂枝辛温，以散太阳之表寒。

【禁忌证】

有口苦喜冷等热证者，忌之。

【类似方剂参考】

（1）先用四逆汤温里，后服桂枝汤解表之法：此治表里俱寒，分治之法。

（2）半夏泻心汤：此治虚而寒热夹杂、痞满下利之方。

桂枝甘草龙骨牡蛎汤方第十六

【方义】

此补心阳，镇心安神，救逆之方。也系温性镇静之剂。

【主治】

火逆证误下后，心阳被伤，烦躁不安。但必须具有喜热畏冷的现象。

【药品】

桂枝二至三钱　炙草一至二钱　龙骨三至五钱　牡蛎三至五钱

【煎服法】

水二茶杯半，煎至半茶杯，去滓温服。

【用药大意】

桂枝、甘草补心阳以救逆；龙骨、牡蛎镇惊悸以安神。

【禁忌证】

喜冷畏热者忌之，因热证不宜用热药。

【类似方剂参考】

桂枝去芍药加蜀漆龙骨牡蛎救逆汤：此温性祛痰镇静，兼散外邪之方。

桂枝甘草汤方第十七

【方义】

此温补心阳，兼补中气，治心悸之方。

【主治】

发汗过多形成心悸之证。但必须具有喜用手按、小便尚利、喜热怕凉或脉沉迟等方能准确。

按：喜用手按，说明是虚证，需用补药；小便尚利，说明不需要白术、茯苓之补脾利水；喜热怕凉或脉沉迟，说明须用温性药品。

【药品】

桂枝二至三钱　炙草一钱至钱半

【煎服法】

水一茶杯半，煎至半茶杯，去滓顿服。

【用药大意】

桂枝保心阳，炙草补中气。心阳复则液可回，中气和而悸自平。

【禁忌证】

（1）喜冷或口苦脉沉数者忌之。热证不适用热性药也。

（2）汗仍未止，脉虚而不调者忌之。因系气虚将脱之象，应该补气固脱。

（3）四肢厥逆，小便不利，有明显停水现象者不宜用。因此系阳虚水泛之重证，此方力有未足，不能胜任也。

【类似方剂参考】

（1）朱砂安神丸：此治血虚有热心悸之方。

（2）来复汤：此治气虚欲脱心悸之方。

（3）真武汤及茯苓四逆汤：此二方均为治阳虚水泛之重

剂。但茯苓四逆汤还有补气的作用。

桂枝加葛根汤方第十八

【方义】

此方系桂枝汤加减方之一，亦为辛温解肌之剂。

【主治】

太阳病，有汗兼项背强几几，但必须没有内热。

【药品】

桂枝二至三钱　生杭芍二至三钱　炙草一至二钱　生姜二至三钱　大枣二至四枚　葛根三至五钱

【煎服法】

水三茶杯，煎至多半茶杯，去滓温服，取汗。余如桂枝汤调养法。

【加减法】

无汗加麻黄，名葛根汤。

【用药大意】

桂枝汤是太阳有汗恶风之专方；葛根退热生津润燥，是治项背强几几之专药。

【禁忌证】

（1）凡有口苦、喜冷、喜饮等热证者忌之。

（2）无汗表实之证忌之。

【类似方剂参考】

葛根汤：此治太阳病无汗兼项背强直的方剂。

整理者按：对于"几几"，注家多释之为紧固拘牵不柔和貌，或伸颈之貌。在临床实践中不必待至外在形貌显现方才用药，只要主诉局部有拘急不适感即可投之。

葛根汤方第十九

【方义】

此辛温解表，兼滋生津液，引胃气上行之方。

【主治】

（1）太阳病，项背强几几。

（2）太阳、阳明合病，下利。

按：此二证必须具有太阳发热恶寒、无汗脉浮之表实证，没有喜冷恶热等的内热证；在下利方面，更必须没有不敢服冷性饮食的里寒证和平素消化不良的里虚证。因为项背强几几是太阳经津液被伤之证，下利是太阳病外邪内陷之证。

【药品】

葛根三至五钱　麻黄一至二钱　生姜一至三钱　桂枝二至三钱　生杭芍二至三钱　炙草一至二钱　大枣二至四枚

【加减法】

不下利，呕吐者，加半夏（即葛根加半夏汤）。

【煎服法】

水二茶杯，煎至半茶杯，去滓温服。

【用药大意】

桂枝汤加麻黄治太阳无汗之表证，葛根治项背强及下利之阳明证。

【禁忌证】

（1）表虚有汗者忌之。

（2）里热口渴喜冷者忌之。

（3）里寒不敢服冷性饮食者忌之。

（4）里虚下利清谷者忌之。

【类似方剂参考】

（1）桂枝加葛根汤：此治项背强几几有汗之方。

（2）麻黄汤：此治没有背强症之方。

（3）葛根芩连汤：此治表里俱热泄泻或痢疾之方。

（4）桂枝人参汤：此治表里虚寒下利或痞满之方。

葛根加半夏汤方第二十

【方义】

此辛温发散太阳和阳明表寒表实，兼降逆止呕之方。

【主治】

太阳阳明合病之呕吐证。但必须具有恶寒发热无汗之表寒、表实证，并不兼口苦、喜冷性饮食之里热证。

【药品】

葛根三至五钱　麻黄一至二钱　生姜二至三钱　桂枝二至三钱　生杭芍二至三钱　炙草一至二钱　大枣二至三枚　半夏二至四钱

【煎服法】

水三茶杯，煎至半茶杯，去滓温服。呕甚者，频频服之，以防把药吐掉。

【用药大意】

葛根汤治太阳阳明合病，表寒表实证；半夏降逆气，止呕吐。

【禁忌证】

没有呕吐症者，忌之；没有太阳无汗者也忌之；有内热喜冷性饮食者，更忌之；肠胃虚寒之呕吐，尤不可用。

【类似方剂参考】

二陈汤加藿香砂仁：是治呕吐兼表证和胃寒证之方。

葛根黄芩黄连汤方第二十一

【方义】

此解表兼清里热之方。

【主治】

泄泻或痢疾，身热，脉洪大有力。兼见喜冷性饮食或暴注下迫、肛门灼热等现象。

【药品】

葛根五至八钱　甘草一至二钱　黄芩二至三钱　黄连二至三钱

【煎服法】

用水三茶杯，煎至半茶杯，去滓温服。

【用药大意】

葛根辛甘平，解肌退热，以清阳明在表之风热；芩、连苦寒，燥湿清热，以除湿热在里之下利；甘草甘缓，调和诸药，并辅正以胜邪。

【禁忌证】

身不发热，脉无力，喜热不喜冷者，忌之。

【类似方剂参考】

（1）桂枝人参汤：此治里虚寒下利，兼有表寒证之方。

（2）葛根汤：此治表寒兼自利之方。

麻黄汤方第二十二

【方义】

此散寒发汗，辛温解表之重剂。

【主治】

伤寒，太阳病，头项强痛，或身疼腰痛，或骨节痛，或单恶寒，或寒热并见，脉浮而紧，气喘无汗。但必须具有不喜冷性饮食，或不欲饮水，舌苔淡白而薄，或无苔而润，小便清白等。

【药品】

麻黄一至三钱　桂枝一钱至二钱半　甘草一钱　杏仁一钱至二钱半

【煎服法】

水一茶杯半，煎至半茶杯，去滓温服，覆被取汗。

按：旧日先煎麻黄去上沫的煎法，我试验去不去沫，在疗效上没有什么差别，故改之。

【用药大意】

麻桂以散风寒；杏仁以利肺气，并助麻黄以定喘；甘草和中以助汗源，并调和诸药。

【禁忌证】

（1）阴虚或有内热者，如口渴喜冷性饮食者，咽喉干燥者，淋家、疮家、衄家、亡血家、汗家，均不可服。

（2）虚而兼寒者，如身重、心悸、脉微者，尺中迟者，有汗或多汗者，素有寒者，均不可服。

按：以上各种病证，都指麻黄证兼见之证而言，深恐误发其汗，亡其津液，或热邪益甚，或亡阳厥逆，酿成种种事故。

【类似方剂参考】

（1）桂枝汤：此治太阳病有汗之方。

（2）麻杏甘石汤：此辛凉解表之方。

（3）大青龙汤：此治表寒兼有内热之方。

麻黄杏子甘草石膏汤方第二十三

【方义】

此治风热证，辛凉解表之方。

【主治】

风热气喘发热，或有汗，或无汗，但必须有内热喜冷之证。

按：有汗是属于内热较盛之证，麻黄性温发汗宜少用，生石膏清热宜多用。

【药品】

麻黄一至二钱　杏子一至二钱　生石膏二至五钱（研细）　炙甘草一钱至钱半

【煎服法】

用水一茶杯至一茶杯半，煎至半茶杯，去滓温服。

【用药大意】

麻黄、杏仁解表降气治喘，生石膏以清内热，炙甘草以和中。

【禁忌证】

无表证之喘者忌之，无里热之喘证更忌之。

【类似方剂参考】

（1）麻黄汤：此为治表寒不兼内热喘证之方。

（2）三拗汤：此为治表不甚寒、里无内热喘证之方。

麻黄附子甘草汤方第二十四

【方义】

此治寒邪直中少阴，表里皆寒，兼补中之方。

338

【主治】

寒邪直中少阴，表里皆寒，其症发热恶寒，脉沉微，不喜冷性饮食。但病程略长，病势稍缓，或没有头痛，且身体没有显著虚弱症状。

【药品】

麻黄一钱至钱半　附子一钱至钱半　炙草一钱至钱半

【煎服法】

水一茶杯，煎至多半茶杯，去滓温服。

【用药大意】

麻黄散表寒，附子温里寒，炙草补中，对于表里皆寒证，时日稍缓者，用之相宜。

按：此证甚急，虽二三日之间，也须注意虚弱方面。细辛、炙草之易正是为此，必要时还须酌加人参、熟地一类药品。

【禁忌证】

喜冷性饮食者，不可服，须防阴虚血虚兼受寒邪之病。体有显著虚弱症状者，不可服，须防阳虚气虚兼受寒邪之病。

【类似方剂参考】

（1）麻黄附子细辛汤：此治寒邪直中少阴，表里皆寒，兼有头痛，病在开始时，体力没有显著衰弱之方。

（2）理阴煎或大温中饮：此治阴虚血虚兼感寒邪之方。

按：阳虚须加附子。

（3）补阴益气煎：此治血虚气虚兼感寒邪之方。

（4）麻黄汤（《千金翼方》卷十九方）：此治风湿水疾，身体面目肿，不仁而重。皮水用之良。

麻黄附子细辛汤方第二十五

【方义】

此治表里皆寒之方。

【主治】

寒邪直中少阴，表里皆寒，发热恶寒，头痛，脉沉微。不喜冷性饮食，从体质方面检查，没有显著可补的衰弱现象。

【药品】

麻黄一钱至钱半　附子一钱至钱半　细辛五分至一钱

【煎服法】

水一茶杯，煎至半茶杯，去滓温服。

【用药大意】

麻黄散表寒，附子温里寒，细辛升内陷之阳气。对于表里皆寒始得之证最为相宜，或兼头痛者，用之也可。

【禁忌证】

喜冷性饮食者忌用，因此证须防阴虚血虚兼受风寒之病。体质有虚弱现象者忌用，因此证须防阳虚气虚兼受风寒之病。

【类似方剂参考】

（1）麻黄附子甘草汤：此治表里皆寒，或体质较弱，或时间较长，或没有头痛之方。

按：此证须加人参。

（2）景岳理阴煎、大温中饮：此治阴虚血虚感受寒邪之方。

（3）补阴益气煎：此治血虚气虚感受风寒之方。

麻黄连轺赤小豆汤方第二十六

【方义】

此解表清热、利湿退黄之方。

【主治】

身黄，发热，无汗，有表证者。

【药品】

麻黄一至二钱　连轺三至五钱　生姜一至三片　赤小豆三至五钱　杏仁一至二钱　炙草一钱至钱半　大枣一至二枚　生梓白皮二至三钱

按：生梓白皮可以桑白皮代之。《千金翼方》"轺"作"翘"，可从。

【煎服法】

水二茶杯，煎至半茶杯，去滓温服。

【用药大意】

麻黄、杏仁、姜、枣以解表，连轺、赤小豆、生梓白皮清热利湿以退黄。旧用潦水，取其味薄不助湿气而利热也。

【禁忌证】

黄疸没有发热无汗之表证者忌之，有里寒者亦忌之。

【类似方剂参考】

（1）茵陈蒿汤：此治黄疸兼有里证之方。

（2）栀子柏皮汤：此治黄疸没有表里证，单纯湿热郁滞之方。

麻黄升麻汤方第二十七

【方义】

此升散下陷之郁阳，治上热下寒、热多寒少证之方。

【主治】

伤寒误下后，咽喉不利，吐脓血，下利不止，手足厥逆，脉沉而迟，下部脉不至等证。但必须根据患者的体质、年龄、得病久暂、治疗经过，以及饮食之喜冷、喜热，脉搏之有力、无力，全面细心分析，肯定属于上热下寒、热多寒少之证方可试用。

整理者按：李翰卿有麻黄升麻汤治肺痿案。

【药品】

麻黄五分至一钱　升麻五分至一钱　当归一钱至钱半　黄芩一钱至钱半　葳蕤一钱至钱半　知母一钱至钱半　生石膏一钱至钱半　炙草一钱至钱半　桂枝一钱至钱半　生杭芍一钱至钱半　干姜一钱至钱半　白术一钱至钱半　茯苓一钱至钱半　天门冬一钱至钱半

【煎服法】

水三茶杯，煎至半茶杯，去滓温服，汗出愈。

【用药大意】

麻黄、升麻以升散内陷之阳邪；黄芩、石膏、知母以清郁积之内热；天冬、葳蕤滋阴；当归、芍药和血。合之以治咽喉不利、吐脓血之上热证。桂枝、干姜温中去寒，苓、术、炙草补脾利湿，一方面助升阳之品以止泄，一方面防止清热滋阴之品有伤肠胃也。这是治上热下寒的一种方法。

【禁忌证】

此方寒药较多，对于亡阳真寒假热之证，回阳救脱尚恐不及，何敢重用升散清凉之品，故忌之。

【类似方剂参考】

乌梅丸：此方热药较多，且重点在于酸收。治消渴、蛔厥、久利之证属寒热夹杂或上热下寒而寒证较多之方。

大青龙汤方第二十八

【方义】

此麻黄汤加减方之一，乃温散寒邪兼清里热之方。

【主治】

（1）太阳病，恶风寒，无汗，身疼痛，脉浮有力，兼烦躁、喜冷性饮食等症。

（2）溢饮，四肢发肿（此证因发肿的关系，脉浮不甚显著）。

按：以上二证必须注意有恶寒无汗和烦躁喜冷性饮食等症。因恶寒无汗方宜使用麻桂，烦躁喜冷方宜使用生石膏。

【药品】

麻黄一至三钱　桂枝一至二钱　炙草一钱至钱半　生石膏（研）二至四钱　杏仁一钱至钱半　生姜一钱至钱半　大枣二至四枚

【煎服法】

水二茶杯半，煎至半茶杯，去滓温服，取全身微汗为度，不可如水淋漓，因汗出多易致亡阳。若一服汗出则停后服。

按：旧日对于汗出多者用温粉扑法。根据实践认为，只要诊断和用量上考虑确当，即无采用之必要。

【用药大意】

麻黄汤加姜枣以散表寒，生石膏以清里热。

【禁忌证】

（1）脉微弱，汗出恶风之烦躁不可服。因服之则厥逆，筋惕肉瞤，造成亡阳之证。

（2）少阴病，不汗出，烦躁者，忌之。因此系阳虚阴寒之证。

（3）无喜冷现象者不可服。因无里热也。

【类似方剂参考】

（1）麻杏甘石汤：此解表清里，治表寒较轻里热较重证之方。

（2）桂枝二越婢一汤：此解表清里之轻剂。

（3）犹龙汤：此治温病不汗出烦躁之方。

小青龙汤方第二十九

【方义】

此辛温解表兼祛水饮之方。

【主治】

太阳病，无汗，咳嗽，吐痰，气喘，不得卧，身肿等。但必须没有口渴、喜冷饮的内热现象。

【药品】

麻黄一至二钱　生杭芍一至二钱　细辛五分至一钱　桂枝一至二钱　干姜五分至一钱　炙草一钱至钱半　五味子五分至一钱　半夏一至二钱

【加减法】

（1）渴者，去半夏加瓜蒌根一至二钱，因半夏性燥，故以清热生津之蒌根代之，或仿《金匮要略》加生石膏一至二钱。

（2）利者，去麻黄，加茯苓一钱半至二钱。原系加荛花，太原本地无此药。因利为里证，不宜发表，宜利水，故加茯苓。

（3）噎者，去麻黄，加附子一钱至钱半。噎是痰涎水气阻碍食道或胃脘之间，饮食不得下行之证，不宜麻黄解表，而宜附子温里，因痰涎水气得温方可散也。

（4）小便不利，小腹胀满者，去麻黄，加茯苓钱半至二钱。

（5）喘者，加杏仁（原方去麻黄，根据实践经验，麻黄治喘有效，不必去掉）。

【煎服法】

水二茶杯半，煎至多半茶杯，去滓温服。

【用药大意】

麻桂二方以散表寒，细辛、五味以止咳嗽，干姜、半夏以除痰饮水气。（根据实践，生姜、杏仁不可去掉。）

【禁忌证】

无表证者忌之，有口渴喜冷饮者也忌之。

【类似方剂参考】

（1）香苏散：此治外感风寒咳嗽之通用方。

（2）银翘散、桑菊饮：此二方是治外感风热咳嗽之方。

（3）小青龙加石膏汤：此治本证兼有热证之方。

（4）从龙汤：此治服本汤后其病未愈或愈而复发之方。

小建中汤方第三十

【方义】

此温中补虚、缓急止痛之方。

【主治】

腹痛喜按，或心悸心烦。但必须是不喜冷性饮食，脉虚弱者。

按：此方补而不滞，治虚而兼寒之胃下垂、大便不利、腹胀，不适用参、芪补剂者用之最效。

【药品】

桂枝一钱半至三钱　炙草一至二钱　生姜钱半至二钱　生杭芍三至六钱　大枣二至四枚　饴糖二至四钱

【煎服法】

水三茶杯，煎至一茶杯，去滓，入饴糖再煎至半茶杯，温服。

【用药大意】

桂枝、芍药温通血脉，饴糖、大枣、生姜、炙草补中散寒，故治虚而兼寒之种种疾病。

【禁忌证】

呕家不可服，甘能动呕也。喜冷者不可服，热证不宜用温性方药也。腹痛拒按者不可服，实证不宜用补性方药也。

【类似方剂参考】

（1）桂枝加芍药汤：此是治寒性腹痛之方。

（2）桂枝甘草汤：此是治心阳虚心悸之方。

（3）内补当归建中汤：此是治产后虚羸不足，腹中绞痛不止之方。

小柴胡汤方第三十一

【方义】

此和解少阳半表半里，散风清火，降逆止呕，补正祛邪，治少阳虚证之方，也系少阳病之主方。

【主治】

少阳病，寒热往来，胸胁苦满，心烦喜呕，头晕目眩，或头角痛，口苦，咽干，苔白，耳聋，溺赤，脉浮弦而细。

【药品】

柴胡二钱半至四钱　黄芩钱半至二钱半　人参一钱至一

钱半 炙草五分至一钱 生姜二至三片 半夏二至三钱 大枣二至四枚

【加减法】

（1）胸中烦而不呕者，去人参、半夏，加瓜蒌实。烦是热证，不宜人参大补，恐助热也；半夏止呕，今不呕，故去之；瓜蒌实能通胸中之热，故加之。

（2）渴者，去半夏，加人参、瓜蒌根。渴者，津液不足也，半夏性燥伤津，故去之；人参、蒌根生津，清热止渴，故加之。

（3）腹中痛者，去黄芩，加芍药。腹痛是寒邪郁滞不通的证候，故去黄芩之寒，加芍药以通血痹，通则不痛也。

（4）胁下痞坚者，去大枣，加牡蛎。去大枣者，恶其甘以助满也；加牡蛎者，取其咸以软坚也。

（5）心下悸，小便不利者，去黄芩，加茯苓。心悸、小便不利者，是阳气虚，水气停宿也。黄芩性寒，恐伤阳气，故去之；茯苓利水，故加之。

（6）不渴，外有微热者，去人参，加桂枝。不渴是津液尚足，故不须人参之生津；外有微热是兼太阳之表邪，故须加桂枝之解肌。

（7）咳者，去人参、大枣、生姜，加干姜、五味子。咳是寒邪与水饮伤肺，肺气上逆之证，故去参枣之补，生姜之散；加干姜温肺寒，以化水饮，加五味敛肺气，以止咳逆。

【煎服法】

水二茶杯半，煎至半茶杯，去渣温服。

【用药大意】

柴胡是和解少阳半表半里之主药，对于寒热往来、胸胁满、头眩痛等症最为相宜；黄芩泻火以治口苦；半夏、生姜降逆止呕；参、草、枣补胃气之虚，并调和诸药。

【禁忌证】

少阳实证，胸下及腹拒按，大便燥者，忌之；伏暑、湿温所见之胸痛寒热如疟，以及太阳病寒热如疟等证，均忌之。

【类似方剂参考】

大柴胡汤：此治少阳兼阳明实证之方。

柴胡桂枝干姜汤方第三十二

【方义】

此是小柴胡汤加减之方，也是和解方中寒热并用之剂。

【主治】

太阳病误用汗下后，形成小柴胡证的兼证，其症寒热往来，胸胁满结，口渴，心烦，但头汗出，小便不利。必须具有大便溏，或口苦，太阳证未尽，或脉浮有力等。

【药品】

柴胡一至三钱　桂枝一至二钱　干姜一至二钱　炙草一钱　牡蛎一至三钱　瓜蒌根钱半至三钱　黄芩钱半至二钱

【煎服法】

水三茶杯，煎至多半茶杯，去滓温服。

按：此方初服微烦，因药力未及，且用桂、姜散阳郁之寒，散寒必先助火，虽有黄芩以减其热，但仍难免出现心阳火郁之心微烦之症。再服桂、姜，辛温之性已升达，而火郁外发，故汗出便愈。

【用药大意】

往来寒热、胸胁满是小柴胡汤的主症，故用小柴胡汤加减治之。渴而不呕，故去半夏加瓜蒌根；胁下满结，故去大枣，加牡蛎；心烦是内热的表现，故用黄芩以清之；下后大便不正常，故加干姜以温之；因太阳证未尽，或但头汗出，或外有微热，或身有痛处，或脉浮有力，故去人参，加桂枝以调和营卫。

【禁忌证】

没有大便溏，不得用干姜；没有寒多热少或但寒不热，不得用桂枝；没有脉浮无力，不得用人参。

【类似方剂参考】

（1）小柴胡汤的加减法：此是本方用药的依据。

（2）栀子干姜汤：此是本方使用干姜的标准。

（3）金匮柴胡桂姜汤：即本方之异名，治疟寒多微有热，或但寒不热。此是本方使用桂枝的标准。

柴胡桂枝汤方第三十三

【方义】

此和解少阳、调和营卫之方。

【主治】

发热恶寒，骨节疼痛（桂枝证），呕吐，胸胁满闷，口苦（柴胡证），脉较弱。

【药品】

柴胡钱半至三钱　黄芩钱半至二钱　人参一钱至钱半　半夏钱半至二钱　炙草一钱至钱半　桂枝一至二钱　芍药钱半至二钱　生姜一至二钱　大枣二至四枚

【煎服法】

水二茶杯半，煎至半茶杯，去滓温服。

【用药大意】

此合桂枝、柴胡二方，而各取其半，用以和解太阳少阳各半之邪。

整理者按：《千金翼方》卷九本方的方论"本云人参汤，作如桂枝法，加柴胡、黄芩，复如柴胡法，今用人参作半剂"亦足资参考。

【禁忌证】

脉有力者不可使用，因方内有人参之补，恐犯实实之戒。

【类似方剂参考】

（1）人参败毒散：此补正祛邪之方，但散邪药较多。

（2）桂枝人参汤：此祛邪补正之方，但温补之药较多。

（3）柴葛解肌汤：此治三阳合病之方。

柴胡加龙骨牡蛎汤方第三十四

【方义】

此散邪安神，泻火祛痰，兼扶正之剂，乃救误中较为复杂之方。

【主治】

伤寒误下后神识失常，烦惊，谵语，胸满身重，小便不利等。但必须兼有寒热往来或发热恶寒等太少两阳的表证现象，以及大便不利、口苦、吐痰、脉虚等虚实错杂现象。

【药品】

柴胡一至三钱　黄芩一至二钱　生姜一钱至二钱半　龙骨一至三钱　人参五分至一钱　桂枝一至三钱　牡蛎一至三钱　铅丹五分至一钱　茯苓二至三钱　半夏一至二钱　大枣二至四枚　大黄一至二钱

【煎服法】

水三茶杯，煎至半茶杯，去滓温服。煎时大黄可在煎至水去一半时加入。

【用药大意】

柴胡、桂枝、生姜以散邪；人参、大枣以扶正；龙骨、牡蛎、铅丹、半夏以安神祛痰；黄芩、大黄以泻火通便；茯苓利水以祛湿。

【禁忌证】

单纯精神失常，或脉不虚，或大小便通利者，均忌之。

【类似方剂参考】

（1）小柴胡汤：此柴、芩、半夏和人参同用治少阳虚证之方。

（2）大柴胡汤：此柴、芩、半夏和大黄同用治少阳兼阳明实证之方。

（3）桂枝甘草龙骨牡蛎汤：此桂枝和龙、牡同用，治心阳虚，镇心安神之方。

大柴胡汤方第三十五

【方义】

此和解少阳，兼泻阳明实热，表里两解之方。

【主治】

少阳病，寒热往来，胸胁苦满，呕吐，口苦（少阳表证），心下或腹部拒按，及大便不利（阳明里证）等。但舌苔必黄白相兼，脉象必浮沉有力。

【药品】

柴胡二至四钱　黄芩钱半至二钱半　生杭芍钱半至二钱半　半夏钱半至三钱　生姜二至三钱　枳实钱半至二钱半　大枣二至四枚　大黄一至二钱

【加减法】

（1）大便利者去大黄，恐攻下太过也。

（2）舌苔黄燥或舌质红赤，内热太甚者，宜去半夏，酌加石膏、生地、芍药。

【煎服法】

水三杯，煎至半茶杯，去滓温服。

【用药大意】

柴胡、半夏、黄芩、生姜以解少阳之表；芍药、大黄、枳实以泻阳明之里；大枣之甘以保护胃气。

【禁忌证】

单纯少阳半表半里证，不兼阳明实证者，不可用；单纯阳明实证，不兼少阳半表半里证者，也不可用。因本方兼有两方面之作用故也。

【类似方剂参考】

（1）小柴胡汤：此治少阳虚证，和解之方。

（2）柴胡加芒硝汤：此治少阳虚证兼阳明燥热之方。

柴胡加芒硝汤方第三十六

【方义】

此治少阳虚证兼阳明实证，救误之方。

【主治】

少阳病，寒热往来，口苦，胸胁满，呕吐，日晡潮热，因误下后大便微利，但必须腹有拒按。

按：此证腹部不拒按者，也可先用小柴胡汤，因小柴胡汤也有治疗潮热的作用。若小柴胡力有未胜，则适用本方为是。

【药品】

柴胡二至三钱　黄芩一至二钱　人参五分至一钱　炙草一钱　生姜一至二钱　半夏二至三钱　大枣二至四枚　芒硝钱半至三钱

【煎服法】

水三茶杯，煎减半，去滓，人芒硝，再煎至半茶杯，温服。

【用药大意】

小柴胡汤和解少阳，芒硝治阳明之潮热。

【禁忌证】

（1）少阳病兼潮热下利，如腹不拒按者，不可用。

（2）腹拒按，潮热下利，如没有少阳虚证也不可用。

【类似方剂参考】

（1）大柴胡汤：此治少阳兼阳明实证之方。

（2）小柴胡汤：此治少阳虚证之方。

茯苓桂枝甘草大枣汤方第三十七

【方义】

此利水补阳，散寒健中，预防奔豚证之方。

【主治】

发汗后，阳气被伤，寒水初动，脐下悸欲作奔豚。但必须兼有小便不利、不喜冷性饮食、脉沉而迟等寒证和水证现象。

【药品】

茯苓三至五钱　桂枝二至三钱　甘草一钱至钱半　大枣二至四枚

【煎服法】

水二茶杯半，煎至半茶杯，去滓温服。

【用药大意】

茯苓淡渗利水，桂枝补阳散寒，甘草、大枣补中以防寒水上泛。

【禁忌证】

兼口苦喜冷者忌之，恐兼有热证也。

【类似方剂参考】

桂枝加桂汤：此为治寒证奔豚但不兼水气之方。

茯苓桂枝白术甘草汤方第三十八

【方义】

此补心阳、散寒邪、降逆气、补脾利水之方。

【主治】

（1）伤寒误用吐下药，心阳被伤，水气凌心，心下逆满，气上冲胸，起则头眩，脉沉紧。

（2）水饮短气。

（3）心下支饮，胸胁满，目眩。

以上三证都必须具有小便不利或小便不多、不喜冷性饮食、脉沉紧或沉迟等现象。因为这都是心阳虚而有寒，水邪停蓄不化之故。

【药品】

茯苓三至四钱　桂枝二至三钱　生白术二至三钱　炙甘草一至二钱

【煎服法】

水三茶杯，煎至多半茶杯，去滓温服。

【用药大意】

茯苓利水；白术、甘草补脾，并助水邪之吸收；桂枝温散寒邪，兼降水邪之上逆。

【禁忌证】

凡有口苦、喜冷性饮食等热证者忌之。

【类似方剂参考】

（1）真武汤：此回阳镇水之方。

（2）茯苓四逆汤：此回阳治水兼补气之方。

（3）肾气丸：此系治气短但偏于补肾阳之方。

茯苓甘草汤方第三十九

【方义】

散寒利水。此方治证较五苓散证寒证较重而水证较轻。

【主治】

外感寒邪，心阳被伤，水邪不化，留于心下致心悸，小便不利，或汗出口不渴。但必须具有不喜冷性饮食，或兼发热恶风寒的表寒现象。

【药品】

茯苓二至五钱　炙甘草一至二钱　桂枝二至三钱　生姜一至三钱

【煎服法】

水二茶杯，煎至半茶杯，去滓温服。

【用药大意】

茯苓制水，桂、甘、生姜解表散寒。

【禁忌证】

小便利者，喜冷性饮食者，无表寒证现象者，均不可用。

【类似方剂参考】

（1）五苓散：此散寒利水，治水证较重之方。

（2）茯苓四逆汤：此回阳利水兼补气之方。

（3）真武汤：此回阳利水兼理脾和肝之方。

五苓散方第四十

【方义】

此化气利水、温经散寒、表里双解之方。

按：此证较茯苓甘草汤证水证较重寒证较轻。

【主治】

（1）蓄水证：小便不利，烦渴，汗出，微热，脉浮数。

（2）水逆证：渴欲饮水，水入则吐者。

但都必须具有不喜冷性饮食、舌不黄燥及表寒现象。

【药品】

猪苓　泽泻　茯苓　桂枝　白术各一钱半至二钱半

【煎服法】

共研为细末，每服一钱半，开水送下，服后频服暖水，使之汗出则愈。也可作汤剂，用水二茶杯，煎至半茶杯，去滓温服之。

【用药大意】

茯苓、猪苓、泽泻利水，白术补脾，桂枝温散寒邪。

【禁忌证】

无小便不利，或有喜冷性饮食现象者，均不可服。

【类似方剂参考】

（1）猪苓汤：此治有喜冷性饮食现象、小便不利的寒性利水之方。

（2）茯苓甘草汤：此治寒证较重水证较轻，散寒利水之方。

（3）真武汤：此回阳镇水之方。

甘草干姜汤方第四十一

【方义】

这是在阴阳两虚情况下的回阳之方。

【主治】

太阳桂枝证兼阴阳两虚，误用桂枝汤，致手足厥逆、吐逆（亡阳现象）或咽干烦躁（阴虚有热现象）等症。

【药品】

炙草二至四钱　干姜（炮黑）一至二钱

【煎服法】

水两茶杯，煎至半茶杯，去滓温服。

【用药大意】

干姜温中治厥，炮黑变辛为苦，使回阳而不伤阴，倍用甘草更从中以控制之。

按：干姜一药对于此证不用不行，用之又嫌燥热太过，对于咽干烦躁之阴虚现象确实不利，故炮黑使用，方才稳妥。

【禁忌证】

没有咽干烦躁阴虚热证现象的厥冷证，不可使用本方。因力小不能胜任。

【类似方剂参考】

（1）四逆汤：此治阳虚手足厥逆之方。

（2）干姜附子汤：此治阳虚烦躁之方。

（3）茯苓四逆汤：此治气虚、阳虚兼有水气烦躁之方。

芍药甘草汤方第四十二

【方义】

此滋阴养血，治腿脚拘挛之方，也是健脾和肝并行不悖之剂。

【主治】

阴虚血虚，腿脚挛急，兼咽干烦躁。但必须具有阴虚内热现象，如脉数无力、喜冷等症。

按：根据经验认为，此方能够使肝胃相互协调，两不相碍，对于胃溃疡、肝硬化有一定的疗效。

【药品】

生杭芍三至四钱　炙草三至四钱

【煎服法】

水三茶杯，煎至半茶杯，去滓温服。

【用药大意】

炙草补中和中，以滋血之源；芍药敛阴和肝，兼逐血痹，以畅血之行。故血行之障碍可除，四肢之拘挛得解。

【禁忌证】

兼有四肢厥冷、脉沉而迟、喜热怕冷之挛急证者忌之。因为这是寒证，《内经》所谓"诸寒收引"是也。

【类似方剂参考】

当归四逆加吴茱萸生姜汤：此治寒中厥阴手足拘挛之方。

炙甘草汤方第四十三

【方义】

此心经气血俱虚温补之方。

【主治】

伤寒心悸，脉结代。但必须兼有不喜冷性饮食的阳虚寒证现象。

【药品】

炙甘草二至三钱　生姜五分至一钱　人参一至二钱　生

地三至五钱　桂枝五分至一钱　阿胶一至二钱　麦门冬一至二钱　麻子仁一至二钱　大枣二至四枚

【煎服法】

水三茶杯，白酒一小盅，煎至半杯，去滓温服。

【用药大意】

炙草、大枣、人参补中强心，麦冬、生地、阿胶养血，麻仁润燥，桂枝、生姜祛寒，白酒通血脉。

【禁忌证】

喜冷恶热之心悸脉结代证忌之。因热性病不宜使用温补药也。

【类似方剂参考】

加减复脉汤：此治脉结代，心悸，属于热性病喜冷性饮食证之方。

甘草汤方第四十四

【方义】

此清热泻火解毒，治咽喉痛之方。

【主治】

轻度咽喉疼痛初起时用之最宜。但必须没有寒热之表证和大便不利之里证，以及饮食不能下咽之重证方宜。

【药品】

甘草三至五钱

【煎服法】

水一茶杯半，煎至半茶杯，去滓温服。

【用药大意】

甘草性味甘平，有清热缓急的作用。

【禁忌证】

（1）少阴真寒假热之喉痛（即脉微细，手足冷，有痰，局部不红之症）忌之。此宜温性药引火归原，不宜清热泻火。

（2）兼有表证、里证及肿痛较重之咽喉痛不宜用。因药力轻不能胜重任也。

【类似方剂参考】

（1）桔梗汤：此治喉中疼痛较重，除痰排脓之方。

（2）养阴清肺汤：此治阴虚有热之喉痛，即晚间喉中干痛较甚，且无表证者之方。

（3）苦酒汤：此治咽中生疮，不能语言，声不出，清热消肿之方。

（4）半夏散及汤：此治外感寒邪咽喉疼痛之方。

（5）通脉四逆汤：此治咽喉疼痛真寒假热之方。

（6）三黄汤：此治火盛红肿喉痛之方。

厚朴生姜半夏甘草人参汤方第四十五

【方义】

此系消胀散寒、降逆补虚，治脾胃虚寒腹胀之方。

【主治】

伤寒发汗后，表证已解，脾胃之阳气被伤，气滞不通，形成腹部胀满之证。但必须具有喜按、喜温，或兼痰涎，或兼呕逆，脉象虚弱等。

【药品】

厚朴一钱至二钱半　生姜一至二钱　半夏一至二钱　炙甘草一钱至一钱半　人参一至二钱

【煎服法】

水三茶杯，煎至半茶杯，去滓温服，或另煎人参兑服也可。

【用药大意】

厚朴消胀，生姜散寒，半夏降逆止呕，炙草、人参补虚。

按：厚朴同人参治虚胀最有效。

【禁忌证】

腹胀拒按、脉有力者忌之，此系实证，宜泻不宜补。喜冷者也忌之，此系热证，宜凉不宜温。

【类似方剂参考】

（1）小承气汤：此治汗后腹胀拒按的实热证之方。

（2）理中汤：此治太阴病腹胀满兼吐泻的虚寒证之方。

栀子豉汤方第四十六

【方义】

此清解表里虚热及阳明在经邪热之方。

按：诸家多有认为此方是吐剂者，经临床实践证明，并非如此。

【主治】

热性病，汗吐下后，心中懊憹，心烦不眠，或胸中窒，或心中结痛。但必须大便不溏，喜冷，腹不拒按。

按：此证汗下后发现者最多，未经汗下者也有，即所谓阳明在经之邪热也。

【药品】

栀子二至三钱　豆豉二至三钱

【煎服法】

旧日煎法，先煎栀子，后入豆豉，经过实验，同煎效果也是相同的。因此，用水二茶杯，煎至半茶杯，去渣温服即可。

【用药大意】

栀子清里热，豆豉解表热。

【加减法】

（1）少气者加甘草（即栀子甘草豉汤）。

（2）呕者加生姜（即栀子生姜豉汤）。

（3）下利者去豆豉，加干姜（即栀子干姜汤）。

（4）腹满，起卧不安者，去豆豉加枳实、厚朴（即栀子厚朴汤）。

（5）劳复、食复者，加枳实，大便不利者，更加大黄（即枳实栀子豉汤）。

【禁忌证】

大便溏者，不可用，不得已而用者，必须配以干姜。

【类似方剂参考】

栀子干姜汤：此治心烦不眠兼下利之方。

栀子甘草豉汤方第四十七

【方义】

此清解表里虚热兼补中气之方。

【主治】

心中懊忱，虚烦不眠，兼气不足等证。

按：此系热邪伤气之轻证，如气伤较甚，体倦脉虚者，可酌加人参补气之品；若热邪较甚，口渴喜冷，宜酌加生石膏等清热之药。

【药品】

栀子二至三钱　甘草一至二钱　豆豉二至三钱

【煎服法】

水二茶杯，煎至半茶杯，去滓温服。

【用药大意】

栀子、豆豉清表里之虚热，甘草补中气之不足。

按：本方之甘草有用生的，有用炙的。对少气的治法，清热、补中都有一定价值，用时宜斟酌。我的经验，生用较多。

【类似方剂参考】

栀子豉汤：此治心烦不眠、表里虚热之方。

栀子生姜豉汤方第四十八

【方义】

此清热止呕之方。

【主治】

心烦不眠，兼呕吐。但必须具有寒热夹杂现象。

按："寒热夹杂"如心烦属热，呕而不喜冷属寒。

【药品】

栀子二至四钱　生姜一至三钱　豆豉二至四钱

【煎服法】

水二茶杯，煎至半茶杯，去滓温服。

【用药大意】

栀子、豆豉以清表里之虚热，生姜以止胃寒之呕吐。

按："呕"指恶心欲呕一类的症状，有声无物为呕，此由于胃中寒气上逆所致。生姜温胃散寒，为治呕圣药，用时当辨清寒热，斟酌使用。

【禁忌证】

大便溏者，不可用；喜冷者，也不可用。因前者系寒邪较重，后者系单纯热证。

【类似方剂参考】

（1）栀子豉汤：此单纯清热，治心烦不眠之方。

（2）栀子干姜汤：此治心烦不眠兼大便溏泻，寒热夹杂，寒邪较重之方。

栀子厚朴汤方第四十九

【方义】

此清解胸膈之热兼疏肠胃之滞的方剂。

【主治】

心烦腹满。但必须具有腹部拒按及喜冷的热证现象。

按：腹满不拒按者不宜用枳朴，不喜冷者不宜用栀子。

【药品】

栀子二至三钱　厚朴二至三钱　枳实二至三钱

【煎服法】

水两茶杯半，煎至半茶杯，去滓温服。

【用药大意】

栀子治心烦，枳实、厚朴去腹满。

【禁忌证】

大便溏者不可用，不能食冷性饮食者亦不可用。

按：大便溏和不喜冷性饮食是肠胃有寒的表现。

【类似方剂参考】

（1）栀子豉汤：此是清解表里虚热之方。

（2）枳实栀子豉汤：此是治劳复食复、表里虚热、心下拒按之方。

（3）栀子大黄汤：此是《金匮要略》治酒疸之心烦、腹拒按、大便不利之方。

栀子干姜汤方第五十

【方义】

此为清胸膈之热兼温肠胃之寒，寒热并用之方。亦为栀子豉汤加减方之一。

【主治】

伤寒误下后，身热心烦，大便溏泻。但必须具有喜冷食而不敢食之寒热矛盾现象。

按：此证往往服凉性药后心烦即见轻便，但便溏却见增重；若服热性药则便溏虽轻，然心烦即见加重。故必须寒热药并用方能取效。

【药品】

栀子一至三钱　干姜一至三钱

【煎服法】

用水二茶杯，煎至半茶杯，去滓温服。

【用药大意】

栀子苦寒以清胸膈之热，干姜辛温以温肠胃之寒。

按：此证下后利犹未止，须用干姜；身热不去，须用栀子。

【禁忌证】

凡无上热下寒错杂现象者，即不可用。

【类似方剂参考】

（1）栀子豉汤：此是单纯清热之方。

（2）理中汤：此是单纯治肠胃虚寒之方。

（3）连理汤：此汤虽然也是治寒热错杂病证之方，但补性较胜。

（4）猪肤汤：此亦为治心烦兼下利之方，但重点在滋润方面。

（5）猪苓汤：此亦为治心烦兼下利之方，但重点在利水方面。

栀子柏皮汤方第五十一

【方义】

此清热燥湿，治黄疸之方。

【主治】

黄疸，没有可汗之表证（如发热，无汗恶寒等），没有可下之里证（如腹满拒按，大便不利等），而只有内热喜冷等现象。

【药品】

栀子三至五钱　黄柏二至三钱　炙草一至二钱

【煎服法】

水二茶杯半，煎至半茶杯，去滓温服。

【用药大意】

栀子、黄柏清热燥湿，炙草和中补正。

【禁忌证】

有发热无汗之表证者忌之；有腹痛拒按、便秘之里证者忌之。因本方没有解表攻里的作用。

【类似方剂参考】

（1）麻黄连轺赤小豆汤：此治黄疸有表证，发汗之方。

（2）茵陈蒿汤：此治黄疸有里证攻下之方。

小陷胸汤方第五十二

【方义】

此是小结胸证，清热、降痰、开胸膈之方。

【主治】

小结胸病，心下部胃脘胀满，按之则痛，脉浮滑。但必须具有口苦，痰饮，热痰互结现象。

【药品】

瓜蒌实三至五钱　黄连一至二钱　半夏一至三钱

【煎服法】

水二茶杯半，先煎瓜蒌至一茶杯半，去滓，入黄连、半夏，煎至半茶杯，去滓温服。

【用药大意】

黄连清内热，半夏去痰饮，瓜蒌开胸膈。

【禁忌证】

心下满痛喜按之虚证不可服；没有热痰现象，或脉不浮滑之寒证不可服。

【类似方剂参考】

（1）大黄黄连泻心汤：此是治心下痞满不痛而无痰饮之方。

（2）半夏泻心汤：此是治心下痞满不痛，寒热夹杂，虚而有痰之方。

大陷胸汤方第五十三

【方义】

此系治痰饮与邪热互结于胸膈部及腹部，攻下之峻剂。

【主治】

大结胸病，胸膈部及胸膈下部硬满而痛，拒按，甚者从心下至少腹手不可近。但必须具有痰饮邪热互结的实证现象，如脉沉滑有力，咳吐痰涎，大便秘结等。

按：此证没有痰饮和胸膈满痛便是承气证，没有邪热便是寒实结胸证。

【药品】

大黄一至三钱　芒硝一至二钱　甘遂（研细末）五分至一钱

【煎服法】

水二茶杯，先煎大黄至一茶杯，去滓，入芒硝溶化后，煮至半茶杯，再入甘遂末，温服。得快利止后服。

【用药大意】

大黄、芒硝泻其燥热，甘遂逐其痰饮。

【禁忌证】

脉浮大者忌之；舌上白苔滑者也忌之；不兼痰饮证，或不兼热证，都不可用。

【类似方剂参考】

（1）大陷胸丸：此治结胸证兼胸部症状之方。

（2）大承气汤：此治心腹部胀满硬痛拒按，无痰饮现象之方。

（3）白散：此治寒实结胸之方。

（4）瓜蒂散：此治痰热结于胸中宜涌吐之方。

大陷胸丸方第五十四

【方义】

此系治痰饮与邪热互结于胸膈上下，或连及胃肠，攻下之缓剂。

【主治】

大结胸病，胸膈上下胀痛拒按，或兼喘急。但必须具有痰热互结的现象，如喘不得卧，或喜冷便燥等。

【药品】

大黄一至二钱　葶苈子（炒）一至二钱　芒硝一至二钱　杏仁（去皮尖炒黑）一至二钱　甘遂五分至一钱

【制服法】

共研细末，炼蜜为丸，二钱半至三钱重。每服一丸，开水送下。

【用药大意】

葶苈、杏仁、甘遂逐胸膈上下之痰饮，并治喘急；大黄、芒硝荡涤肠胃之燥热，兼消胸膈下部的胀痛。

【禁忌证】

舌上白苔，或有表邪者，不可服；无痰饮、燥热者也不可服。

【类似方剂参考】

（1）大陷胸汤：此是治大结胸病偏于下部之方。

（2）瓜蒂散：此是治痰热在胸部宜涌吐之方。

（3）小青龙加石膏汤：此是治表寒之痰喘证，痰热在胸部宜于表散之方。

（4）麻杏石甘汤：此治表热之痰喘证之方。

文蛤散方第五十五

【方义】

此清热利湿之轻剂，治热被寒郁之证。

【主治】

应该发汗的热性病，误被水噀、冰覆或冷水浴后体温增高，心烦不安，肉上粟起，意欲饮水反不渴（此证内热不甚，故不渴）之证。

按：水噀之法，今天在此地（太原）概不使用，但冰袋冷覆之法也有同样的流弊，仍应注意防治。

【药品】

文蛤一两（不煅）

【制服法】

研细末，每服一至二钱，开水送下。

【用药大意】

文蛤清热利湿但作用不大，对于热被寒郁轻证或者有效，重者需遵柯氏之说用《金匮要略》文蛤汤治之为宜。

【禁忌证】

除寒湿证不宜用外，一切湿而兼热的证候均不忌之。因药性和平不会有其他副作用。

【类似方剂参考】

（1）文蛤汤：即大青龙汤去桂加文蛤，为治湿热内郁，解表清里之重剂。但须症见身热口渴喜冷等现象方宜使用。

（2）五苓散：为温性利水解表之方。治本证之偏于湿者。

白散方第五十六

【方义】

此开肺祛痰，排脓破结，温下之方。

【主治】

寒实结胸，或急性喉炎，或肺痈等病，胸部或喉间或心下闭塞不舒，痰涎壅积，呼吸困难。但必须没有热证现象，而脉有力或大便秘者，方可试用。

【药品】

桔梗　川贝母　巴豆各等分

【制服法】

先将巴豆去皮，炒黑去油，合二药研为细末。体壮者每次服一至五分，弱者酌减，米汤送下。不吐不泄者，可饮热汤；吐或泄甚者，可饮冷开水即止。

【用药大意】

桔梗排脓祛痰，川贝母除痰解结，是治胸腔疾患之要药；巴豆辛热，破胸腹中之坚结。合之为治寒实结胸之良方。

【禁忌证】

脉虚者，喜冷者，不可服；大便利者，不可用。

【类似方剂参考】

瓜蒂散：此是治胸部或心下部痞满有痰，应用吐法治疗之方。

大黄黄连泻心汤方第五十七

【方义】

此苦寒泻火清热，治热痞之方。

【主治】

心下痞满证，按之硬，或按之软而大便不利。但必须具有口苦，或喜冷性饮食，或自觉内部有发热现象。

【药品】

大黄一至二钱　黄连一钱

按：有人根据附子泻心汤认为本方中应该有黄芩，此说似颇有理。但我认为应该根据证候需要来决定。

【煎服法】

用开水一茶杯浸一刻钟或半小时，去滓温服。

按：浸的时间长短，决定于病位的上下，或病势的轻重。病的部位在上，其势较轻者，浸的时间少些；反之，则浸的时间多些。这是因为清轻上浮，重浊下沉之故。

【用药大意】

二药都是取其苦寒泻火、消痞之作用。

【禁忌证】

兼有恶寒者不可服，因恶寒有兼有表证者，有兼阳虚者，而不可使用此苦寒之剂；喜热饮食者不可服，因此系寒证，更没有以寒治寒的道理。

【类似方剂参考】

小承气汤：此治实证腹胀满之方，与心下痞满有高下之殊。

附子泻心汤方第五十八

【方义】

此泻胃热，补肾阳，治痞证兼阳虚之方。乃寒热并用的又一种方法。

【主治】

心下痞硬兼恶寒汗出之证。但必须具有口苦，或心烦，或大便不利，或胃部觉热，或喜冷性饮食而不能食，更必须具有平素阳虚的病史，且没有头痛、发热、脉浮的表证。

【药品】

大黄一至二钱（酒浸）　炒黄连一钱　黄芩一至二钱　附子二钱（另煎）

【煎服法】

三黄用开水半茶杯，浸一刻钟，去滓取液。同时用水二茶杯煎附子至半茶杯，去滓取液。将二液和匀，分二次温服。

【用药大意】

三黄泻胃热，以治热痞；附子温肾阳，以治恶寒汗出。

【禁忌证】

有恶寒无汗之表寒证者，不可服；有恶寒有汗脉浮之桂枝证者，也不可服；没有恶寒、汗出之阳虚证，或口苦、喜冷的内热证，更不可服。

【类似方剂参考】

大黄黄连泻心汤：此治热痞之方。

半夏泻心汤方第五十九

【方义】

此调理肠胃寒热，兼补虚之方。

【主治】

伤寒误治后或没有误治的"心下痞满，呕吐，下利"。但必须具有口苦、心烦、胃肠部不拒按、脉象无力或服温补药无效等寒热虚夹杂的证候。

【药品】

半夏一至三钱　黄芩一钱至钱半　干姜一钱至钱半　炙草五分至一钱　人参一钱至钱半　黄连五分至一钱　大枣一至二枚

按：呕多者可多用半夏；泻多者可多用干姜、人参、大枣、炙草；痞甚有热者可多加芩、连。

【煎服法】

水三茶杯，煎至半茶杯，去滓温服。

按：旧日有去滓重煎之说，试之效果没有显著差别，故去之。

【用药大意】

芩、连、干姜调肠胃之寒热，以解寒热互结之痞满，兼半夏并能止呕；人参、大枣、炙草以补肠胃因误下形成之虚，合干姜尤能止利。

【禁忌证】

凡没有寒热夹杂症状的痞满吐利等者，都不可用。

【类似方剂参考】

（1）桂枝人参汤：此治虚寒痞证之方。

（2）生姜泻心汤：此治寒热不调之虚痞证偏于呕吐之方。

（3）甘草泻心汤：此治寒热不调之痞证偏于下利之方。

（4）大黄黄连泻心汤：此治实热痞证之方。

甘草泻心汤方第六十

【方义】

此补虚兼调理肠胃寒热之方。治心下痞证，但重点偏于止泻方面。

【主治】

屡经误下心下痞硬，下利重于呕吐。但必须具有口苦或心烦、胃肠部不拒按、脉弱或单服温补药不效等寒热虚夹杂现象。

【药品】

炙草二至三钱　黄芩一钱至钱半　干姜一至二钱　半夏

一钱至钱半　黄连五分　大枣二至四枚

按：根据各家注释并结合实践，本方应加人参一钱至二钱半。

【煎服法】

用水三茶杯，煎至半茶杯，去滓温服。

【用药大意】

炙草、人参、大枣以补肠胃屡下之虚，合干姜并能止利；芩、连、干姜寒热并用，以解寒热互结之痞，合半夏又能止呕。

【禁忌证】

没有寒热虚三方面夹杂之证者，忌之。

【类似方剂参考】

（1）桂枝人参汤：此治虚寒痞证之方。

（2）大黄黄连泻心汤：此治实热痞证之方。

（3）半夏泻心汤：此治寒热不调痞证呕吐下利并重之方。

（4）生姜泻心汤：此治寒热不调痞证偏重呕吐之方。

生姜泻心汤方第六十一

【方义】

此调理肠胃寒热兼补虚之方。治心下痞证，但重点偏于止呕方面。

【主治】

误汗后肠胃寒热不调，心下痞满，呕吐重于下利，或干噫食臭，或胁下有水气，或腹中雷鸣。但必须具有口苦心烦、肠胃部不拒按、脉虚或服温补药不效等寒热虚三方面夹杂的证候。

【药品】

生姜二至三钱　人参一钱至钱半　炙草一至二钱　黄芩一钱至钱半　半夏五分至一钱　干姜一钱　黄连五分至一钱大枣一至二枚

【煎服法】

水三茶杯，煎至半茶杯，去滓温服。

【用药大意】

生姜、半夏以止呕吐，并治干噫食臭、胁下有水气证；干姜之温，芩、连之寒，以解寒热互结之痞满；人参、大枣、炙草以补肠胃之虚，合干姜并能止利。

【禁忌证】

没有寒热夹杂之证者，即不可用。

【类似方剂参考】

（1）桂枝人参汤：治虚寒痞证之方。

（2）大黄黄连泻心汤：治实热痞证之方。

（3）半夏泻心汤：治寒热不调，心下痞满，呕吐下利并重之方。

（4）甘草泻心汤：治寒热不调，心下痞硬，偏重下利之方。

禹余粮丸方（阙）

赤石脂禹余粮汤方第六十二

【方义】

此是平性固脱止利之方。

按：此"利"是泄泻，不是痢疾，但痢疾较久，滑脱不禁时，也可借用。

【主治】

下利滑脱。但必须是日久泄泻不愈，气虚脉象无力，真有不能自禁现象方可用之。决不可把大便次数较多，或欲便时不能忍受，或不能迟延的现象误认为滑脱。有的患者，不敢大声说话，一说话就便下来，有的不自觉就便下来，这才是滑脱的具体表现。

【药品】

赤石脂三至五钱（捣碎）　太乙禹余粮三至五钱（捣碎）

【用药大意】

赤石脂、禹余粮都是收敛固涩之品，所以能治下利虚脱之证。但禹余粮较赤石脂性寒些。

【禁忌证】

下利初起时不可用，因下利初起时绝没有滑脱之证。痢疾初起时更不可用，因为用之会造成休息痢。

【类似方剂参考】

桃花汤：此是温性固脱治痢之方。

按：此"痢"是痢疾，不是泄泻，但有时可借用治泄泻之滑脱。

旋覆代赭石汤方第六十三

【方义】

此镇逆除痰、补虚祛寒之方。

【主治】

伤寒表证已解，或噫气，或呕吐，或呃逆，或兼心下痞满等证。但必须具有吐痰、不喜冷性饮食、脉虚或兼滑等现象，方能恰当。

【药品】

旋覆花三至五钱　生赭石三钱至一两　人参一至二钱　大枣二至四枚　生姜二至三钱　半夏二至三钱　炙草一至二钱

【煎服法】

水三茶杯，煎至半茶杯，去滓温服，日服二至三次。如系呕吐，可以少量频服，以免吐出药液。

【用药大意】

赭石镇降逆气；旋覆花、半夏、生姜消除痰饮，兼祛寒邪；参、草、大枣调补中气，以善其后。

【禁忌证】

有喜冷恶热的热证者忌之。大便硬、腹拒按的实证也忌之。

【类似方剂参考】

（1）生姜泻心汤：此治寒热虚夹杂，心下痞硬，噫气之方。

（2）干姜黄连黄芩人参汤：此乃治寒热虚夹杂之呕吐方。

（3）橘皮竹茹汤：此治虚热呃逆之方。

瓜蒂散方第六十四

【方义】

此涌吐痰涎宿食之方。

【主治】

胸膈痰涎或上脘宿食，其症胸中痞满，气上冲咽喉，不得息，或身热有汗如桂枝证，或心下满而烦，饥不能食，或上脘部拒按。但必须具有痰和热相兼的症状，或有吐出为快的感觉，或有停食的事实，脉必须浮而有力。

【药品】

瓜蒂（炒黄） 赤小豆各等份

【制服法】

共为细末，每次服一至二钱，服时先用香豆豉二钱，热汤煮作稀糜，去滓和药散服之。不吐者，稍加之，以得快吐为度。如再不吐，可口嚼砂糖一块，或兼饮热汤即吐。若一次吐量过少，病不除者，次日或隔日可再服之，但不可令人体虚。若吐过甚者，可饮葱白煎汤，或冷开水，或加减六君子汤即解。

【用药大意】

瓜蒂吐风热痰涎，赤小豆利水除湿，豆豉解热除烦。赤小豆、香豆豉二药合用，助瓜蒂苦毒之品以涌吐，并借谷物以保护胃气，使不致影响饮食也。

【禁忌证】

诸亡血家、虚家，脉虚无力者，均忌之。

【类似方剂参考】

（1）大陷胸丸：此治胸部水饮燥热互结宜于攻下之方。

（2）小陷胸汤：此治心下痰热互结，清热降痰开胸膈之方。

白虎汤方第六十五

【方义】

此清阳明燥热之方。

【主治】

阳明经病，大热、大渴、大汗、大烦，喜冷饮，恶热，脉洪大有力，舌苔黄或黑而燥，甚则谵语，神昏。

【药品】

生石膏三钱至一两　知母二至五钱　炙草一至二钱　粳米二至五钱

【加减法】

脉较虚者加人参；发斑者加犀角。

【煎服法】

水三茶杯，煎至多半茶杯，去滓温服。石膏多者，最好用频服的方法。

【用药大意】

石膏甘寒清热，知母苦寒滋水，粳米、甘草补中。

【禁忌证】

（1）伤寒无汗，表证不解者，不可与（此证当先解表，或加解表药品）。

（2）脉细或沉者，不可与（因系虚寒现象）。

（3）不渴者，不可与（因没有内热）。

（4）喜热不喜冷者，不可与（因是寒证的表现）。

（5）腹拒按者，不可与（此属承气实热证）。

（6）大便溏者，不可与（因是虚寒现象）。

（7）舌苔白润者，不可与（因不是燥热证，或兼有表证）。

（8）舌赤者，不可与（因热邪已入营血）。

【类似方剂参考】

（1）大承气汤：此治阳明腑病里实证之方。

（2）六味地黄汤加肉桂五味子：此治三消证口渴喜饮之方。

白虎加人参汤方第六十六

【方义】

此清阳明经热兼补虚之方。

【主治】

阳明经病，大热，大汗，大渴，喜冷，恶热，口舌干燥，一般同白虎证，但脉洪大而力不足，或兼芤，或洪大无伦者。

【药品】

人参一至二钱　生石膏三钱至一两　知母二至五钱　炙草一至二钱　粳米二至五钱

【煎服法】

水二至三茶杯，煎至半茶杯，去滓温服。

按：人参也可另煎兑服。石膏用量多者，煎成后，分若干次频频服之为宜。

【用药大意】

白虎汤清热生津，人参强心补虚。

【禁忌证】

（1）表不解，恶风寒无汗者，忌之。

按：恶风寒本是表不解的主要症状，但在有汗和口舌干燥、喜饮冷的情况下，或"背微恶寒"，或"时时恶风"，都不得谓之表不解。因为此为内热太盛，自觉室温较低而有背微恶寒或时时恶风之感觉。

（2）脉洪大有力者忌之。因内热太盛，心气不虚，不需人参之补。

（3）舌红者忌之。因热已入营血，需配合清营凉血之品。

【类似方剂参考】

（1）白虎汤：此治阳明经热而心气不虚之方。

（2）玉女煎：此清热兼凉血之方。

桂枝附子汤方第六十七

【方义】

此散风寒、补阳胜湿之方。

【主治】

风寒湿痹，风寒较盛，湿邪较轻，兼有阳虚现象者。其症身体疼烦，不能转侧。但必须具有恶风寒、不喜冷性饮食、口不渴、不呕、脉浮虚而涩或脉较微等风寒和阳虚现象。

【药品】

桂枝三至四钱　附子二至三钱　炙草一至二钱　大枣二至四枚　生姜一至三钱

【加减法】

桂枝附子汤，减轻分量名桂枝去芍药加附子汤。治太阳病误下后，胸满、脉微、恶寒之证。

按：此二方从药的品种上看是相同的，从药的剂量上看是不相同的，因此名称既异，作用当然不同，这是容易理解的。但在临床实际上互用起来是否会有害处，这是一个重要的问题。我认为，彼方用于此证绝不会有显著效果，因为桂、附用量减少，甘、枣补缓之性相对增强，而此证宜于温散，不宜于补缓也。此方如用于彼证反会发生害处，因桂枝散性过甚，不利于阳虚之体。

【煎服法】

水三茶杯，煎至半茶杯，去滓温服。

【用药大意】

桂枝、生姜辛温以散风寒，附子补阳以胜寒湿，甘草、大枣和诸药以保护中气。

【禁忌证】

有内热现象者忌之，例如口苦、喜冷、脉象实大洪数等都是。

【类似方剂参考】

（1）桂枝附子去桂加白术汤（即白术附子汤方）：此治阳虚寒湿较胜风邪较轻之痹证的方剂。

（2）甘草附子汤：此治脾虚阳虚、寒湿较甚之痹证的方剂。

白术附子汤方第六十八
（即桂枝附子去桂加白术汤）

【方义】

此补阳胜湿兼散风寒之方。陈修园谓之湿胜风之主方，是也。

【主治】

风寒湿痹，身体疼痛较甚，不能转侧，大便溏，小便利，脉浮虚而涩等。但必须具有不喜冷性饮食或不渴的寒证或阳虚现象。

按：此证脉较小者用之都有效，不一定只限于浮虚而涩，因为小脉属于阳虚范围之脉。又：桂枝不去亦无弊害，因此证还有外因的一面。

【药品】

生白术三至四钱　附子二至三钱　炙草一至二钱　生姜

二至三钱　大枣二至四枚

【煎服法】

水二茶杯，煎至半茶杯，去滓温服。服药后如身有麻痹，或神识昏冒现象者勿惧，此附子毒性副作用的表现，当减其量用之。

【用药大意】

附子、白术温经通阳，以治寒湿，余药调和营卫以散风邪。

【禁忌证】

口渴，喜冷，脉洪大有内热证者，忌之。

【类似方剂参考】

桂枝附子汤：此治风寒湿痹，身体疼痛，湿邪较轻之方。

甘草附子汤方第六十九

【方义】

此健脾补阳，祛寒湿，兼散风邪，治痹证之方。

【主治】

风寒湿痹，关节肿痛，不得屈伸，手不可近。但必须具有大便溏、小便不利、不喜冷性饮食，兼恶风寒、汗出等症。

【药品】

炙草一至三钱　炮附子二至四钱　白术二至三钱　桂枝二至三钱

【煎服法】

水二茶杯，煎至半茶杯，去滓温服。

【用药大意】

炙草、白术、附子健脾补阳，以治寒湿；桂枝辛温以散风寒。

【禁忌证】

痹证有喜冷性饮食之热证者忌之；有大便不溏或小便利等脾阳不虚证者也忌之。

【类似方剂参考】

（1）桂枝加附子汤：此解肌和营卫兼温经回阳之方。

（2）桂枝附子去桂加白术汤（即白术附子汤）：此补阳胜湿兼散风寒之方。

芍药甘草附子汤方第七十

【方义】

此敛阴回阳之方。

【主治】

发汗后，表证已解，汗尚未止反恶寒者，阴阳两虚也。但脉必微而数方能确定。表证已解，故不用桂枝。汗未止，兼见数脉方为阴虚；反恶寒，兼见微脉方为阳虚。

按：仲景原文曰：发汗不解，反恶寒，虚故也，本汤主之。"不解"二字不是指表邪不解，而是指没有恢复正常，是指反恶寒之症而言。果系表邪不解，应有头痛、发热、脉浮，宜用桂枝加附子汤，绝没有使用本方之必要。"虚"是阴阳俱虚或营卫俱虚，以营为阴血，卫为阳气也，但绝不是单纯卫阳虚之证，因卫阳虚宜芪附，不宜芍附。

【药品】

生杭芍三至五钱　炙草一至二钱　炮附子三至五钱

【煎服法】

水二茶杯半，煎至半茶杯，去滓温服。

【用药大意】

附子补阳以治恶寒，芍药滋阴以敛汗液，甘草补中兼和，既可固后天之本，又可和二药之偏。

【禁忌证】

有发热、头痛、脉浮之表证者忌之；有喜冷性饮食之热证者也忌之。

【类似方剂参考】

（1）桂枝加附子汤：此治表证不解兼阳虚之方。

（2）芪附汤：此治卫阳虚自汗之方。

干姜附子汤方第七十一

【方义】

此温中回阳，去里寒之方。

【主治】

阳虚烦躁，昼日发作，不得卧，夜间安静。但必须经过汗下，具有手足厥逆、脉沉而微、不喜冷性饮食、身无大热等症，且不兼有口苦、喜冷之热证，小便不利、苔白而滑之水证，恶风寒之表证，以及年老体衰之虚证。

【药品】

干姜一至二钱　附子一至三钱

【煎服法】

水二茶杯，煎至半茶杯，去滓温服。

【用药大意】

干姜温脾胃之阳，附子补肾命之阳。

按：此方去四逆之甘草，其力甚猛，比四逆汤为峻，回阳力强。如增加药味，反牵制其力，减低功效。

【禁忌证】

一切热证均忌之。

【类似方剂参考】

（1）茯苓四逆汤：此治阳虚气虚兼水证烦躁之方。

（2）大青龙汤：此治表寒里热烦躁之方。

十枣汤方第七十二

【方义】

此寒性逐水饮之峻剂。

【主治】

胸胁腹部积水停饮，其症心下痞硬满，呼吸咳唾引胁下痛，干呕短气。但必须体壮，脉实，没有寒证、表证现象者方可使用。

【药品】

芫花　甘遂　大戟各等份

【煎服法】

共研细末，每服三分至五分，用大枣十枚，煎水送下，得快下利后，糜粥自养。下少病不除者，隔日再服之。

【用药大意】

芫花、大戟、甘遂辛苦寒毒，功能逐水；大枣甘平补中，以防剧药有伤脾胃也。

【禁忌证】

有恶寒无汗之表证者忌之；身体衰弱者忌之；对于饮食有喜温恶冷之现象者也忌之。

【类似方剂参考】

（1）小青龙汤：此治水饮兼表证之方。

（2）真武汤：此治阳虚水不化之方。

（3）五苓散：此温性利水散寒之方。

（4）猪苓汤：此育阴利水清热之方。

附子汤方第七十三

【方义】

此补阳益气、健脾利湿、养阴之方。

【主治】

少阴病，身体骨节疼痛，手足厥冷，背恶寒，脉沉而微细。但必须兼有口不干、不苦、不渴及小便不利等症，方为确当。因为口中发干、发苦、发渴乃系内热之证，不可使用附子；小便若利，便无湿邪，不可使用茯苓、白术。

【药品】

附子二至三钱　茯苓一至二钱　人参一至二钱　生白术一至三钱　生白芍一至二钱

【煎服法】

水三茶杯，煎至半茶杯，去滓温服。

【用药大意】

附子补阳，人参补气，苓、术利水，芍药养阴、和肝、补血。

【禁忌证】

口苦，口渴，口干，喜冷，脉浮者，均忌之。恐兼表证和热证。

【类似方剂参考】

真武汤：此回阳利水不兼补气之方。

大承气汤方第七十四

【方义】

此排除肠胃中燥热、燥屎、宿食之重下剂，也系治里实里热主方之一。

【主治】

（1）阳明腑证，发热不恶寒或反恶热，谵语，日晡潮热，舌苔干燥，或黄，或黑，或有芒刺，大便燥结。

（2）热结旁流证，系阳明腑证，大便自利清水之证；或少阴病，自利清水，色纯青之证。

（3）阳极似阴之证，即少阴三急下证，如神昏不知人，身不热，脉沉微有力，但舌苔干燥有芒刺，或自利清水，色青。

（4）宿食证，腹胀满疼痛，恶食，大便不利。

（5）奇恒痢疾，即痢疾在上午四时至六时前后偶有神昏谵语、喉塞咽干等现象之证。

按：此证如不急治，下午三时后即会死亡。详陈修园《医学实在易》。

（6）额部汗出如蒸笼。此系曹颖甫验案，详《经方实验录》。

以上六种疾病使用本方的主要关键，一般说来都必须具有腹部胀痛拒按的症状，脉必沉而有力，体必较健，且兼有热证表现。但在前三证中，舌苔或黄或黑干燥而有芒刺是比较肯定的；第四证，腹中胀痛拒按、大便不利最突出，但舌苔不一定会有芒刺，因为此证热势不太重；最后二证，腹部不一定完全胀满拒按，但脉象必沉而有力；第五证，只以大便不利或有其他里热证为重；第六证，只考虑它作用的效果如何，不必有其他顾虑。

【药品】

大黄二至五钱　厚朴二至三钱　枳实二至三钱　芒硝一钱半至三钱

【煎服法】

水三茶杯，先煎枳实、厚朴，继入大黄，煎至多半茶杯时，去滓，再入芒硝，溶化后，温服。一服下利，停止后服。病证较轻者，共同煎之也可。

【用药大意】

枳实、厚朴导滞消胀；大黄、芒硝通便软坚。

【禁忌证】

（1）大便秘结兼有恶寒无汗之表证者忌之，恐外邪内陷也。

（2）大便秘结，不敢服食冷性饮食者忌之。这是寒实证，宜温下法。

（3）大便燥结，因于年老、久病、产后血液不足，或脉弱者，忌之。这是虚中夹实之证，宜补泻兼用。

（4）大便硬、小便少者忌之。因阳明尚未全实，服之恐大便溏泻也。

【类似方剂参考】

（1）小承气汤：此治腹胀满大便不太燥结的方剂。

（2）调胃承气汤：此治大便燥结而腹不胀满的方剂。

（3）黄龙汤：此治里实证兼里虚证的方剂。

（4）温脾汤：此治里实证兼里寒证的方剂。

（5）增液承气汤：此治里实证兼津液不足之方。

小承气汤方第七十五

【方义】

此排除肠胃积滞较轻之剂（偏重在胀满方面）。

【主治】

阳明病，肠胃积滞，腹部胀满，拒按，大便不利，但没有舌苔芒刺等燥热较重之证。

【药品】

大黄一至三钱　厚朴二至三钱　枳实二至三钱

【煎服法】

水二茶杯，煎至半茶杯，去滓温服。

【用药大意】

厚朴消胀，枳实导滞，大黄通便。

【禁忌证】

（1）腹胀满，不敢服冷性饮食者忌之。此系寒证之胀满，不宜用大黄。

（2）腹不胀满，但大便不利者，亦不宜用。此以通便为主，厚朴、枳实没有使用的必要。

【类似方剂参考】

（1）大承气汤：此荡涤肠胃之重剂，腹胀满拒按、大便燥结者宜之。

（2）调胃承气汤：此荡涤肠胃之轻剂，大便燥结、腹不胀满者宜之。

（3）厚朴三物汤：此治腹痛大便闭之方。

（4）厚朴大黄汤：此治胃中燥热逼水饮上逆之支饮胸满的方剂。

（5）厚朴生姜半夏甘草人参汤：此治虚证胀满之方。

调胃承气汤方第七十六

【方义】

此清除胃肠燥热或兼食滞之轻下剂（偏重燥热方面）。

【主治】

阳明病胃肠燥热或兼食滞之轻证，其症或谵语，或汗后恶热，或胃中烦热，或胃中痛等。但须从大便燥结或胃部拒按、脉沉有力等须要轻下之证加以注意，方能确当。

【药品】

大黄一至二钱　炙草一至二钱　芒硝一钱至钱半

【煎服法】

水二茶杯，煎至半茶杯，去滓温服。

【用药大意】

大黄、芒硝通其燥结之粪便，炙草补中，以缓和之，防其苦寒伤胃。

【禁忌证】

（1）胃部喜按或脉沉迟无力之大便不通者忌之。因此系虚寒之证，不适于硝黄之攻下。

（2）大便不通兼腹胀满拒按者不宜用。因本方没有治疗胀满的药品。

（3）大便不通，腹胀满拒按，更兼舌苔黄黑干燥芒刺，谵语，神昏等者，更不宜用。因杯水车薪，不能胜任。

（4）兼有表寒证者不可用。因此系攻里之方，误用之易使外邪内陷。

按：此证应先解表再用本方，或于本方中加解表药品。

【类似方剂参考】

（1）理中加大黄汤：此治肠胃虚寒兼大便不通之方。

（2）小承气汤：此治大便不通兼有腹胀满之方。

（3）大承气汤：此治大便燥结兼有谵语神昏、舌苔芒刺之证的方剂。

桃仁承气汤方第七十七

【方义】

此泻热祛瘀兼散表寒之方。

【主治】

蓄血证，热结膀胱，其人如狂，少腹急结。但必须具有小便自利、大便不利、身有微热或不喜冷性饮食等症。

按：此方对于昼日明了、暮则谵语之蓄血证有效。对于缠绵不愈的牙疼证，去桂枝加生地、丹皮也有效。

【药品】

桃仁二至三钱　大黄一至三钱　桂枝一至二钱　炙草一钱至钱半　芒硝一至二钱

【煎服法】

水一茶杯半，煎至半茶杯，去滓温服。

【用药大意】

桃仁和硝、黄以攻其少腹之急结；桂枝以散其形成急结的外寒；炙草补中以固其根本。

【禁忌证】

本证兼有太阳恶寒无汗之表证者不可服。有口渴喜冷之内热证者，桂枝必不可用。

【类似方剂参考】

抵当汤：此治蓄血之偏于清热之方。

猪苓汤方第七十八

【方义】

此滋阴清热利水之方。

【主治】

少阴病，阴虚有热，水邪停蓄，或下利咳呕，心烦不眠。但都必须具有小便不利、口渴、喜冷性饮食等症。

【药品】

猪苓　茯苓　阿胶　泽泻　滑石各等份（一至二钱）

【煎服法】

水三茶杯，煎至半茶杯，温服。

【用药大意】

猪苓、茯苓、滑石、泽泻利水清热，阿胶滋阴。

【禁忌证】

（1）阳明病，发热，汗出多，口渴，喜冷饮，小便不利者，不可服之。因为此是热甚伤津之证，恐重伤其津液也。

（2）不喜冷饮的小便不利，虽系水邪停蓄，也不可用。因为此系阳虚有寒，水邪不化之证，用之阳愈虚，水愈不化也。

【类似方剂参考】

（1）人参白虎汤：此治热盛伤津之口大渴、小便少的方剂。

（2）五苓散：此通阳散寒利水之方。

（3）猪肤汤：此治下利心烦咽痛，偏重滋阴之方。

蜜煎导方第七十九

【方义】

此外用通便之方。

按：现在用灌肠法，此方已少使用，但在偏僻地区无灌肠设备者，也可使用此方。

【主治】

大便燥结，急欲大便不得下。

【药品】

蜂蜜四钱

【制用法】

将蜂蜜用砂锅煎如饴状，稍冷（不可过冷，过冷则硬），捏作锭，头锐，大如指，长二寸许，纳谷道中，移时粪便即能便出。

【用药大意】

蜂蜜有润燥之作用，故润大便之燥结。

【禁忌证】

没有急欲大便而不得下的现象则不必用。

【类似方剂参考】

（1）新灌肠法：此是用灌肠器通便的科学方法。

（2）大承气汤：此治阳明燥热过甚，内服汤剂通便之方。

（3）麻仁丸：此润燥通便之法。

（4）猪胆汁导法：此有热者用之。

大猪胆汁并土瓜根导方第八十

【方义】

此清热润燥，外用通便之方。

【主治】

欲大便而不得出，有热证现象者。

【药品】

猪胆一枚

【用法】

在猪胆内加醋少许，用笔管根端插入肛门，一端插入胆囊内，用棉线扎紧，不让胆汁流在外面，用手捏之，使胆汁全部灌入肠中，十数分钟即能便下。现在使用灌肠器灌之，更为方便。

【用药大意】

猪胆汁有清热利便之作用。

【禁忌证】

本方并无禁忌的证候，无论热病后、产后均可使用，但有些热证现象，更为相宜。

【类似方剂参考】

蜜煎导法：此是润大便外治法，热证少者用之较宜。

麻子仁丸方第八十一

【方义】

此润燥、泄热、缓通大便之方。

【主治】

大便燥结小便频数，腹稍胀满，拒按，余热未尽。但没有谵语、神昏等热甚之表现。

【药品】

麻仁一至二两　生杭芍五钱至一两　大黄二至五钱　厚朴二至五钱　枳实二至五钱　杏仁五钱至一两（去皮尖）

【制服法】

上六味共为细末，炼蜜为丸，每丸二钱半至三钱重。每服一丸，开水送下，每日早晚各服一次。

【用药大意】

麻仁、杏仁润燥；枳实、厚朴导滞消胀；大黄通便泄热；芍药和肝，以疏通血脉。

【禁忌证】

大病后腹不拒按者，脉虚数者，不可用。因此证宜滋阴润燥，枳实、厚朴、大黄绝不可用。

【类似方剂参考】

（1）当归肉苁蓉汤：此治血液不足，腹不拒按，大便燥结之方。

（2）增液汤：此治热病后津液不足，腹不拒按，脉象虚数，大便燥结之方。

抵当丸方第八十二

【方义】

此是泻热祛瘀较缓之方。

【主治】

蓄血证，少腹满，小便利。但必须病势较轻，或时间较久，且兼有热证现象。

【药品】

水蛭一至三钱　虻虫（炒，去翅足）一至三钱　桃仁（去皮尖）一至三钱　大黄（酒洗）一钱至二钱半

【制服法】

上四味，共为细末，为蜜丸，三钱重。每服一丸，空心开水送下。

【用药大意】

水蛭、虻虫，一飞一潜，均为祛瘀的要药；桃仁兼有生新的作用；大黄兼有泻热的作用。

【禁忌证】

少腹满，小便不利者，为水蓄证，不可用之。

【类似方剂参考】

抵当汤：此是泻热逐瘀之峻剂。

淮按：蓄血证深浅不同，治疗各异。如太阳病，脉不见微沉之象，其人如狂，少腹急结，是新瘀的表现，宜桃仁承气汤；如其脉沉微，其人发狂，少腹硬满，这是久瘀的现象，非抵当汤之峻不足以攻之。本条用抵当丸，除用较为缓和之剂型外，水蛭、虻虫之分量也较轻，对于抵当汤证而病情较为缓和的情况可以应用。（编者注：此条为李映淮所批注的按语。）

抵当汤方第八十三

【方义】

此泻热逐瘀较峻之方。

【主治】

蓄血证，或发狂，或如狂，或消谷善饥，或喜忘，或屎虽硬，大便反易，其色黑，或身黄。但必须具有少腹硬满、小便自利及内热等证。

【药品】

水蛭一至三钱　虻虫（去足翅）一至三钱　桃仁（去皮

尖）一至三钱　大黄（酒洗）一至三钱

【煎服法】

水三茶杯，煎至半茶杯，去滓温服。

【用药大意】

水蛭、虻虫逐瘀破血，桃仁生新祛瘀，大黄荡涤邪热。

【禁忌证】

少腹硬满，小便不利者，不可服。因为此是水蓄而非血蓄。

【类似方剂参考】

桃仁承气汤：此是治热结膀胱兼有表寒蓄血之方。

茵陈蒿汤第八十四

【方义】

此清热利湿，去积，治阳性黄疸之方。

【主治】

黄疸小便不利。必须兼有腹部拒按或大便不利之里证现象，和喜冷或口渴之热证现象。

【药品】

茵陈五钱至一两　栀子二至三钱　大黄一至二钱

【煎服法】

用水三茶杯，煎至半茶杯，去滓温服。

【用药大意】

茵陈清热利湿，为治黄疸的主药；栀子清热；大黄荡涤肠中积滞。

【禁忌证】

无腹部拒按或大便不利者，不可用；有表证者，也不可用。

【类似方剂参考】

（1）麻黄连翘赤小豆汤：此治黄疸兼有表证之方。

（2）栀子柏皮汤：此治黄疸不兼表里证之方。

黄连阿胶汤方第八十五

【方义】

此滋阴泻火、养血安眠之方。

【主治】

心烦不得眠卧。但必须具有口苦、喜冷的火证现象及脉来虚数等阴虚、血虚现象。

【药品】

黄连一至二钱　黄芩一至二钱　生杭芍二至三钱　鸡子黄一至二枚　阿胶一至二钱

【煎服法】

水三茶杯，先煎芩、连、芍三味，煎至一杯时，去滓，入阿胶溶化后，约多半茶杯，小冷，入鸡子黄温服。

【用药大意】

黄连、黄芩以泻心火；阿胶、鸡子黄以养心血；芍药以滋阴养血。阴血既足，火邪不扰，心神得安，睡眠自能如常。

【禁忌证】

不兼口苦、喜冷，脉不细数的失眠证，忌之。恐芩、连苦燥，伤阴伤胃也。

【类似方剂参考】

栀子豉汤：此是治虚烦不眠之方。

黄连汤方第八十六

【方义】

此调理上热下寒兼补虚之方（也就是治腹痛呕吐，寒证多热证少兼中气不足之方）。

【主治】

腹痛呕吐。但必须具有口苦、不能食冷性饮食、腹部喜按、脉象沉迟无力等表现。

【药品】

黄连一钱至钱半　炙草五分至一钱　干姜一钱至钱半　桂枝一钱至钱半　人参五分至一钱　半夏一钱至钱半　大枣一至二枚

【煎服法】

水三茶杯，煎至半茶杯，频频服下，以防吐出药液。

【用药大意】

黄连、桂枝、干姜调寒热以止腹痛；半夏降逆以止呕；参、枣、草和中以补虚。

【加减法】

治腹痛重，加生杭芍最效；兼下利，用干姜最良；呕吐，可兼用生姜。

【禁忌证】

凡腹痛，呕吐，口不苦者，或喜冷性饮食者，或脉滑数者，或腹部拒按者，均不可使用本方。因为口不苦是上焦无热，喜冷性饮食系胃中不寒，脉滑数不是虚寒脉象，腹部拒按是腹痛的实证。

【类似方剂参考】

（1）桂枝加芍药汤：此治寒证腹痛不拒按之方。

（2）桂枝加大黄汤：此治寒证兼实证腹痛拒按之方。

（3）小柴胡汤去黄芩加芍药：此治寒热往来兼呕吐腹痛之方。

（4）大承气汤：此治实热腹痛拒按之方。

（5）理中汤：此治虚寒腹痛不拒按之方。

桃花汤方第八十七

【方义】

此固脱，治虚寒性下痢之方。

【主治】

少阴病，下利脓血。但必须具有脉微细、喜热怕冷、滑泻不禁、不里急后重等表现。

【药品】

赤石脂二至三钱（研细）　干姜五分至一钱　粳米五钱至一两

【煎服法】

水三杯，将干姜、粳米二味煎至米熟时，去滓，入赤石脂细末调匀服之。

【用药大意】

赤石脂性涩，固肠胃，止滑脱；干姜温中去寒；粳米甘平补虚。

【禁忌证】

凡痢疾有内热之口苦、喜冷、里急后重等症，或未至滑脱不禁的程度者，均忌之。

【类似方剂参考】

真人养脏汤：此治下利，少兼脓血，滑泻不止，日数十次，小便点滴不通，服利小便药丝毫无效者。用本汤送赤石脂细末三钱,一剂后,每日即便三五次矣。

吴茱萸汤方第八十八

【方义】

此为温中补虚、祛寒止呕之方。

【主治】

太阴、少阴、厥阴虚寒呕吐(包括干呕,吐涎沫,欲呕)、下利头痛(头顶痛)、烦躁等证。但必须兼有手足厥冷,不喜冷性饮食,脉沉、迟、弦、细、微、弱等现象。

【药品】

吴茱萸二至三钱　人参一至二钱　生姜一至二钱　大枣二至四枚

【煎服法】

水三茶杯半,煎至半茶杯,去滓温服。

【用药大意】

吴萸、生姜温中散寒,以治吐利头痛;人参、大枣益气补中,以恢复肠胃之机能。

【禁忌证】

一切热证(如口苦、喜冷等)均忌之。

【类似方剂参考】

(1)小柴胡汤:此治少阳病头痛呕吐兼有寒热往来口苦之方。

(2)茯苓四逆汤:此治阳虚、气虚兼有水邪,四肢厥逆,烦躁之方。

猪肤汤方第八十九

【方义】

此治咽痛兼下利，养阴润燥和中、止痛止利之方。

【主治】

咽喉疼痛下利。但须具有心烦咽燥、脉细数等表现。

【药品】

猪肤四两　白蜜三钱　米粉四钱（炒熟）

【煎服法】

水六茶杯，煎至两茶杯，去滓，入白蜜、米粉，分两三次服之。

【用药大意】

猪肤、白蜜养阴润燥，以治咽痛心烦；米粉和中而止下利。

【禁忌证】

兼外感证者，有痰证者，咽不干燥、脉不数者，手足厥冷、脉微细者，均不可用。

【类似方剂参考】

通脉四逆汤：此治真寒假热，咽痛下利之方。

桔梗汤方第九十

【方义】

此祛痰排脓，清热解毒，治咽喉肿痛之方。

【主治】

咽喉肿痛有痰涎者，或喉痈脓成将溃时期，用之有效。

【药品】

桔梗三钱至一两　甘草五钱至一两

【煎服法】

水二茶杯半，煎至半茶杯，去滓温服。

【用药大意】

桔梗消炎，祛痰排脓，甘草清热解毒。

按：此方一般咽痛初起时都宜随时取用。喉痈化脓将溃时，桔梗大量用之，有开破之效。

【禁忌证】

喉痛兼有发热恶风寒之表证，或兼有口苦喜冷之火证，不宜单纯使用本方。因药力较轻不能胜重任。

【类似方剂参考】

（1）养阴清肺汤：此治阴虚咽喉干痛夜间较重之方。

（2）普济消毒饮、银翘散加马勃板蓝根汤：此都是治温热咽喉疼痛之方。

苦酒汤方第九十一

【方义】

此清热祛痰，消肿解毒，治咽喉疼痛之方。

【主治】

少阴病，咽中伤，生疮，不能语言，声不出之证。

按：此少阴病不是脉微细、但欲寐之证，乃专指邪热侵入咽喉之证而言，因咽喉系少阴经脉之所过也。此方对于一般热性咽喉红肿疼痛，有痰有热者都有效。

【药品】

生半夏一枚（研）　苦酒（醋）一酒盅　鸡子一枚（去黄留白）

【煎服法】

将半夏和醋放入鸡蛋壳内，用铁丝做成一个环，把鸡蛋壳放在环上，用火煎三沸，取起稍冷，少少含咽之。用砂锅煎之也可。

【用药大意】

半夏消肿去痰，开发声音；鸡子清、苦酒清热解毒，而治肿痛。

【禁忌证】

（1）咽喉干痛者不可用。因此为阴虚喉痛。

（2）少阴寒证喉痛不可用。

【类似方剂参考】

（1）桔梗汤：此清热消肿，治咽痛之方（但解毒力较差）。

（2）养阴清肺汤：此治阴虚咽喉干痛之方。

（3）通脉四逆汤：此治少阴寒证喉痛之方。

半夏散及半夏汤方第九十二

【方义】

此散风寒、祛痰止痛之方。

【主治】

咽喉疼痛，必须具有外感风寒表证现象，兼有痰涎、不喜冷性饮食等症。

【药品】

半夏　桂枝　生甘草各等份

【制服法】

三味共研细末，每服一钱，开水送下。不能服散者，用水一茶杯，煎至半茶杯，去滓，小冷，少少咽之。

【用药大意】

半夏去痰，桂枝散风寒，生甘草清火止痛。

【禁忌证】

有喜冷证者忌之，喉干无痰者也忌之。

【类似方剂参考】

（1）甘草汤：此清热，缓解咽喉疼痛之方。

（2）桔梗汤：此祛痰清热，解毒排脓，治咽喉疼痛之方。

（3）苦酒汤：此治咽喉肿痛有痰有热之方。

（4）猪肤汤：此喉中干燥无痰兼下利之方。

白通汤方第九十三

【方义】

此温中回阳，散寒止利，兼治头痛之方。

【主治】

少阴病下利厥逆，脉微头痛。但必须是寒邪直中之急性证，具有不喜冷性饮食及舌白而滑之表现。

【药品】

葱白一至二钱　干姜二至三钱　附子二至三钱

【煎服法】

水二茶杯，煎至半茶杯，去滓温服。

【用药大意】

姜、附回阳以止利，葱白通阳以治头痛。

【禁忌证】

没有头痛者不可用葱白；慢性下利较重者也不宜用，因葱白性散，防止虚脱也。

【类似方剂参考】

（1）四逆加人参汤：此治阳虚兼气虚之方。

（2）附子汤：此回阳补气、利水养阴之方。

（3）真武汤、茯苓四逆汤：此都是回阳止利之方。

白通加猪胆汁汤方第九十四

【方义】

此治阴盛格阳，热因寒用之方。

【主治】

少阴病，下利脉微，服白通汤后，利仍未止，反发现厥逆无脉，干呕烦躁之证。此阴盛格阳也，但必须是寒邪直中之急性证方宜。

【药品】

葱白一至二钱　干姜二至三钱　附子二至三钱　童便半杯　猪胆汁半枚至一枚

按：本方加人参更有效。

【煎服法】

水二茶杯，煎至半茶杯，去滓，加入童便、猪胆汁温服。

【用药大意】

姜、附回阳止痢，葱白通阳治头痛，童便、猪胆汁救液消除烦躁。

【禁忌证】

无烦躁证不可用，因不是童便、胆汁的适应证；慢性者也不宜用，因葱白性散，恐致虚脱也。

【类似方剂参考】

（1）白通汤：此温中回阳，止利之方。

（2）通脉四逆加猪胆汁汤：此亦回阳救液之方。

真武汤方第九十五

【方义】

此补阳利水之方。

按：此方有人认为是强心利尿的方剂，我认为该提法不妥。这种心不强，是由于阳虚形成的，而不是由于阴虚、气虚、血虚形成的，此其一；在阳虚方面，也是兼有水气的心不强，而不是单纯的阳虚心不强，此其二。不然的话，四逆汤、四逆加人参汤、独参汤等治证都是心不强，为什么不用本方强心利尿，而要分别使用上述诸方呢？

【主治】

少阴病，阳虚水邪不化，或气喘不得卧，或咳嗽，或头眩，或肿满下利，以及热性病服清凉药后其病不解，或神昏谵妄，或斑点隐隐等证。但必须具有小便不利，或小便不多，或腹中有水声及不喜冷性饮食，脉沉而微。

按：此证有时从表面上看去，好像是有恶热的热证现象，但细加诊察，其脉沉细而微，四肢厥逆，舌润不燥，这是真寒假热现象。

【药品】

茯苓二至三钱　生杭芍二至三钱　生姜一至二钱　生白术二至三钱　附子二至三钱

【加减法】

咳者加五味子、细辛、干姜；小便利者去茯苓；下利者去芍药加干姜；呕者去附子加生姜。

【煎服法】

水三茶杯，煎至半茶杯，去滓温服。

【用药大意】

白术、茯苓利水补脾；生姜辛温暖胃散寒；附子回阳以助水气之吸收；芍药护阴以防辛热之劫液，或影响肝脏也。

【禁忌证】

凡是喜冷，口渴舌燥，及无水气证者，均忌之。

【类似方剂参考】

（1）五苓散：此是治寒性蓄水之方。

（2）猪苓汤：此是治热性蓄水之方。

（3）茯苓甘草汤：此是温散利水之方。

（4）茯苓四逆汤：此是治阳虚气虚兼水气之方。

（5）桂枝去桂加茯苓白术汤：此治太阳病偏重利水之方。

（6）十枣汤：此是逐水之峻剂。

乌梅丸方第九十六

【方义】

此治厥阴病，调和寒热之主方。

按：祝味菊氏认为，此方不是治厥阴病之主方，而是治蛔厥之主方。根据实践，此方不但对蛔厥有效，而且对于厥阴病主证，如提纲所指出的证候，尤有特殊效果。

【主治】

厥阴病，消渴，气上冲胸，心中疼热，饥不能食，食则吐蛔，下之利不止；蛔厥（包括肠寄生虫病）；久利等。但必须具有寒热夹杂或上热下寒，寒证较多，脉象微弱。

【药品】

乌梅三十枚　细辛六钱　干姜一两　黄连一两六钱　当归四钱　附子六钱　蜀椒四钱（炒出汗）　桂枝六钱　人参

六钱　黄柏六钱

【制服法】

先将乌梅用醋浸一夜，去核置二两小米下蒸之，以米熟为度。去米同诸药焙干研为细末，蜜丸如梧子大。每服三钱，空心米汤送下，忌生冷滑物臭食。

【用药大意】

附、姜、桂、辛、椒辛温祛寒；黄连、黄柏苦寒清热；人参、当归以补气血之虚；乌梅酸收，以敛厥阴之气。乌梅蒸于米下，和丸调以蜂蜜，服丸送以米饮，皆意在和中。总之，此方酸苦辛温，寒热并用，为治厥阴阴阳错杂、寒热混淆之主剂。

【禁忌证】

凡单纯寒证或单纯热证之消渴，气上冲，吐蛔，久利等，均不可服。证虽寒热夹杂，但热证偏盛者，亦须适当加减，不可照原方服，因方中热药较多故也。

【类似方剂参考】

（1）生姜、半夏、甘草三泻心汤：此三方虽皆系治寒、热、虚三方面夹杂之剂，但重点都在心下痞满一证。

（2）椒梅汤：此系治暑邪深入厥阴寒热夹杂之方剂。

（3）黄连汤：此系治上热下寒、呕吐腹痛之方。

干姜黄芩黄连人参汤方第九十七

【方义】

此清热止吐，补虚开格，寒因热用之方。

【主治】

呕吐不止，饮食药品不能下咽。但必须具有口苦、喜冷的热证现象和脉虚的虚证现象，而且单用芩、连一类的寒性止吐药品完全不受。

按：呕吐不只一证，胃气已伤，是须兼用人参温补的主证，但脉不虚者，仍有所顾虑，必兼见脉虚，在使用上方更为准确。

【药品】

干姜　黄芩　黄连　人参各等分（一钱至二钱半）

【煎服法】

水一茶杯半，煎至半茶杯，去滓温服，徐徐服，一次服一口，后稍停，不吐时继续再服。如仍吐时，当减其量，或温饮之，以不吐为度。

【用药大意】

芩、连苦寒以泻胃热，人参甘温以补胃虚，干姜辛温以开寒格。

【禁忌证】

喜热性饮食之吐证忌之。

【类似方剂参考】

（1）大黄甘草汤：此治食已即吐之方。

（2）连理汤：此治虚寒性呕吐，服温性药格拒不下，热因寒用之方。

白头翁汤方第九十八

【方义】

此治热性痢疾之方。

按：凡是痢疾，都是由于湿热形成的，所谓热性者，指热胜于湿而言，非单纯的热证。

【主治】

大便赤痢，里急后重。但必须具有喜冷恶热或渴欲饮水等热证现象。

【药品】

白头翁一至三钱　黄连一至三钱　黄柏一至三钱　秦皮一至二钱

【煎服法】

水三茶杯，煎至一茶杯，去滓温服，不愈更服。

【用药大意】

白头翁治肠之湿热；秦皮清肠胃兼肝经之湿热；黄连、黄柏清肠胃兼肾经之湿热。湿热去而痢自止矣。

【禁忌证】

（1）不喜冷性饮食者不宜用。

（2）喜冷性饮食，但兼有外感发热恶寒之表证者不可用。

（3）白痢不宜用。因系湿胜于热偏于气分之热证也。

【类似方剂参考】

白头翁加阿胶甘草汤：此《金匮要略》治产后痢疾之方。

黄芩汤方第九十九

【方义】

此清热燥湿、止痛止利之方。

【主治】

泄泻或痢疾。但必须具有口苦、喜冷等热证现象。

【药品】

黄芩二至三钱　甘草一至二钱　生杭芍三至五钱　大枣二至四枚

【加减法】

兼呕者，加半夏、生姜，名黄芩加半夏生姜汤。

【煎服法】

水三茶杯，煎至半茶杯，去滓温服。

【用药大意】

黄芩苦寒，清热燥湿以止泻痢；芍药逐血痹以治腹痛；甘草、大枣和中缓急，兼理肠胃之虚。

【禁忌证】

一切喜热性饮食的寒证泻痢绝对禁用。

【类似方剂参考】

（1）葛根芩连汤：此治兼有表证之热性泄泻下利的方剂。

（2）仓廪汤：此治兼有太阳少阳表证之下利的方剂。

黄芩加半夏生姜汤方第一百

【方义】

此清热燥湿，止痛止利，兼止呕之方。也系寒热并用，治泻痢兼呕吐的方法之一。

【主治】

泄泻或痢疾兼呕吐。但必须具有寒热证夹杂现象，如单用热药，则呕吐轻而下利重；反之，则下利轻而呕吐又重等。

【药品】

黄芩二至三钱　生杭芍二至三钱　炙草一至二钱　大枣二至四枚　半夏二至三钱　生姜一至二钱

【煎服法】

水三茶杯，煎至半茶杯，去滓温服。

【用药大意】

黄芩汤治湿热泻痢腹痛，半夏、生姜治寒性呕吐。

【禁忌证】

一切单寒、单热之吐利证不可使用。

【类似方剂参考】

（1）黄芩汤：此治热性泻利之方。

（2）生姜泻心汤：此治寒热虚夹杂吐利之方。

（3）黄连汤：此治寒热虚夹杂腹痛呕吐之方。

理中丸及理中汤方第一百零一

【方义】

此治太阴病肠胃虚寒之方。

【主治】

太阴病，吐利，腹满而痛。但必须具有腹不拒按、脉沉迟无力、口不干不苦、小便清长、不喜冷性饮食等现象。

【药品】

人参二至三钱　炙草二至三钱　生白术二至三钱　干姜二至三钱

【加减法】

（1）脐上筑筑者，去术，加桂。脐上筑筑是脐上跳动，乃肾阳虚，水气不化而上逆之故。去白术，恶其补脾阳；加肉桂，取其温肾阳兼能降逆也。

（2）吐多者，去术，加生姜。呕吐多由于胃气上逆，故去升补脾阳之白术，加温胃降逆之生姜。实践证明，如再加半夏，更有助于降逆止呕之作用。

（3）下多者，还用白术。下多，是由于脾胃虚而兼湿，用白术升补脾阳以止利。实践证明，如下多而兼小便不利

附　录

者，加茯苓更效。

（4）悸者，加茯苓。心下悸，是水气凌心，加茯苓以利水，水行则悸愈。

（5）渴欲饮水者，加白术。脾阳虚，则水不能吸收上输于肺，故渴欲饮水，加白术者，补脾阳以助其吸收也。

（6）腹中痛者，加人参。腹中痛而喜按，是里气虚，故加人参以补之。

（7）寒者，加干姜。因干姜善治肠胃之寒。但寒甚者，桂、附也宜加入。

（8）腹满者，去白术，加附子。腹满宜宽中理气，白术甘能令中满，故去之。

整理者按：理中去术加附子，有四逆加人参汤意。

【制服法】

丸剂倍加药量，共研细末，蜜丸三钱重，早晚米汤送下；汤剂按照现拟的分量，用水二至三茶杯，煎至半茶杯，去滓温服。

【用药大意】

人参、白术、炙草补肠胃之虚，干姜去肠胃之寒。

【禁忌证】

喜冷者忌之（此系热证）；腹拒按者也忌之（此系实证）。

【类似方剂参考】

（1）小建中汤：此治肠胃虚寒，补力较少之方。

（2）附子理中丸：此治肠胃虚寒，热力较胜之方。

416

四逆散方第一百零二

【方义】

此宣达阳气、解除肝郁之方。

【主治】

阳气被寒邪所郁，形成热厥，四肢厥逆，兼寒热往来。但必须具有胸胁满痛，心下拒按，或肝气郁滞，脉沉等。此方治肝气郁滞、寒热、腹痛拒按、脉沉者有效。痢疾兼有寒热证者也有效。

按：仲景原文有"少阴病"三字，根据实践认为，绝不是真正阳虚的少阴病，乃貌似神非的证候。所以《医宗金鉴》云："既无可温之寒，又无可下之热。"正说明这一点。

【药品】

炙草一至三钱　柴胡一至二钱　生杭芍二至三钱　枳实一至二钱

【加减法】

咳及下利者加五味子、干姜；悸者加桂枝；小便不利者加茯苓；腹中痛者加附子；泄利下重者加薤白。

【制服法】

将以上四味药共为细末，作为散剂，每服一钱，每日服二至三次，开水送下。或以所加之药煎水送服。

也可煎汤服：用水二茶杯，煎至半茶杯，去滓温服。

【用药大意】

柴胡升达阳气，故能治寒热往来，胸胁痛满，以及由闭郁形成的厥逆证；芍药和肝，疏通血脉，故能治腹痛痢疾；枳实导滞，治心下拒按；甘草和中，以补正祛邪。

【禁忌证】

恶寒蜷卧、腹痛下利之四逆证忌之。因为这是四逆汤的症状。

【类似方剂参考】

（1）四逆汤：此治亡阳寒证、四肢厥逆之方。

（2）治痢疾的方法：这些方法对于泄利下重有互相启发之作用。

四逆汤方第一百零三

【方义】

此温中回阳之方，专治阳虚内虚之证。所谓阳虚者，即体温低落、机能沉衰是也。

【主治】

（1）太阴病，肠胃虚寒，寒邪较重，下利清谷等证。

（2）少阴病，亡阳，四肢厥逆。

按：以上二病都必须具有脉沉而微、舌无苔而润、不喜冷性饮食等表现。

【药品】

炙草一至二钱　干姜一至三钱　生附子一至五钱

【煎服法】

水三茶杯，煎至半茶杯，去滓温服。

【用药大意】

附子回阳，以恢复其体温；干姜温中，以疗治其厥逆；炙草补中气，兼调和诸药。

【禁忌证】

（1）外感风寒开始，手足厥冷者，不可用。此阳气被外邪所郁，不得外达之证，脉必见浮紧。

（2）麻疹初起，手足厥冷者，不可用。因阳气内郁，尚未达外，必见发热、咳嗽、喷嚏等症。

（3）热性病，神识昏迷，手足厥逆，舌苔干燥，身冷脉微的手足厥冷证，更不可用。因为这是阳极似阴、真热假寒的证候，误用之祸不旋踵。

【类似方剂参考】

（1）通脉四逆汤：此治阴盛格阳、真寒假热之方。

（2）白通汤：此温中回阳兼治头痛之方。

（3）四逆加人参汤：此治阳虚兼气虚之方。

（4）真武汤：此回阳兼镇水之方。

通脉四逆汤方第一百零四

【方义】

此回阳之方，治阴盛于内，格阳于外，或阴盛于下，格阳于上，即古人所谓"真寒假热"证，或"阴极似阳"证。

【主治】

少阴病，下利清谷，手足厥逆，或兼面赤（这是阴盛于下，格阳于上的症状），或兼身热，不恶寒（这是阴盛于内，格阳于外的症状）。但必须具有脉微欲绝、舌润无苔、不喜冷性饮食或索冷水而不欲咽等表现。

【药品】

干姜二至三钱　炙草一至二钱　附子三至五钱

【加减法】

面赤者，加葱白一至二钱；腹痛者，去葱白加生杭芍一至三钱；干呕者，加生姜一至二钱；咽痛者，去芍药加桔梗一至二钱；利止脉不出者，去桔梗加人参三至五钱。

按：本方根据柯氏之意加葱白、人参二味，不但符合方义，实际上比原方只加重干姜有效。我的看法认为，如果不是寒邪直中证，葱白也须慎用，因为葱白或多或少总是散药，对于阴极似阳一证，千钧一发，纯粹温补尚恐不及，岂可使用散药乎！

【煎服法】

水三茶杯，煎至多半茶杯，去滓温服。

【用药大意】

用四逆汤以回阳，加葱白、人参以通脉。面赤者，阳郁于上也，故加葱白以通之；腹痛者，寒痹于中也，故加芍药以行之；干呕者，胃寒上逆也，故加生姜以散之；咽痛者，寒痰结于上也，故加桔梗以开之；利止脉不出者，津液将绝也，故加人参以补之。

【禁忌证】

无外热现象者忌之。

【类似方剂参考】

（1）四逆汤：此治没有面赤身热等假热证之方。

（2）四逆加人参汤：此治阳虚、气虚下利之方。

（3）白通汤：此治寒邪直中下利之方。

（4）通脉四逆加猪胆汁汤：此治阴阳两虚证，寒热并用之方。

人参四逆汤方第一百零五

【方义】

此回阳固脱、生津益血补气之方。

按：此证较四逆汤证险恶。

【主治】

霍乱吐利，或利已止，而恶寒脉微、手足厥逆之症未罢，或吐利未止而身体素弱，或吐利时间较长，或吐泻次数较多。只要恶寒脉微肢厥、不喜冷性饮食等虚而兼寒之证俱见，便可使用本方。

【药品】

人参三至五钱　炙草一至三钱　干姜一至二钱　附子二至三钱

【煎服法】

水三茶杯，煎至半茶杯，去滓温服。

【用药大意】

四逆汤回阳，人参大补元气。

【禁忌证】

凡单纯阳虚气不虚，或单纯气虚阳不虚者，均不可服。因用药上不够完全吻合。

【类似方剂参考】

（1）四逆汤：此治单纯阳虚里寒下利之方。

（2）理中汤：此治肠胃虚寒下利之方。

（3）白通汤：此治寒邪直中下利之方。

（4）补中益气汤：此治单纯气虚下利之方。

茯苓四逆汤方第一百零六

【方义】

此回阳、补气、利水，治烦躁之方。

【主治】

伤寒汗下后，阳虚气虚，水邪不化形成的烦躁之证。但必须具有脉微无力、四肢厥逆及小便不利等蓄水现象。

【药品】

茯苓二至三钱　炙草一至二钱　干姜一至二钱　附子二

至三钱　人参二至三钱

【煎服法】

水三茶杯，煎至半茶杯，去滓温服。

【用药大意】

四逆汤回阳，人参补气，茯苓利水。

【禁忌证】

凡未经汗下，及喜冷性饮食、小便通利之烦躁证，绝不可服。

【类似方剂参考】

（1）真武汤：此回阳利水，但补气之力不甚之方。

（2）四逆加人参汤：此治阳虚气虚但无停水之方。

（3）吴茱萸汤：此治厥阴寒证烦躁之方。

（4）大青龙汤：此治太阳病表寒兼里热烦躁之方。

（5）干姜附子汤：此阳虚烦躁之方。

通脉四逆加猪胆汁汤方第一百零七

【方义】

此治少阴病，阴胜格阳，热因寒用之方。或治阴阳俱虚，寒热并用之方。

【主治】

少阴病，吐下已止，汗出手足厥冷，四肢拘急，脉微欲绝。但必须兼有烦躁，或面赤身热，或有对热性药格拒不受等现象。

按：此证兼有烦躁现象，用本方相当有效，但在时间上多有缓不济急的情况，必须注意。

【药品】

干姜二至四钱　炙草一至三钱　附子三至五钱　猪胆汁

半枚至一枚

按：本方根据实践，当加人参三至五钱更有效，不当加葱白，盖恶其散也。

【煎服法】

水三茶杯，煎至半茶杯，去滓，调胆汁，温服。

【用药大意】

四逆加人参汤回阳补气以通脉，加猪胆汁或益将绝之阴，或引阳药深入阴分，以通其拒格也。

【禁忌证】

单纯亡阳而见手足厥逆、脉微欲绝之症者不可用。

【类似方剂参考】

（1）通脉四逆汤：此治阴盛于内、格阳于外之方。

（2）四逆加人参汤：此治阳虚兼气虚之方。

（3）四逆汤：此治亡阳虚寒之方。

当归四逆汤方第一百零八

【方义】

此温经散寒兼理血络，保护脾胃，助正祛邪，治寒邪直中厥阴之方。

【主治】

寒邪直中厥阴，手足厥寒，脉细欲绝。但必须具有猝被寒邪侵袭厥阴的具体症状。

按：本证曾见有冬季在室外劳动，被寒邪侵袭，猝然少腹疼痛，牵引睾丸，四肢抽搐厥冷，脉微欲绝者。

【药品】

当归二至三钱　桂枝二至三钱　生杭芍二至三钱　细辛八分至一钱　大枣二至四枚　炙草一至二钱　通草一钱至钱

半（陈氏主用木通）

【加减法】

内有久寒者，加吴茱萸钱半至三钱，生姜一至二钱，名当归四逆加吴茱萸生姜汤。

【煎服法】

用水三茶杯，煎至半茶杯，去滓温服。

【用药大意】

桂枝、细辛以散外寒；当归、芍药、木通以疏通血络；大枣、炙草以保护脾胃。

【禁忌证】

（1）兼内寒或久寒者不宜用。因内寒久寒宜加温里药，不宜单用温散也。

（2）单纯内寒或亡阳之手足厥逆证不可用。因此证宜温不宜散，恐阳气被散而虚脱也。

（3）阳气闭郁之四肢厥逆证不可用。因此证宜宣达阳气，不宜温经散寒。

（4）阳极似阴或热深厥深之四肢厥逆证更不可服。因此证宜寒不宜温也。

【类似方剂参考】

（1）当归四逆加吴茱萸生姜汤：此治外寒兼有内寒之方。

（2）四逆汤：此治内寒阳亡手足厥逆之方。

（3）四逆散：此治阳气闭郁四肢厥逆之方。

（4）白虎汤或大承气汤：此治热深厥深或阳极似阴之方。

当归四逆加吴茱萸生姜汤方第一百零九

【方义】

此散寒温里，疏通血络，助正祛邪，治寒邪直中厥阴兼有久寒证之方。

【主治】

寒邪直中厥阴兼有久寒，其症手足厥寒，脉细欲绝。但必须具有猝被外寒侵袭厥阴和久寒的具体症状，如少腹猝痛，阴缩，手足抽搐（这是外寒侵袭厥阴的主要症状），平素不敢服冷性饮食，偶服之或腹痛或吐泻，或喜温恶寒（这是久寒的主要症状）。

【药品】

当归二至三钱　桂枝二至三钱　生杭芍二至三钱　细辛八分至一钱　炙草一至二钱　通草一至二钱（陈氏主用木通）　大枣二至四枚　吴茱萸二钱至二钱半　生姜一至三钱

【煎服法】

水三茶杯，煎至半茶杯，去滓，兑白酒半杯至一小酒杯，温服。

【用药大意】

桂枝、细辛以散外寒；吴萸、生姜以温内寒；当归、芍药、木通以疏通血脉；大枣、炙草以补正祛邪。用白酒作引者，欲其通经活血，助药之力速行也。

【禁忌证】

凡单纯外寒或单纯内寒者均不宜使用本方。

【类似方剂参考】

（1）当归四逆汤：此治厥阴经单纯直中外寒之方。

（2）四逆汤：此治单纯阳虚内寒之方。

烧裈散方第一百一十

【方义】

此治阴阳易的通用方。

【主治】

热性病后，房事过早，症见头重不欲举，热上冲胸，少腹里急，或引阴中拘挛，眼中生花，膝胫拘急者。

【药品】

裈裆一块，约四五寸（近阴处的裤裆布，旧者良。男病用女裆，女病用男裆）。

【制服法】

把裈裆布烧灰存性，每服一钱，日三服，开水送服。或用青竹茹煎汤送下，或用其他适应证的药品煎汤送下。服后小便利，阴头肿则愈。

【禁忌证】

本方并无禁忌证。若无男女劳复的事实，虽有类似症状，也没有使用本方的必要。

【用药大意】

取彼之余气，祛彼之余邪。邪毒从阴部入者，复使从阴部出也。

整理者按：由刘渡舟先生主编、光明日报出版社1987年3月出版的《伤寒论讲解》第461页有这样一段记述，值得参考："关于阴阳易之病是否存在，烧裈散是否有效，历代医家都有所探讨，至今也未成定论。据山西省中医研究所已故名医李翰卿先生1963年介绍，此病确有，用本方也确有疗效。李老以典型病例六七例，说明本病临证特点有三：一是头抬不起来，即'头重不欲举'；二是少腹拘挛疼痛并牵引外阴拘挛；三是全身乏力，倦怠少气。治疗使用烧裈散，皆已获效。李老的经验之谈，很值得重视。"

枳实栀子豉汤方第一百一十一

【方义】

此导滞清热，治劳复、食复之方。

【主治】

伤寒大病瘥后，因过劳或伤食致身热，心烦不眠，心下拒按。但必须根据过劳或伤食的事实，以定劳复、食复或劳而兼食之名称，根据脉象的浮、沉、虚、实决定诸药的运用轻重或取弃标准。因为单纯劳复没有心下拒按之证，即没有使用枳实的必要。

【药品】

枳实钱半至二钱半　栀子二至三钱　豆豉二至三钱

【加减法】

宿食较重者，如脐部拒按、大便不利，加大黄一至二钱。

【煎服法】

用水三茶杯，煎至半茶杯，去滓温服。

【用药大意】

栀子、豆豉清表里之虚热；枳实导肠胃之积滞；大黄推陈致新，通利大便。

【禁忌证】

身热、心烦、腹拒按三种症状缺一则不可使用本方。脉较弱者枳实、大黄宜慎用。

【类似方剂参考】

小柴胡汤：此治病后更发热之方。

427

牡蛎泽泻散方第一百一十二

【方义】

此滋阴清热、逐水消肿之峻剂。

【主治】

热性病后，腰以下发肿。但必须具有大小便不利、形气较实、脉象有力、喜冷性饮食等现象，方宜用之，否则即会犯虚虚之戒。慎之！慎之！

【药品】

牡蛎　泽泻　蒌根　蜀漆（暖水洗去腥）　炒葶苈子　炒商陆根　海藻（洗）各等份

【制服法】

共研细末，每服一钱，米汤送下。小便利者止后服。

【用药大意】

牡蛎、蒌根滋阴清热，其余诸药逐水消肿。

【禁忌证】

病后饮食减少，大便溏泻，腰困腿酸，脉象无力，喜温恶寒，为脾肾虚寒之证，虽同样的发肿，绝不可服。不可与有甘草的药同服，因甘草与海藻相反也。

【类似方剂参考】

（1）金匮肾气丸：此治腰酸腿困、喜温恶寒、肾阳虚发肿之方。

（2）四君子汤加减：此治饮食减少、大便溏稀、脾虚发肿之方。

竹叶石膏汤第一百一十三

【方义】

此治病后热邪未尽，津液已伤，气逆欲吐，补虚降逆、清热生津之方。

【主治】

热性病后，身热不退，欲呕。但必须具有口渴、喜冷、脉虚等症状。

按：此证之身热，与使用小柴胡汤及枳实栀子豉汤之身热完全不同。后二方之身热，都是热止后复发之证，此证之身热，系病虽减轻但身热绵绵不休。

【药品】

竹叶二至三钱　生石膏二至三钱　半夏钱半至二钱半　人参一至二钱　甘草五分至一钱　粳米一至三钱　麦门冬一至二钱

【煎服法】

水三茶杯，煎至半茶杯，去滓温服。

【用药大意】

竹叶、石膏、麦冬清热生津；半夏降逆止吐；人参、粳米、炙草补中气之虚。

【禁忌证】

凡没有身热、口渴、喜冷、脉虚、呕吐等任何一症者不可使用原方，应随症加减。

【类似方剂参考】

（1）小柴胡汤：此治热病后身热欲呕，偏于和解外邪之方。

（2）六君子汤：此治没有热证而虚赢少气、欲吐之方。

李翰卿语录 220 则

病机挈要

1. 燥证，喻氏谓属热，沈氏讲属凉，其实，他们所说到的都是燥证的一个方面。故吴鞠通、俞根初都指出，燥有热燥、凉燥之分。其机理喻以蒸笼，如水火不偏，则熏蒸而无燥；如火盛水少，则无气为热燥；水多火微，蒸不起气来为凉燥。临证必须有此两种概念，则易分析，但仍凭见证为依据，方能无误。

2. 四损者，气虚、血虚、阴虚、阳虚是也。杨栗山所谓气血两虚、阴阳并竭是也。大劳、大欲、大病、久病、老人、产后、先天不足、后天失调是其因。气虚者，真气不足也，其症气不足以息，言不足以听，或欲言而不能；血虚者，真血不足也，其症通身萎黄，两唇白，或素有失血之证；阴虚者，真阴不足也，其症肌肤甲错，五液干枯；阳虚者，真阳不足也，其症厥逆，下利，肢体畏寒，口鼻气冷。单虚者单治，兼虚者兼治，虚而兼寒者温而补之，虚而兼热者清而补之，虚而兼实者须审其标本、先后、缓急、多少随机而治之。

3. 仲景说：太阳病欲解时从巳至未上。巳至未就是北京时间上午9时至下午3时。这个时间正是阳气最盛的时间。太阳病本来是风寒损伤了卫阳的证候，故遇阳盛之时卫阳有所帮助，故能自愈。我的看法，这不是绝对的，不可完全依靠，只可作为治疗本病的有利条件之一。

4. 虚热证是虚而兼热或兼火的证候，亦称之为虚火，非单指阴液不足，阳气相对偏盛的虚性亢奋病理状态。其形成，或因虚而生热，或热久致虚，或体虚兼患热证。临证证候与火热证相同，其主症为烦热，口渴喜冷饮，但服清凉泻火药不效或反加重，只有用滋阴养血生津，引火归原，或甘温除热之法方效。如伤寒后期竹叶石膏汤证，阳明经病人参白虎汤证，口糜龈烂之甘露饮证及十味地黄汤证，咽痛之养阴清肺汤证等。

5. 头不痛项不强，便知非太阳证；但头痛不项强也非阳证，如项强痛反不恶寒，脉不沉，不可谓非太阳病。太阳病以头项强痛为提纲。

6. 结胸是伤寒误用下药而成的胸腹硬痛的证候，分为大、小、寒、热、水、血、痰、食八种。其中胸腹不按自痛，按之更痛者，为大结胸；心下按之则痛，不按不痛者，为小结胸；兼不热、不渴，小便清白，为寒结胸；兼烦渴便闭，为热结胸；兼怔忡，头汗，无大热，揉之有水声，为水结胸；兼漱水不咽，喜妄如狂，大便黑，小便利，为血结胸；兼脉滑喘嗽，为痰结胸；兼气口脉大，为食结胸。

7. 人参白虎汤之"背微恶寒""时时恶风"，非谓之表不解，乃因内热太盛，自觉室温较低而有背微恶寒或时时恶风之感觉。

8. 胸背腰痛，皆有因痰者。痰者，痰饮也，为水湿不能吸收所致，脉多带滑象。同时，痰饮在胃即呕，在上则眩，在心则悸，在背则冷，在胁则胀，在肺则咳喘，在胸膈则满闷短气，郁于经络则麻木偏枯。若忽患腰背胸胁牵引痛，走而不守者，即可考虑痰。但痰与风要加以鉴别，从体质上、脉象上和患者每感痛处有寒凉重着的感觉等，稍加留意，不难辨认。

辨证心法

9. 辨证要结合整个证候群进行综合分析，不要单凭某一症状。如伤寒的证候群和温病的证候群好辨，假如单凭一"恶寒"症，究竟属风、属寒、属湿、属热，如何能认清呢？因此，辨证一定要注意四诊合参，综合分析，方不致误。

10. 若表里证俱在时，症状是区别表里多少的关键；虚实证俱在时，脉色、腹诊相结合是区别虚实多少的关键；但对大实如羸状或至虚有盛候的患者必须按腹，若腹满硬痛拒按则为实，腹软喜按者为虚。

11. 寒热真假之辨别关键，一在于舌苔的干燥与否，二在于口渴喜冷与否。真热假寒，必见舌苔干燥，口渴喜冷；真寒假热，则舌苔多润滑，口虽渴而不喜冷饮。当明辨之。

12. 虚火上逆（炎）有两种情况，一是阴虚，须用滋阴降火；二是阳虚（虚阳外越），须用引火归原。阴虚水不济火而致虚火上炎者，小便必黄赤，脉必兼数，兼见面赤、唇红或口鼻出血、齿痛、齿衄等症；如系虚阳外越者，为阴盛龙雷之火浮越，亦现面赤、口渴、烦躁等热象，但口虽渴而不欲饮，小便必清长，脉沉小兼迟或浮大无根（尤其须注意右迟之脉），更有下肢发凉的见症。二者性质不同，当明辨之，不可误人。

13. 伤寒是百病的基础，伤寒之方，通治百病，善治伤寒者，杂证自易，确实如此。例如，承气汤不是单纯治伤寒的，当归四逆汤也不是单纯治伤寒的。曾用承气汤治腹泻、痢疾、失眠、昏迷、咳嗽、发热、郁证、虫证、瘀证、痰证、火证、湿证等病证，均取得良效，特别是一些危急重证，用之更是得心应手，往往一剂承气，即可救危难于既倒，使病人转危为安。日人用当归四逆汤治疗冻疮，我曾用桃仁承气汤治疗宫外孕……均说明一个道理，即伤寒为百病之基础，伤寒方通治百病，关键在于掌握伤寒每一方剂之功能、主治病证和应用规律，临证运用，才会得心应手。

14. 小儿之热，如手心热盛，多为肠胃积滞，每以保赤万应散开泄之而愈；如手背热，多系（或兼）表证，宜疏风清热，发散清解之。

15. 高热证要注意其兼表、兼里各个方面。兼表者，多无汗，间有恶寒；兼里者，必大便秘，腹胀痛拒按。前者宜汗，后者宜下，看证无误，才能取得效验。

16. 战汗一症，多出现于外感热病病程中，为邪盛正虚之时，突然出现战栗，继而全身汗出，是正邪交争之象。有战后脉静身凉而愈者，此为正盛邪去，有战栗而不汗出者，或战而汗出不泽者，或战而汗出太过者，均属正虚之危象。若战而汗出太过，来复汤、既济汤可急用之；战而不汗者，可啜温水以助之，必要时可助以强心剂；汗不止，脉仍大者，以葡萄糖之类辅佐之。热性病过程中，若突然肢冷、脉伏，即应考虑战汗之先兆，做好救治准备。

17. 湿，有寒湿、湿热，有在表、在里，有在上、在下之分，但都必须以湿为主，寒热只属兼证，居从属地位。如若热胜于湿，寒胜于湿，则不在湿证范围。必须明辨其主次，这是诊断中的一个关键之处。

18. 痰证，要辨别寒热虚实。热痰黄而口渴，溺赤，用竹沥、胆星有效。若病垂危之喉间痰鸣者，忌之。此属虚痰、寒痰之属，因三焦火衰，土崩水泛所致，《医学从众录》

中风篇曾论及，可参阅之。

19. 太阳头痛大部分为后头部疼痛，但根据临床，也有前头部痛者，因为太阳经脉起于目内眦，上额交巅也，但必须具有发热恶寒、项强脉浮等方能正确，因为这是感冒风寒的表证。

20. 阳虚兼外感风寒者，宜用麻黄附子细辛汤治之。但要考虑夹杂的主次，是阳虚为主稍感风寒，还是外感为主稍兼阳虚。前者附子多用，麻黄用量宜少；后者，则按麻黄附子细辛汤原比例用之。如病情稍久，可改用麻黄附子甘草汤，必要时还须加入人参。所以临床必须细心体会分析，方能用之妥当。

21. 循衣摸床，撮空理线，也属于肝风内动之范围，有实有虚，从全身证候、舌苔脉象综合分析，实者宜下，虚者大小定风珠之类可选用。

22. 亡阳有二，一种为亡阳厥逆，一种为阳气飞越。亡阳惊狂，卧起不安者，属于后者。这种阳气飞越，以阴虚不能潜阳者为多见，临床见症，必须有脉数、喜冷之阴虚现象，如属下寒迫阳上越者，必须从实际证候上体验才对。

23. 腹满身重，难以转侧，有属湿者，也有属热者。如阳明篇内白虎汤证，即有腹满身重难以转侧，必须综合舌苔脉象及全身症状分析，才能诊断无误。

24. 吐衄为热伤阳络所致，但热须辨实热、虚热。如突然发病者，体壮实者，脉象有力者，夏季之时发者等，多为实热，症见舌苔黄、口苦、便秘等，便为确据。另一种，久病者，或热病之后期者，脉虚数者，平素有阴虚情况者，即应以虚火论治。

25. 升阳之药，什么时候可用呢？如带证、崩漏、腹泻日久，导致清阳下陷者。又治头部之病，用升阳药的机会多，但脑充血者忌用。用药方面，都要抓住它的适应证和禁忌证，才有把握。

26. 喘无善证。喘之陈发者，以虚证为多。

27. 费绳甫有一治胃火郁结之案，甚佳，当细心留意体会。临床上遇到口吐冷沫之症，当然应以寒断之，可问题在于用温药而更盛，此时又不能用苦寒，所以滋胃阴以清胃火，实属良法。但我们不能因为有此案而怀疑吐冷沫之症。开始用药寒热乱投，常致影响以后用药，所以开始用药不宜太乱，用量不宜过大，即是这个道理，当注意之。

28. 消化性溃疡，一般应采取芍药甘草汤加减治疗。曾治一例，因其遇冷即发，用芍药甘草附子汤好转。所以，临证用药，不能拘于常法，而应细心辨证。

29. 曾治一西医认为是麻痹性肠梗阻之病人，经诊为虚寒夹实之证，融合黄龙、温脾、大承气之意，一剂即减轻。再诊，右脉稍有力，左脉沉，此为兼有郁结，再加香附，一剂则梗阻现象基本解除。

30. 痢疾初起兼热者，多为表热，葛根等为必用之药。曾治一小孩，9 岁，患暴发型痢疾，因兼表热，给以葛根芩连汤加银花、连翘，一剂即热退。一般如系热痢、白痢，用白虎汤，赤痢用白头翁汤（不兼表证）加减。便涩的加大黄以疏通之，亦为治痢之要则。

31. 凡泻证，泻前即痛，泻后痛止者，此为有夹实的征象，治宜补中寓泻。如系胃苓汤证，亦须少加入大黄、枳实方可。

32. 曾遇一例再障贫血，审其证系肝气郁结，用逍遥散治之好转。凡遇再障贫血，应从肝、脾、肾三个方面辨治。

如脾的方面，血为水谷之精气，由脾胃所化生，若脾胃伤，何以生？但导致脾胃受伤不能生血的原因又是什么，需要进一步辨识，找准这个原因，即可治好。上述从肝论治用逍遥散，仅系一个方面。

33. 曾治一失眠患者，多时不愈，诊之发现下腹部有压痛，考虑为瘀血，用桃仁、赤芍、枣仁、茯神等，予数剂，显著好转。此失眠之由于瘀血所致也。

34. 痹证昼轻夜重者，阴邪在阴分也。遇风雨阴晦而甚者，此阴邪犯阳分之证也。得暖遇热而甚者，此湿热伤阴之火证也。体重者，为感湿之着痹证也。用散风除湿之行痹方而不效者，属寒湿之证。痛处发红，按之热者，为风化为热之证也。

35. 痹证，其在皮脉者易治，在筋骨者难已。五痹日久入脏，其人中虚者，难治多死；五痹日久，不见五脏痹之症状者，为脏实不受邪，易治。

36. 痹证大抵知痛知痒者易治，不痛不仁者难医。入脏者死，留连于筋骨之间者，痛久难愈，留于皮肤之间者易治。

37. 虚劳须分阳虚与阴虚，其共同点为盗汗、脉数、经闭、咳嗽等症，不同点为阳虚畏寒，不喜热饮，阴虚畏热，口干口渴，喜饮，当辨别清楚。

38. 数脉有虚有热，数而无力为虚，虚劳之证脉皆数，其中数而有热象为阴虚，数而无热象为气虚。临证遇数脉，宜详辨之。

39. 大脉属虚（大虚有盛候），当结合病史及临床见症加以分析，如属热盛者，即白虎汤证的一面，当不难辨认。这种脉象，老年患者居多，或久病之后亦可见到，不论阳虚、阴虚都有，尤当细加辨之。

40. 真武汤，用治喘证、咳嗽、气短、心脏病等，辨证着眼点在于有水气而属寒性者，用之即效。本方为治阳虚不能化水而设，虚者应加人参，临床如见浮肿不得卧，小便不利，畏凉喜热者，皆可用之。

41. 乌梅丸证之特征即上热下寒，如发现呕吐蛔虫，心中痛热，气上冲胸，并有腹泻，即属此证，细心体会，不难辨识。久痢之寒热夹杂者，亦可用之。曾治一胆道蛔虫症，疗效很好，但必须符合上述证候特征，才会有效。

42. 伤寒论小建中汤小柴胡汤条，阳脉涩，阴脉弦，法当腹中急痛者，先予小建中汤不瘥者，小柴胡汤主之。这两种证候常易混淆，示人以腹痛胀之证候，须先分清这两个方面，前者属于虚寒，后者属于肝气不舒，即小柴胡汤去黄芩加芍药之意，非叫人先用小建中试之，而后再用小柴胡也。

43. 补中益气汤治中气下陷变生诸证，问题在于什么是中气下陷，我们如何去辨识它，只有辨清是中气下陷，用之才效。如临床见到久泻、久痢、脱肛、子宫脱垂、胃下垂、崩漏不止、白带日久而多、小便多而频等，都可首先考虑是否中气下陷，再审其全身症状，必有倦怠懒言，多汗，气短，脉虚，或大而无力，则不难辨识。

44. 礞石滚痰丸主治顽痰怪证，应用目标为体格壮实，有热，口苦，痰黏稠，便秘者，脉象必沉滑而有力，舌苔黏腻。至于控涎丹，为逐饮之剂，无此证之热象，痰为清稀者宜之。

45. 升麻葛根汤，宜于麻疹将出未出之际，而伴有腹泻者宜之。其表证常兼有目痛鼻干不得眠，口稍渴。阳明热甚者禁用。无下陷之机者，亦勿用。至于发斑者，宜犀角化斑汤，勿须透表。疹则必须透达，故多宜升散之剂。

46.月经痛连乳胀痛者，多属肝经，兼腰困者，多属肾。前者逍遥散加减，后者川断、杜仲等选用，但临床多混合出现，孰轻孰重，用药当权衡之。

47.曾治一女性患者，呕吐较剧，饮食入口即吐，伴有月经过多疾患，左脉沉，已20天，胃部尚有拒按、便秘。此病为肝郁导致胃气不降，为寒热虚实夹杂之证。仿干姜黄芩黄连人参汤之意，加半夏、当归、大黄、旋覆花、代赭石等品，效果很好。

48.白带一证，总的来说不外乎湿热、寒湿郁结几个方面，问题在于我们如何辨其性质，这就需从全身症状来鉴别。如兼胸满、胁胀、嗳气、寒热，脉沉弦（尤其左脉），即可考虑肝郁的一面，同时肝郁可影响心，又可影响脾，临床务须随机应变。例如，用逍遥散时，如有心悸失眠、血虚诸症之时，可合归脾；有肝热之征时，宜加丹栀；如日久，又兼肾虚者，可合六味。必须是审证明确用之才有效，否则乱用妄用是不会有效的。

49.黄带，为妇科常见的证候。傅青主有易黄汤的方子，然黄带也有不同情况，究竟哪一种黄带适用易黄汤呢？以药测证，当为子宫有湿热，兼脾肾两虚者，可以用之。同时，不是脾阳虚而是脾阴虚的情况下可用，症见带如浓茶，气味臭秽，饮食减少，不喜燥热，腰困带多。

50.病情是复杂的，寒热虚实常交互出现，临床须在这些方面多留意。如曾治一妇女产后之病，表现为呕吐、腹泻、口苦、胃脘有压痛，平素是虚寒体质，当然产后为虚，腹泻为虚象，兼有体质偏寒，拒按为实，口苦为热，证情是复杂的，给以人参补虚，干姜温中祛寒，半夏止呕，大黄去其实兼清泄其热，一剂即愈。

51. 一产后病患者，系剖腹产，产后腹胀，经西医检查，为继发性肠梗阻。经会诊，发现两个特征：一是吐痰清稀量多；二是腹虽胀，无明显拒按，鼓肠较剧，微热。拟方二陈汤加莱菔子、大腹皮、柴胡、桃仁、益母草等，服后即减轻。又治一例产后鼓肠，审证系瘀血，拟归、芎、桃仁、乳、没、腹皮、台参，亦治愈。因无明显寒热，故药亦不用温凉之品。总之，必须抓住主要环节，用药恰如其分，自然见效。

治法撮要

52. 治病必须找到其根源，不能头痛医头，足痛医足。如一人舌质红，用滋阴之法而不愈，诊之脘腹拒按，并无其他阴虚症状，以消导之法即愈，一月经闭止者，曾用大承气而愈，一神昏谵语者，亦以承气而愈等，均是认定病因均在肠胃，所以取效的。

53. 对一症的治疗，必须了解它的产生原因。如治疗发烧，不能单纯退烧，要了解烧是怎样发生的，如系表热，则予解表即愈，如系阴虚，则必须滋阴才会取效。假如一味地退热，不究其原因，就达不到治愈的目的。《内经》言："治病必求其本。"即是这个意思。

54. 治病要结合病机，关注病变趋势。病情向纵深发展者，可以阻截之；向愈的阶段，可以诱导之。如肝炎久治不愈，即有向肝硬化转变的趋势。为什么会硬化呢？因津液受伤，脉络阻滞的结果。如何阻截呢？滋阴养血通络等法是也。考虑其肾虚者，更当滋肾，当然亦须避免色欲，戒酒，以免重伤其阴。

55. 治病当结合气候环境不同而施治。例如在久旱无雨的干燥气候下，明明需要宣透，但用药就不能过分温燥；反之，在淫雨缠绵的湿润气候之中，纵然需要滋阴，用药也不必过度濡润，否则对于疾病是有害的。

56. 表证，遇有表寒、表热不明显，或似是而非之际，用药宁可偏其凉而不可偏其温。

57. 温病邪在卫分的主要治法是辛凉解表，但在恶寒重、发热轻、无汗、头身痛、舌苔白、口渴不甚的情况下，亦有用辛温解表的时候。例如春温之用荆防解表汤，阴暑之用三物香薷饮，凉燥之用杏苏饮等。

58. 表证汗解是千古不易的定法，但不管内部有无兼证，片面地进行发汗，不但不能达到应有的效果，反而有汗不出或使病情加剧的可能，所以发汗之法也必须根据一定法则，不是随便使用的。

59. 伤寒病愈后气虚津液未复，余热未尽，而有喜冷、少气、欲呕等现象时，最忌一般温补药品，如人参、黄芪等药，因为这些药品虽能补虚，但不能清热，最易留邪为患。

60. 伤寒病解后，周身发热，汗出即解，须臾又热而汗，如此多次，汗出如洗，目上窜不露黑睛，寒热往来，气喘，怔忡，气虚不足以息，以及左脉微细，按之即无，属肝胆虚极，肝风将动，元气欲脱之证，药重用山萸肉30~60克，方用来复汤。

61. 治内伤时要考虑到有无外感，治外感时要考虑到有无内伤。如有夹杂，要考虑其孰轻孰重，孰宾孰主，治法上或先表后里，或表里兼顾。只有辨清夹杂，审清其主次量比，对证下药，才能得当。

62. 甘温除大热，其热为内伤热，而非外感热，内伤与外感之区别，均可作为其鉴别的依据。又，甘温所除之热为虚热，而非实热，其脉象以虚而大为特点，手心烧（应与阴虚、停食之手心热相区别），伴有倦怠（须与清暑益气汤证区别，从时令上区别）等特征。须综合分析，细心体会，方不致误。

63.滋阴剂应用一个阶段后，须回头用补阳之法一二次，然后再继续用滋阴，则阴复反能增速。同理，回阳剂用一个阶段之后，改用滋阴剂一二次，再接着用回阳之法，则阳升更旺。此阳生阴长、阴阳互根之意也。

64.热自足直冲股内，上入腹中，为肾经火旺证，治宜滋肾丸或知柏地黄丸。

65.气有余便是火，故理气可治火证。

66.眼花，两目干涩，属肝伤血少证者，治宜和肝养血，方取逍遥散。

67.高血压，肥人，可考虑痰的一面。遇有热象，用寒药而无好转者，应考虑滋阴的一面。肺气清肃，肾水充足，方能涵木，肝火之逆自可好转，故治之法，当滋肾水、平肝木、利肺气。便秘者，须兼泻法，避免精神刺激，忌食辛辣之品。

68.治痢久滑脱、脱肛，虽有脓血，但无里急后重者，治宜温中补虚，涩肠止泻，方用《局方》真人养脏汤，很有效。但对初期之痢，不宜早用补涩，应推荡之，同时要注意表证之有无，如有表证，必须先解表。治白痢须从气分用药，治赤痢须从血分用药。

69.脉与证不合，而欲吐不吐，欲泻不泻，腹中绞痛剧烈者，委中、曲池放血，放十宣，很有效。

70.痹证当早治，不当迟治，迟则易成为入脏之死症。

71. 痹证初起，三气未行热化者，仍按治三气之法治之。治行痹，以散风为主，御寒利湿辅之，再参以补血之剂。盖治风先治血，血行风自灭也。治痛痹，以散寒为主，疏风燥湿辅之，再参以补火之剂，盖非大辛大温之品，不足以释其凝寒也。治着痹，以利湿为主，祛风解寒仍不可缺，再参以补脾补气之剂，因脾强可以胜湿，气足自不顽麻。

72. 痹证失治，邪郁病久，风变为火，寒变为热，湿变为痰，又当于通经活血疏散邪滞剂中，再参以降火清热豁痰之品。

73. 治痹总以通经活血、疏散邪滞之品为主，随所感之气、邪之轻重及见症之寒热虚实，而加以对证的药品。

74. 虽云痛无补法，然病久痛，伤及元气，非补气血不可，参芪术地，随证用之，不必拘于痛无补法。

75. 初潮提前属先天禀赋薄弱，血未充盛，气不摄血者，用人参养荣丸。

76. 产妇乳头生疮，汗出疼痛难忍者，名垢乳，用鹿角9克，甘草3克，共为细末，用鸡子黄和之，置铜器内炙热，敷于乳头并固定，每日2次。

77. 治产后青肿，以干漆、大麦芽等分为末，铺于青瓦中，干漆一层，麦芽一层，如此重复至满，盐泥封瓦，煅赤，研末，酒送服6克，并治产后诸证。

78. 产后血晕预防：妊娠五月、七月服安胎饮，至八月、九月再加大腹皮、黄羊脑，元气虚弱者服八珍汤，临产服保生无忧散，或预烧红炭投醋内置产床，以醋涂口鼻。

79. 久病有邪者正必有虚，不攻其邪正气必伤，故攻邪为治久病邪实者之要法，然攻之太过则正必不支，故攻邪时应务求其缓。如气虚而有风邪外客之久病者，欲用防风3克时，只可用至 0.6~0.9 克；大便秘结者，若欲用大黄 9 克时，只可用至 1~2 克。否则非但邪气不除，亦且正伤，病邪难除耳。所以，治久病邪实者，只可求其缓。

80. 湿性趋下易袭阴位，故湿邪为病在妇科可见带下量多，经前泄泻，经前后浮肿等。湿证与热证兼见者为湿热证，其治法为清热除湿，分别湿与热之轻重主次不同，清热除湿偏重不同。除湿有健脾燥湿、温阳化湿、利水渗湿之分，温阳化湿为寒湿证治法，然对于湿热证之湿邪偏重者，以祛湿为主，清热为辅。祛湿之中温阳化湿不可或缺，因湿为阴邪，易阻遏气机，损伤阳气，况清热药必寒凉，而温阳化湿则有助于湿祛从速，并可防寒凉太过。

方药心得

81. 凡用药之前，首先应该一分为二地考虑其效果，即既要考虑到其正面作用，亦要考虑其负面作用，究竟会否发生别的问题。如果用热药，寒证虽宜，但容易伤阴，或引致肝阳上逆；用寒药，热证虽宜，却易伤人之阳。因此，不要因某药有效而过量或连续多用，而应掌握好度，中病即止，见好就收，方不致出现负面作用。

82. 药品的作用必须弄清楚，用量也是治疗的关键，同样的病证，同样的处方，有的见效，有的无效，就是用量上的问题。所以要学习，须从头做起，先弄清药物的性味功效、用法用量及配伍规律，庶几临床加减应用，心中有数，头头是道也。

83. 用药须考虑三个方面，一是正面作用；二是反面作用，也就是用药后有什么副作用，有多大，如何补救和防止；三是和同用药的关系，有无矛盾和相互影响。用方也是一样，同样要注意三个方面，即主要作用、方中药物配伍的相互作用、副作用。只有掌握了所用方药的上述三个方面，应用才能正确无误。

84.驱邪药能除邪，补虚药能扶正，然药皆有毒，过则生病，故《内经》有"无使过之，伤其正也，气增而久，夭之由也"的警句。至若病久，虚实寒热夹杂证尤多，或寒，或热，或补，或泻，用药稍有不慎则过之，故不可乱施药饵，若少服或间断服用，针对其虚、实、寒、热治之，候其气之来复，自然可愈也。

85.补药之用，如异功散之有陈皮，归脾汤之用木香，意在行补药之滞。所以，用补药时，一定要注意反佐一些行气之品，以防滞腻。

86.治外感病，每用荆、防、羌、独。一般发散用荆、防为主，身痛者以羌、独为主，上半身痛用羌，下半身痛多用独，恶寒无汗而喘者，用麻、杏，兼热者加生石膏。如需用辛凉解表，只要无汗，也可以用荆、防，不过须结合连翘、薄荷、竹叶等同用之。麻黄、石膏配伍，亦成辛凉，如大青龙汤都属之。又如虚者无汗，配合党参用之。总之，用药当灵活掌握之。

87.童便，咸寒，滋阴降火，凡属各种上行之出血，由阴虚所致者，皆可用之。如系实火，类似于泻心汤用大黄之意。

88.白术为补脾之正药，陈氏说过，术能补脾之阴，又能益脾之阳。欲补脾阳宜炮用，补阴可用生术，欲补气白术合党参，欲胜湿白术合云苓，欲行气白术合陈皮。所以，四君子汤既为补气药，又为补脾方也。

89.石膏之清热，为清燥热，厌烦口渴饮冷之证宜用。

芩连之清热，为清湿热，大热、口不太干燥而口苦、苔稍腻者为宜。

90. 甘草有和胃、解毒、泻火、补中等功用。遇用药时，需顾护胃气者，可炙用；需泻火解毒者，可生用。

91. 紫河车本身偏于补肾阳，如欲其滋肾阴，则必须配伍滋阴之剂，如麦味地黄丸、知柏地黄丸等。

92. 海螵蛸之止崩漏，当注意以下问题：①因血热妄行所致者，不宜用；②因气虚不能摄血所致者，用之无效；③因瘀滞所致者，不宜用。其所适应者，为肝肾阴虚，冲任不固之崩漏，宜合茜草用之。海螵蛸又有去寒湿之作用，故又用于带下之证属寒湿者。

93. 天麻治眩晕证多用之。但眩晕的原因不同，如血虚之晕，宜养血平肝；阴虚肝阳上升者，应滋阴平肝；如邪热炽盛，引起肝风者，又须清热降火。唯肝风夹痰湿者，天麻始为相宜。天麻辛燥，功能祛风燥湿化痰，所以火盛者、阴虚者均应慎用。

94. 有寒热往来之症，不一定完全用柴胡，但用柴胡时，必须以寒热往来为主症。如桃仁承气汤之用于热入血室，可以将桂枝改为柴胡，效果很好。所以必须细心辨证及掌握方剂之主要精神，临证才能运用自如。又如用柴胡时，夏季多并用连翘、银花，或者不用柴胡，疟疾夹痰湿者，用柴胡于平胃散中很好。

95. 山萸肉主治之证有八：①肝肾不足，腰酸眩晕，阳痿遗精，小便频数。②女子月经不止。③大汗亡阳虚脱。④止老人尿不节。⑤大能收敛元气。⑥肝虚自汗。⑦肝虚胁痛腰痛。⑧肝虚内风萌动。

96. 丹参主治之证有十：①月经困难。②经闭癥瘕。

③产后恶露不尽及瘀滞作痛。④消肿止痛。⑤乳痈初起红肿疼痛。⑥热病伤营，心烦不寐。⑦腰脊强。⑧脚痹。⑨破宿血，生新血。⑩安生胎，落死胎。

97.麻黄发汗解表，医家言其为诸药之首，然其用于临床亦有不见发汗者，亦有少量用之而大汗不止者，综其原因有三：①新鲜者发汗作用强，陈久者发汗作用弱，甚或无发汗作用。②气虚、阴虚证发汗作用强，风寒闭郁至甚者发汗作用弱。③热证发汗作用强。

98.麻黄宣肺定喘，医家言其为诸药之首，然其用于临床有有效者，有加剧者，综其原因有二：①风寒闭郁，肺气不宣之咳喘其效甚佳。②肾不纳气之喘和肺气虚的喘用之必甚。曾治一咳喘难止之患者，先予诸种定喘止咳方无效，后邀余治，诊为肾不纳气，予金匮肾气加蛤蚧，某医恐其无功酌加麻黄无效，及至改为去麻黄后愈。

99.白术：有健脾燥湿、补气安胎之功，为补脾正药，临证用之，欲运多于补则生用，欲补多于运则炒用。本品不宜炒焦，炒焦则伤脾增胀。

100.西洋参：苦、微甘，寒，补肺胃之阴，降火生津，凡肺胃津虚有火者用之。可用人参配麦冬或生石膏代之有同样效果。

101.百草霜：止血消积，主治吐衄、外伤出血、齿衄、脏毒下血、妇人崩中、食积泄痢及肠鸣泄泻。本品能止血但无益肠胃，救标则可，治本则非，故不宜多用。

102.泽兰：活血化瘀，通经利水，能舒肝脾之郁，不寒不燥，行而不峻，为妇科调经之要药。

103.胆矾：酸、辛，寒，有毒。用本品治重证沙眼时，以本品小块平面快速擦过，隔日1次，3次即愈。

104. 玳瑁：甘、咸，寒，可解岭南百药毒、蛊毒及一氧化碳中毒。

105. 党参：补中益气，生津养血，健脾运而不燥，滋胃阴而不湿，润肺而不犯寒凉，养血不偏滋腻，鼓舞清阳，振动中气，而无刚燥之弊。凡表证未解，中满邪实者忌用。

106. 草蔻、草果：二药辛温，皆治寒湿，草蔻偏补，用之不宜过多，恐助脾热，伤肺损目，草果偏消。

107. 桂枝：能升能降，升大气，降逆气，孕妇慎用，因胎前多热，恐胎堕。

108. 荆芥：风邪郁于上之头痛多用穗，炒炭入血分止血，单用治风在皮里膜外，症见肌肤灼热，头目昏眩，咽喉不利，身背疼痛，与防风同用兼治风入骨肉。

109. 防风：通治一切风邪，为风病之主药。临床常与多种药物配伍，治疗各种风证。与南星同用，能治破伤风，如本事玉真散。与荆芥同用，能治时疹血风和皮里膜外、骨肉全身之风，如荆防败毒散及其他一切散风之方，不过兼寒者，配合苏叶等辛温之品，兼热者，配合连翘、薄荷、桑叶等辛凉之品，兼食滞者，配伍神曲、麦芽等消食之品，兼痰者，配伍陈皮、半夏等祛痰之品，兼疮毒肿痛者，配伍银花、连翘等解毒之品，更为有效，如不谢方"风寒温散剂""风热凉散剂""风寒夹食剂""风寒夹痰剂""连翘败毒散"等方剂，都属这一类的例证。与苍术、白术、防己等药同用，能治风邪兼湿之证，如海藏神术散、白术散、不谢方"风寒夹湿方"等即是。与黄芪同用，能治卫虚兼风之自汗证，如玉屏风散便是。与羌活同用，能散太阳经之风寒，治头痛项强，一身疼痛，发热恶风寒，或有汗或无汗，如九味羌活汤等方即是。

110. 黄芪：补气升气，止痛生肌。气陷者生用或伍升麻、柴胡；中虚者炙用或伍人参、白术；虚甚者配人参，防热则再伍知母。

111. 升麻：透疹解毒宜多用，升阳举陷宜少用。

112. 柴胡：和解寒热，升举阳气，疏肝解郁，可解伤寒少阳证，热入血分之寒热如疟证，及小儿食积、午后发热等证。退实证寒热宜多用，升阳解郁宜少用。

113. 桑叶：疏风清热，凉血明目，并滋肾阴，故可用治肝阴不足之眼目昏花，寓肝肾同源之意，并治劳热咳嗽。

114. 白芍：苦酸微寒，养血敛阴，柔肝止痛，平抑肝阳，酒炒可使上升，醋炒入肝祛瘀。泄泻腹痛宜酒炒，失血醋炒，大便燥、肝阳上逆者宜生用。

115. 生姜：与大枣同用调和营血，生用发散之力强，煨用温中之力大。治脾胃虚寒证，浸汁点赤眼，捣汁与竹沥同用，既制竹沥之阴寒，更借辛温之力以畅达其药性。炮姜、干姜守而不走，治胃中寒，姜炭温经止血，用于寒性出血。

116. 大黄：苦、寒，峻下宜生用，缓下宜熟用，泻头目之火宜酒制，破瘀血宜醋制。凡血中无郁热，肠胃中无积滞，及妇女胎前产后、月经期、哺乳期均应慎用，否则出血不止、泄泻不止，或胎堕，或断乳。

117. 生地：多液，性凝滞，胃气弱者服之恐伤胃，宜酒炒，忌铁。

118. 猪蹄：补血生乳，解百药毒，煎汤煎药或单服。

119. 当归：补血和血，调经止痛，润肠通便。活血用酒洗，止血用头，补血用身，行血用尾，通络用须，和血全用。多生用，炒炭则具止血之效。

120．炒三仙：为消食药品，于脾虚证少用，如脾虚兼停食则须与参、术、苓等药相伍，方能有利无弊。

121．砂仁、藿香：二药利气行滞，化湿开胃，与熟地、人参、黄芪等补益药同用能防止其壅滞影响食欲之性。

122．马槟榔：常嚼二枚水送服，久则子宫冷而不孕，临产细嚼数枚可治难产。

123．黄柏与知母同用滋阴降火，与苍术同用清热除湿。

124．治病当处处吻合病机。曾治一腹胀满因于气郁，但系久病体弱，仿厚姜半甘参之意，用人参、厚朴，酌加香附、木香以疏其气，半夏、茯苓以燥湿利水，应手而效。如果单纯疏气或单纯补虚，都不能达到预期的效果。

125．暑邪最易伤气耗津，伤气则气短、倦怠，耗津则汗出、口渴、心烦，暑伤肺则咳，可以人参、麦冬、五味子为治。徐洄溪说："麦冬、五味，咳者忌用，不咳之暑证可用。"我认为，因寒之咳，忌用麦味，而暑证之咳为热，又无痰，用之无妨，但须注意夏季贪凉而感寒咳嗽者多，用时必须辨明。

126．心脏病如引起气短、浮肿，兼有畏寒喜温的情况，可酌用真武汤治之。虚者，可加人参。

127．肝炎，用逍遥散时，须用赤芍；肝区疼痛时，可酌用郁金、姜黄、乳香、没药；肝炎初期，不必加补药；食欲不振者，可以调理脾胃为主；憋胀甚者，可以加青皮、枳壳、香附等品；兼见口苦、舌黄、脉弦数者，可加丹皮、栀子、龙胆草等。

128．月经过多服他药而无效者，可用红枣，不拘多少，烧服之，每验。

129．病后虚烦不眠，心中懊恼，应用栀子豉汤时，如有呕吐者，可加入生姜，少气者，加甘草，腹胀满者，加枳实、厚朴，腹泻者，加干姜，这是栀子豉汤应用的加减法则，本系仲景之意也。

130. 疣子，以薏米煮粥食之有效。

131. 胃脘压痛，可用枳实，胀满可用厚朴，便秘加大黄，燥用芒硝，兼虚者，辅以参归，兼郁者，加入香附，兼寒者，酌加姜桂。用泻下法必须如此，可触类引申，灵活掌握。

132. 根据我的经验，无腹胀满症，虽大便不通，也不用枳朴，有胀满症，即使是泄泻症也可用之。仲景曰："伤寒吐后，腹胀满者，与调胃承气汤。"（《伤寒论》第249条）我认为调胃承气汤中（大黄、甘草、芒硝）没有除胀满的药品，本条当是小承气汤（大黄、枳实、厚朴）的适应证。

133. 痛痹，若初感寒即痛者，可用桂枝及酒煎熨治，寒化为热禁用。

134. 痹证见筋脉拘滞，屈伸不利者，此血虚血燥之证，非养血养气不可。

135. 痛风，痛久邪必入络，如木通、刺蒺藜、红花、银花、钩藤之类，最能入络，可随宜加之。

136. 痹证不愈，久痛必夹郁，郁而成热，热盛则生痰，如南星、半夏、瓜蒌根、黄柏、郁金、川贝、竹沥、姜汁之类，都能解郁清热化痰，可随宜加入。

137. 痛痹，凡用乌附辛桂之药而不效者，宜用葳蕤、麦冬、桑叶、生芪、菊花、蒺藜、阿胶、甘草之类为膏，柔润息风之法。

138. 闪挫扭伤所致腰背肢体疼痛者，可用活血通络之品，酌加麝香效果较好。麝香有活血通络之功，可入丸剂，如入汤剂，可冲服之，用量 0.03～0.06 克即可。

139. 关节炎之急性者，用少量醋柳酸，每次 0.2 克，1 日 3 次。有热者，加生石膏效果很好，用量不宜多。

140. 药物配伍，要注意有机配伍，而不是随意堆砌。如厚朴配人参，用于虚胀；厚朴配枳实、大黄，用于腹胀满而拒按；厚朴配干姜，用于寒胀；厚朴配栀子，用于烦满等。还有一种配伍为复用，可增强其同类作用。如败毒散中的羌活配独活，柴胡配前胡，清肺汤中的麦冬配天冬等，虽然作用有所差异，但大的方面作用还是一致的，互相配合，协同应用，取其力量增强之意。如无机地配合，则没有什么意义，也难以取得较好疗效。

141. 白虎汤用治燥热之证，无论舌苔黄黑或绛，只要是干燥者，即可用之。曾治一例因注射 606 后发热者，午前热盛，午后热渐减，口燥舌干，考虑其为辛苦热毒之剂，给以白虎汤而愈。又治一热病，舌干口渴，但兼腹泻，予白虎汤粳米易薏米加苍术而愈。

142. 达原饮治湿盛之湿温证可用，若热偏盛者，不宜用。

143. 生脉散为清暑之剂，暑伤元气用之为宜。清暑益气汤宜用于虚多而夹湿之暑证。六一散为清暑之轻剂，白虎加人参汤为清暑之重剂。临证斟酌选用。

144. 远血用黄土汤时，方中附子可易为姜炭，量也不宜多用，因此证湿热者多。如便血多者，再加些椿皮为佳。

145. 逍遥散为疏肝解郁之剂，其治疗目标为：郁怒伤肝，肝血虚少，寒热如疟，暮热朝凉，五心烦热，鼻咽干燥，头晕眼花，两目干涩，肢体疼痛，嗜卧少食，月水不调，或少腹重坠，水道涩痛，或肿痛出脓，或遍身瘙痒，赤白游片，或瘰疬痰核等。

146. 理中汤所主之虚寒证，为吐泻而腹痛者，若无吐泻，甚则便秘，审系虚寒者，小建中汤主之。临床须细心加以区别。

147. 炙甘草汤之应用，应以脉结代、心动悸为主症，脉兼细小而数，不任循按，常致心悸不寐，常出虚汗者，本方桂枝可用4.5~7.5克，生地须18克左右，便秘者加火麻仁适量，甚者加入大黄，便溏者，去麻仁，失眠者，加炒枣仁、朱砂，如热者，去桂姜，加白芍，复脉汤之意也。

148. 金铃子散治心腹痛之非寒凉性者皆效，张寿甫加入乳香、没药用之亦佳。

149. 芍药汤中之肉桂为治湿而设，盖痢兼湿热，纯用苦寒，热去而湿不去，仍不愈，必加肉桂以佐之，庶几湿与热可尽化耳，但须少量为妥。

150. 治痰饮用干姜苓术汤为主，干姜之意在于温脾阳，脾阳得复，水饮自化。咳者，干姜细辛五味也，有痰者，属寒者宜之，临床夹杂者多用，量不宜大，必要时口苦伍黄芩，口渴热甚者，伍石膏，随症加减方有效。

151. 四逆之与附子理中，一是温法，一是温补法。如大吐泻之后发厥，四逆汤加人参以补之，因虚故也。又从病的日期及平素病人体质来看，如有虚弱情况，都可酌加补药。总之，必须吻合病情病机，才会取效。

152. 玉枢丹芳开之力不及苏合香丸，凡中暑秽浊、中湿呕吐、腹泻等均可用之。又可用于夹有疠气之喉痛。

153. 桂枝附子汤是治疗阳虚兼风寒湿性身体疼痛之方，症见身体烦疼，不能自转侧，不呕不渴，脉浮虚而涩。此方必须具有不喜冷性饮食的症状，单不渴一症，不能说明没有内热现象。

154. 除内湿羌活汤（羌活、防风、柴胡、藁本、苍术、升麻、生姜）是治疗风湿在表的方子，症见一身尽痛，日晡发热。使用此方必须没有喜冷现象方能合拍，并治兼有大便溏症最效。

155. 桔梗汤是治疗咽痛的普通方剂，热轻者用之固佳，有脓欲溃时用之更好，但桔梗必须重用。

156. 甘草干姜汤中干姜温中治厥，炮黑变辛为苦，使回阳而不伤阴，倍用甘草更从中以控制之。干姜一药对于此证不用不行，用之又嫌燥热太过，对于咽干烦躁之阴虚现象确实不利，故炮黑使用，方才稳妥。

157. 《金匮要略》肾着汤（甘、姜、茯、术）主治寒湿在肾之经络诸证，因此证寒湿不在肾脏，故不宜用桂附，恐伤肾阴。

158. 使用桂枝汤时必须具备汗出、脉浮、不喜冷性饮食三个主症，否则就会出现医疗事故或轻病致重或重病转危。这三个主症当中不喜冷性饮食一症更为重要，临床体会使用桂枝汤不一定都有汗，但不喜冷性饮食一症却是绝对不可缺少的。

159. 桂枝加葛根汤的主症是项背强直，余如桂枝证即太阳有汗之证，没有喜冷现象。桂枝汤是太阳有汗恶风之专方；葛根退热，生津润燥，是治项背强几几之专药。

160. 温经汤加减可治宫寒不孕，月经不调，或前或后，或逾期不止，或一月再行，傍晚发热，手心烦热，唇口干燥，或少腹冷痛诸证。

161. 九痛丸乃温中散寒、导滞攻下之方。善治寒实结滞、脘腹剧痛、按之更甚、舌苔薄白、大便秘结之急腹症，如胰腺炎、肠梗阻等。

方证（病）治验

162. 湿温初期，须发汗时，以藿香、紫苏为宜，兼见胸痞闷，选用三仁汤加减治之。

163. 湿热证，身热、脉洪、口渴、自汗，此属热重之白虎汤证；若兼身重、胸痞，为热中夹湿。湿热夹杂时，如热重湿轻，则白虎汤少加苍术、厚朴即可；如兼腹泻，石膏即不宜用，改为滑石，再加薏仁；如热不减而胸痞，蔻仁可以用，为藿朴夏苓汤之意也。

164. 暑伤气分，热甚烦渴，倦怠气短，多汗，食欲不振，有时大便溏泻，清暑益气汤主之。

165. 一位经常感冒经久不愈的患者，遍用玉屏风、补中益气等方药数百剂无效。经过认真观察，发现其病多发在夏季，苔黄厚舌质红，脉滑，为三焦郁火熏肺，肺被火灼，卫外失固，予牛黄上清丸而愈。

166. 一例头晕患者，久治无效，经诊察症见头晕恶心，食欲不振，心神不宁，失眠，脉缓，予以二陈加天麻、白术、龙骨、牡蛎、石决明。3剂即显著好转。复诊仍照原方略有加减，渐愈。

167. 治牙龈出血，全身紫斑，曾用考的松即可，但离不了，停药即复发如初，化验为血小板减少，给以犀角地黄汤而愈。

168. 曾遇一证，舌肿满口而硬，不能言语，以针刺廉泉、玉英二穴出血，以生蒲黄细面掺之，内服黄连泻心汤而愈。此心经实火也。

169. 治喉证，兼外感者，酌用荆防或银翘散治之；无表证之实火，以三黄汤治之；阴虚者，养阴清肺汤加减治之。

170. 一喑哑患者，因素体有火，又加过食生冷，导致寒中包火之喑哑证，仿麻杏石甘汤之法，加薄荷、牛子、连翘、蝉蜕、胖大海，1剂即显著好转。由其他原因致喑哑者，不宜用此方。

171. 治一咳嗽患者，平时不咳，每于下午即咳，久不愈，给以麦味地黄丸而愈。

172. 曾治一例咳嗽，病已迁延20余天，症见咳嗽，两胁胀满，痰多，易咯，咽干口苦，不喜饮，兼头痛。此属肝气郁结，上热下寒之证，给以贝母、桑皮、柴胡、香附、橘红、半夏、茯苓、干姜、黄芩等剂，以清肺化痰解郁，平调其寒热，1剂即见好转，3剂而愈。此证关键点在于寒热夹杂，用药特点也在于寒温并用。

173. 肺气肿如审其属虚寒者，薯蓣丸很好。如兼肾虚者，方中可加入紫河车。原方以分计量，每分折为二钱半。用此药时，应注意起火。

174. 曾治一喘者，病势已危，患者喘不得卧，呼吸促迫，脉数无力，微有热，苔白，脘腹拒按，即以真武汤为主，加入人参，另少加麻黄1.5克以祛其表热，莱菔子以去其脘腹痛，1剂即好转。说明用药须灵活掌握，才能收到良效，死搬硬套不行，无的放矢也不行。

175. 呃逆，有一种因阴虚大逆而发者，其声长，患者自觉有气由脐下上冲咽喉，可用知柏地黄丸治之。

176. 腹中气痛上冲，俗称肾气，即疝瘕、奔豚等证。临床上大体可分为三类：一属寒者，宜桂枝加桂汤加减；二属热者，宜奔豚汤加减；三属寒热夹杂者，宜黄连汤加减。具体应用仍须辨别虚实情况和兼证而定。又，奔豚汤从药味分析，主药芍药、甘草以止痛，归芍以养血，姜夏止呕，芩葛李根白皮分解内外之热，是以奔豚证，兼血虚内外有热，上冲又兼呕逆者用之为宜。寒热夹杂者，黄连汤或乌梅丸均可随证选用。

177. 曾治一初期肝硬化患者，以逍遥散为主，柴胡少量用之，疼痛加入乳香、没药、郁金、姜黄，偏胀又加厚朴、青皮、香附，如肝区热痛，加元胡、川楝子，如发热有块者，加鳖甲、丹皮。治疗中应时时注意。

178. 痹证寒湿胜，手臂、肩肿痛，用散风除湿之行痹方，不效者，用草乌、苍术、白术、当归、乳香、没药。

179. 痹证风胜者，治当行散，宜败毒散、乌药顺气散之类治之。兼火者，大秦艽汤或九味羌活汤主之。

180. 痹证寒胜，察其表里俱无热证者，宜五积散或小续命汤、甘草附子汤主之。

181. 痹证湿胜，疼痛重着，小续命汤倍防己主之，增损五痹汤亦主之。

182. 一例腰椎结核患者，前医以阳和汤治之不效，余审其面色㿠白，脉滑数，诊为气血俱虚，热毒壅滞，予黄芪15克，当归9克，赤芍6克，银花9克，连翘9克。40剂获愈。

183. 水肿一证，用五皮饮是一般方剂，必须辨证加减，始为恰当。如上肿，宜汗，酌加麻桂；下肿，则酌加渗利之品；实者，酌加消导之品；虚者，酌加参术；寒者，酌加桂附；热者，酌加滑石、木通之品。必须如是用之。又，茯苓导水汤为实证相宜，虚者不宜用。

184. 痢证兼发热，葛根、连翘等可酌用之，如属热痢，葛根芩连汤主之。

185.一慢性痢疾久治不愈的患者，曾用补法、泻法及攻补兼施，但 3 年多疗效不显，余审其症见里急后重，便痢脓血，脘腹胀痛，按之更甚，脉弦而细，予附子 1.5 克，木香 4.5 克，焦山楂 10 克，山药 15 克，大黄 3 克，1 周 1 剂，仅服 4 剂便愈，其效甚佳。关键在于祛邪不伤正，谨候其气之来复，病自愈。

186.大便不利，属于肝气不舒的，芍药、香附即可治愈。

187.一老年男性，患肠梗阻腹痛不止，用复方大承气汤治之而腹痛加重，余审其腹胀尚濡软，脉微而肢厥，神倦欲寐，舌质淡苔白，诊为中气大衰，先宜枢利，予厚朴生姜半夏甘草人参汤一剂而愈。

188.痿证，在我区以湿热者居多，好发于夏秋之季，清燥汤治之较好。见症必须有口黏腻、胸满闷、午后身热等湿热症状。用时尚需随症加减。

189.治狂证，用防风通圣为主，加用镇静之品，有良效。

190.休克一病血压降低，脉微欲绝，似应属虚，然临床所见非尽属虚，至其治法亦应虚实有分，寒热有别，经络必分。若大实者虽承气亦不可缺，若阳虚者虽四逆亦不可少，至如气脱者莫若人参，阴脱者生脉可为佳方，肾脱者可考虑山茱萸，血脱者可考虑当归补血等。

191.努伤证，胸中刺痛，憋胀，有时夹痰，常用旋覆花、茜草伍以灵脂、郁金、瓜蒌、半夏、葱白，效果很好。此即旋覆花汤、失笑散之意。

192.升阳散火之证，以发热较著、不恶寒、无汗、无舌苔、脉沉数为特征。究其原因，为阳郁于脾，由于过食辛凉所致也。其邪热用辛凉、寒凉均不能退，可予升阳散火汤，效果很好。

193. 一西医诊断为脉管炎患者，症见右下肢膝以下自觉发憋发凉，无浮肿疼痛，其他无明显征象。给以活络效灵丹加牛膝、肉桂、麝香，外用葱熨法而愈。

194. 曾治一妇人寒热如疟，一日二三度发，病已半年之久，诸药不效。余诊其脉虚而数，舌色如常，用补中益气汤去升麻、陈皮，加白芍、熟地，气血双补而愈。这也可说是少阳类似证之一。

195. 曾治一梅核气患者，过去经医用半夏厚朴汤无效，透视检查亦未见实质性病变。诊之属痰热郁结之证，给以王节斋化痰丸而愈。

196. 一例功能性子宫出血久久不愈的患者，输血、中药、刮宫等措施均效果不著，视其症除面色㿠白、息短语微、两脉沉细外，并见舌苔黄燥，腹满硬痛，便秘溲赤。脉证相参，诊为内有实热之证，方用生地10克，白芍10克，丹皮7.5克，焦栀子10克，大黄10克。1剂崩血止，6剂即愈。

197. 月经过多一证，原因很多。如属虚证者，每以归脾汤加入鸡冠花治之，效果很好。若虚甚者，原方党参易人参。

198. 温经汤，为妇科常用而有效之方，其着眼点为寒热夹杂证的情况，用之为宜，而非单纯的寒证。

199. 带证，清带汤最宜，可以作为治带证之基础方。寒者加桂、姜，热者加黄柏或苦参，气虚者加黄芪，血虚者加归芍，肝气不舒者加香附、柴胡，有瘀滞者加桃仁。临证须活用之。

200. 妊娠因负重伤胎而胀痛者，保生无忧散效果较好，如下血者，酌加阿胶。

201. 九痛丸（附子、狼牙、巴豆、人参、干姜、吴茱萸）对胃痛拒按、不喜冷性饮食者有效，为温开之法。曾用治宫外孕患者，胃痛拒按，脉沉而似有力，无表证，无热象者，取效甚验。方中人参应用高丽参，狼牙可改用狼毒，剂量仍以原方比例为准。应预制备用。

202. 升降散有升清降浊之功，曾用于大头瘟，效果很好。《寒温条辨》的 15 个方剂都很好。曾用其中增损大柴胡汤、增损三黄石膏汤等方剂分别治疗乙型脑炎、重症肺炎等，都收到了出奇的效果。

203. 大柴胡汤为阳明少阳合并之证，柴胡加芒硝为误下之后，柴胡证仍在而有便燥，为虚中夹实之疾。用时须加以区别。

204. 当归四逆汤是治寒邪直中厥阴之方（麻黄附子细辛为寒邪直中少阴之方）。曾治一证，由于冬季早晨室外劳动，突然发现下腹部疝痛，抽掣睾丸痛，四肢发凉，脉沉细，给以当归四逆加吴茱萸生姜汤即愈。日人用此方治冻疮，有效。如单纯内寒之证，不可用，恐阳气被散而虚脱也；阳气被郁之四肢厥逆，不可用（宜宣达阳气）。方中通草，陈氏意见，应改为木通。本方即桂枝汤之变方，凡桂枝证兼血分闭塞者，可以用之，为温中散寒、宣通血络之法也。冻疮之红肿痒痛，予本方四五剂即有效。

205. 白通汤和通脉四逆汤之用葱白，对格阳证来说，是不适当的，因为葱白总是散的药品，以不用为妥，如系寒邪直中，可以酌用。至于加猪胆汁，有认为系从治法，对格阳证可用；有认为阴阳两虚，胆汁系治阴虚的一面，也不妥。阴阳两虚，系用四逆加人参，猪胆汁有通便的作用，对通脉四逆证也不相宜。如系因格拒，用量不必多。

206. 玉女煎，治因牙痛而牵引头痛者，有效。患者自觉有气自颊车上冲头部而痛，不冲则头不痛，上证用之有效。但要注意，本方是适用于表里气血皆热之清热滋阴剂，用时必须体会到这一点。

207. 三甲复脉、大定风珠之类方剂，为滋阴息风之剂，温病后期，肾水亏不能涵养肝木，致肝风内动者宜之。临床必兼舌红、口干之象。根据临床经验，应加人参为佳。

208. 增液汤所治之便秘，为无水停舟，腹痛无压痛，如兼拒按，则属增液承气之适应证。

209. 九种心痛丸，有止痛攻积、除寒杀虫补虚的作用，虽治九种心痛，但主要治胃部拒按，属寒属实之心痛，主治中恶腹胀，口不能言，连年积冷流注，心胸痛，冷气攻冲，落马坠车，血疾等。

210. 桂枝芍药知母汤所主为历节，游走性关节剧痛。曹颖甫曰："历节证起于风寒外感，汗出不畅，湿流关节，脉迟而滑，属寒湿。轻者宜本方，剧者宜乌头汤。"可作参考。又受风邪，于某一处疼痛，麻杏薏甘汤很好，但游走而遇阴雨风冷反复发作，久延不愈者，服桂枝芍药知母汤，效果很好。

治学方法

211. 读古人之书，尤其是医书，不可拘于章句，应分别加以选择，进行归类分析，然后根据实践加以条理化。古人的东西，应该经过我们的再实践加以验证，有效的加以肯定，无效的给以否定，未经验证过的，不能否定，留待今后实践之。既不可教条地迷信古人，也不可无原则地一笔抹煞，因为社会是发展的，一切事情都不能割断历史，都是从古至今逐渐地发展起来的，我们今天的各种总结，也是为后人奠定基础的。

212. 学习古典医学，要重点记忆，全面理解，融会贯通，并通过临床实践加以验证，以便取其精华，去其糟粕，推陈出新，补充完善。

213. 作为一个医生，必须具备辨证的基本功。例如望神，什么是神，如何体现，正常人喜怒忧思，表情各有不同，可以从望而知之。这就是基本功。没见过濒死状态的人，病已垂危而不自知，这就是基本功的问题。所以，平时对各方面要多加留意，久之自然通达，这就是经验，这是书本上找不到的。

214. 要想做到方药丝丝入扣，必须熟记数千方、数百药，否则是难以达到这一要求的。

215. 研究处方，以胃苓汤为例，要注意它的配伍应用。方中之厚朴有人认为是通阳，那么要问，通阳为什么要用厚朴？用其他药行不行？根据经验，厚朴的主要作用是除胀满，问题在于厚朴有降的作用，对泄泻不宜，故用量宜小。假如腹胀拒按，则不妨多用，甚则枳实、大黄亦可加入。如虚的方面显著，则白术须多用，甚则还须加人参。寒的方面较著，则桂枝可多用，甚则还须加干姜。这样研究，处处结合实际，一通八达，又易理解，又易记忆，而且实用。

216. 学习方剂，不但要从其正面、反面体会，而且要注意区别同类方的细微差别。举承气为例，研究大承气时，必须把小承气、调胃承气的应用一同加以区别，更须把备急、温脾的区别弄清楚，进一步再弄清黄龙汤、增液承气汤的不同用法，然后才能应用自如，取效如响。

217. 研究药物，应从它的实际性能作用上入手，从它与其他药物的配伍上深究。这也是临床应用的关键。如人参配当归以补血，配黄芪以补气；配石膏、知母治热盛伤津，配干姜、附子治气虚亡阳，配厚朴治虚胀等。只要把这种精神掌握住，临床应用还有什么问题呢？

218. 下利一症，有需利尿法治之，有需消导疏通法，有需开提法。究竟什么情况下应使用哪种方法，这就要从正确的诊断上，从药物的选择上分析之。如因表证失于表散而有内陷之机引致的下泄，必须用升提之法；如腹痛拒按，有积滞者，必须兼用疏通之法。余者类推，可于临床上体会其精神。阅书时，亦须处处以临床应用的观点去体会之。

219. 认真地作科学检查对于诊断是最正确的一种方法，对于治疗也有很大的帮助。不然的话，治好了病也拿不出成绩来。

220. 继承老中医的经验，不仅是要记住老中医几个秘方、验方，更重要的是要学习老中医的治学方法与诊疗思路，临床上如何辨证，如何分析病情，如何处方用药，甚至于在用药的剂量上、服用方法上，都应细心留意，才能达到真正继承其学术经验的目的。因为宝贵的经验并不在几个所谓的秘方、验方上面。

后记

　　李翰卿先生（1892—1972）离开我们已经整整 28 年了。对于其学术经验的全面整理、专册出版这还是第一次。此次整理发端于中国中医药出版社《中国百年百名中医临床家丛书》的世纪性选题。李翰卿资料的整理受到山西省卫生厅、山西省中医药研究院的高度重视，责成山西省中医药研究院中医基础理论研究所具体承担完成。此次整理的基础有三：

　　一、李翰卿现存于山西省中医药研究院中医基础理论研究所的资料笔记等总凡 277 册（其中包括 1960 年《伤寒论一百一十三方临床使用经验》的手稿，由于体例、字数所限，这部分内容以"精要"的形式出现，全书留待日后出版）。应当说明的是，这些资料仅是李翰卿当年为完成其"病证方药医学体系"而收集的全部资料的一小部分，而大部分资料在"文革"中散失了。"文革"末期原基本理论研究室贾得道主任责成陈重光先生专职整理李翰卿遗稿，十年磨一剑，稿成盈尺，然未能出版，事亦中辍，实为遗憾。需要说明的是，陈重光先生对当时所能征集到的李翰卿资料进行了全面细致的分类编号，这是占有和驾驭资料的基础性工作，对维护李翰卿现有资料的完整性和条理性起到了至关重要的作用。这份珍贵的遗产是此次整理的主要依据。

二、1992 年山西省卫生厅主编的《山西名老中医经验汇编》，该书收录了山西近现代中医名家 38 人的临床经验，其中首位为李翰卿，由朱进忠撰文；1995 年朱进忠主编的《山西省中医药研究院名医精华汇萃》（又名《中医精粹汇集》），该书收录了山西省中医药研究院 14 位名老中医的学术思想，其中第 3 篇为"宫外孕非手术疗法的创立者、内科医家李翰卿"，由朱进忠、平全意、杨鸣一撰文。以上二书均部分收载李翰卿先生的学术思想和临床经验，但因字数、体例所限，仅能窥其一斑。以上二篇虽未能反映出李老学术经验之全貌，但此次整理于其间论说可取之处酌情采录，特此说明，并对原作者表示感谢。此外，前人撰写、见诸报刊杂志的相关文章，此次整理也有部分引用，但由于年代久远、收集未全，暂不附其详细名目。

三、一年多来专程采访知情人士了解的情况和收集的资料。由于人已隔代，多所不便，此间委曲，难以尽述，但更多的是无私帮助、慷慨奉献，这让我们无法忘怀。谨将主要访询过程罗列如下：

1999 年 10 月 30 日下午拜访陈重光（以后曾多次拜访）。

1999 年 10 月 31 日下午拜访李翰卿之女李映贞（以后曾多次拜访）。

1999～2000 年多次拜访李翰卿的弟子平全意、王立华主任医师。

1999~2000 年多次拜访历史见证人马宁启老先生。

2000 年 2 月 16 日请侯振民来讲述有关情况。据侯老云李翰卿关于内科、妇科和中草药方面已经有成文的资料（内科、妇科资料今未见）。侯老并提供《杂病百证举要》（新拟名）的手抄本。（以后曾多次拜访。）

2000 年 3 月 9 日下午到北京拜访安邦煜。安邦煜提供 1963 年 4 月 15 日中医带徒调查登记表一份，表中说明 1959 年安邦煜拜李翰卿为师，主攻内科、妇科。

2000 年 3 月 13 日到北京拜访金赫炎。金赫炎给于载畿教授写信推荐造访。

2000 年 3 月 15 日上午拜访于慎中。于慎中提供中国中西医结合研究会科普委员会 1984 年 12 月出版的内部参考"机密"资料《全国中医中西医结合科研成果汇编》（第一集），其中第 95 篇论文为李翰卿、于载畿、药朝昕等 11 人合作撰写的"中西医结合非手术方法治疗宫外孕的研究"。

2000 年 3~4 月门诊上拜访陈友葵大夫。陈友葵谈当年宫外孕研究小组合作情况。

2000 年 3 月 21 日第一次拜访于载畿教授。于载畿讲李老生平故事和合作经过。

2000 年 4 月 4 日第二次拜访于载畿教授。于载畿讲宫外孕的治疗并提供病案 7 则。

2000 年 4 月 18 日朱进忠提供山西医学院中医教研组 1974 年 9 月油印的《中医临床资料》，其中有李翰卿的 5 份文稿：关于阳虚、我对阴虚病的研究、不寐的原因、泻下剂应用的经验、杂病百证举要（凡 164 条）。

2000 年 6~7 月到李老原籍灵丘县调研，县医院中医科刘志伟大夫提供《灵丘民间故事》《灵丘县县志》二书，其中有李翰卿资料若干。

2000 年 8 月 20 日拜访韩履祺大夫。韩履祺无偿提供 1959 年 1 月山西省中医研究所内部出版的油印本《伤寒一百一十三方使用法》一书。

2000 年 9 月 9 日拜访张才。张才说李翰卿有关于伤寒用药的专稿，曾经出版有"非手术治疗宫外孕"的一个小册子。

2000 年 10 月 10 日拜访李翰卿之四子李映源。

2000 年 10 月 18 日拜访山西省政协原副秘书长贺德宏老先生，核准部分历史年代。贺老提供《中国人民政治协商会议山西省委员会历届常委简志》，该书第 60 页有李翰卿简介。

此次整理，山西省卫生厅厅长李俊峰任名誉主编，原山西省卫生厅厅长赵震寰、山西省中医药学会秘书长齐炳义任顾问，山西省中医药研究院中医基础理论研究所名誉所长朱进忠、山西省中医药研究院副院长李先荣任主审，山西省中医药研究院中医基础理论研究所所长王象礼、山西省中医药研究院院长赵通理任主编，乔连厚、文渊、任光荣任副主编。具体分工如下：王象礼整理大部分杂病、语录、诊余漫话，并为全书统稿；任光荣整理部分杂病及语录等；王红梅整理宫外孕、湿病、温病等；赵怀舟整理伤寒部分；薛勤梅整理妇科部分；何小明起草医家小传，并整理部分语录、专病等；李庭凯整理阴虚、阳虚等；李映贞负责年谱和后记的审阅。此外，山西省中医药研究院中医基础理论研究所许逸民大夫参与了李翰卿部分资料的收集和历史照片的复制，付出了辛勤的劳动，特此致谢。

在此还需要说明的是，书中所涉及药物计量单位，除《伤寒论一百一十三方临床使用经验》精要及部分原方叙述等处维持原貌，仍使用两、钱、分等计量单位外，余皆按一钱相当于 3 克进行了统一换算，这是符合李老用药习惯的。另外，基于尊重原始资料的考虑，书中犀角、虎骨等现在禁用的药品仍有出现，请读者留意这些药品，临证时注意使用代用品。

回顾一年多来经历的坎坷挫折，不免感慨万千，实际上这短短一年的上溯路程凝聚了整整 28 个春秋的因缘。亲眼目睹了多少白发老人的默默奉献，亲耳聆听了多少医学前辈的奋斗经历，亲身感受了多少是是非非的悲壮凄凉，一位名医的百年历史渐渐清晰，一位智者的言谈举止渐渐生动，一位老人的血肉情怀渐渐丰满，一位学者的思想智慧渐渐重现，唯独他视之重于生命的书籍和手稿散失较多，未及充分利用，实为憾事。此次整理虽极尽搜求之勤，且集众人之力，然挂一漏万，在所难免。恳请知情者不吝赐教，庶几一家之学粗完。是为后记。

编者

2000 年 12 月 12 日